Norin Chai

Mycobactéries atypiques chez les Amphibiens

Norin Chai

Mycobactéries atypiques chez les Amphibiens

Médecine des amphibiens

Presses Académiques Francophones

Impressum / Mentions légales
Bibliografische Information der Deutschen Nationalbibliothek: Die Deutsche Nationalbibliothek verzeichnet diese Publikation in der Deutschen Nationalbibliografie; detaillierte bibliografische Daten sind im Internet über http://dnb.d-nb.de abrufbar.
Alle in diesem Buch genannten Marken und Produktnamen unterliegen warenzeichen-, marken- oder patentrechtlichem Schutz bzw. sind Warenzeichen oder eingetragene Warenzeichen der jeweiligen Inhaber. Die Wiedergabe von Marken, Produktnamen, Gebrauchsnamen, Handelsnamen, Warenbezeichnungen u.s.w. in diesem Werk berechtigt auch ohne besondere Kennzeichnung nicht zu der Annahme, dass solche Namen im Sinne der Warenzeichen- und Markenschutzgesetzgebung als frei zu betrachten wären und daher von jedermann benutzt werden dürften.

Information bibliographique publiée par la Deutsche Nationalbibliothek: La Deutsche Nationalbibliothek inscrit cette publication à la Deutsche Nationalbibliografie; des données bibliographiques détaillées sont disponibles sur internet à l'adresse http://dnb.d-nb.de.
Toutes marques et noms de produits mentionnés dans ce livre demeurent sous la protection des marques, des marques déposées et des brevets, et sont des marques ou des marques déposées de leurs détenteurs respectifs. L'utilisation des marques, noms de produits, noms communs, noms commerciaux, descriptions de produits, etc, même sans qu'ils soient mentionnés de façon particulière dans ce livre ne signifie en aucune façon que ces noms peuvent être utilisés sans restriction à l'égard de la législation pour la protection des marques et des marques déposées et pourraient donc être utilisés par quiconque.

Coverbild / Photo de couverture: www.ingimage.com

Verlag / Editeur:
Presses Académiques Francophones
ist ein Imprint der / est une marque déposée de
OmniScriptum GmbH & Co. KG
Heinrich-Böcking-Str. 6-8, 66121 Saarbrücken, Deutschland / Allemagne
Email: info@presses-academiques.com

Herstellung: siehe letzte Seite /
Impression: voir la dernière page
ISBN: 978-3-8416-3298-2

Zugl. / Agréé par: Paris, Muséum national d'Histoire naturelle, 2008

A mon grand père,

Toujours aussi présent…

A mes parents,

Qui m'ont donné, plus que la vie,
cette chance de croire que tout est possible,
si l'on a la volonté et la force.
Je les ai vus travailler et souffrir, en silence.
Je ne les ai jamais vus baisser les bras.
Et même, en ces époques sombres et précaires,
je ne me souviens que de Joie et Bonheur.
Mon parcours, mes projets, mes réalisations,
c'est à Vous que je les dois.

A ma sœur et mon frère,

Mon amour fraternel, bien ancré au plus profond…

A Marie Claude Robion,

Merci pour toutes ces années…

Au Professeur Marie Claude Bomsel,

Une des rares personnes humaines devant qui,
quoi que je fasse, je me sentirais toujours aussi humble et novice.
Je te témoigne ici mes remerciements et mon plus profond respect.

Sabine,

Pour qui l'on a envie d'être meilleur, encore…

Aurélien et Florian

Mes petits, je n'aurais jamais cru
qu'un tel amour pouvait exister…

2

REMERCIEMENTS

Je souhaite remercier tous les membres du jury qui m'ont fait l'honneur d'accepter de participer à cette thèse. **Chris Walzer**, qui a accepté, entre deux missions en Mongolie ou en Iran ou ..., de prendre la présidence de ce jury. Chris, tu représentes à mes yeux, le type même du vétérinaire complet et idéal, « véto » de terrain, médecin et chirurgien, acteur majeur dans la Conservation, directeur de nombreux projets de recherche fondamentale et appliquée... Bravo pour tout ce que tu fais et merci d'être présent ici.

Marie Claude Bomsel, merci ici pour ton (éternel) soutien et ta disponibilité dans cette aventure doctorante. Ce ne sera pas la dernière, tu le sais bien... **Amaury de Luze**, avec qui toute cette aventure a commencé. Amaury, ensemble, devrions-nous dire aussi merci à *Mycobacterium szulgaï*... Cela n'a pas du être facile de gérer une thèse comme celle-ci, je te le concède. Mais tu as toujours su être présent, attentif et réactif. Sans toi, tout ce travail n'aurait pas eu lieu. Merci, sincèrement, pour tous tes conseils, ton aide, ta patience et ta gentillesse. Je n'oublie pas que c'est grâce à toi, si les portes de nouveaux domaines m'ont été accessibles...

André Mazabraud, merci pour m'avoir ouvert les portes d'Orsay. Je te remercie surtout pour ta gentillesse et disponibilité. J'ai tout un monde à apprendre auprès de personnes comme toi. **Odile Bronchain**, avec qui le projet *liflandii* a commencé. Je te remercie pour ton ouverture d'esprit et ta réactivité. C'est réellement avec des personnes comme toi que j'aimerais monter des milliers de projets ! **Henri-Jean Boulouis**, merci pour m'avoir ouvert les portes de la « bactério ». Je n'étais pas je l'avoue, un élève très assidu en microbiologie à l'Ecole. J'espère m'être rattrapé. Nous avons un monde passionnant à découvrir et divers projets à monter ensemble ! **Gerardo García**, merci d'être passé à Paris pour nous parler en tes termes passionnés et engagés de la disparition des Amphibiens. J'ai également beaucoup apprécié ton ouverture d'esprit. Tu m'as définitivement enlevé mes (rares) idées reçues sur les biologistes... Beaucoup de projets nous attendent aussi tous les deux. Je tenais aussi à remercier au même titre **Lionel Deforges**, qui a débuté ce projet avec nous, puisque c'est grâce à lui que nous avons pu caractériser notre première espèce mycobactérienne. Merci Lionel pour tes précieux conseils. Merci pour le temps que tu nous as consacré, malgré ton planning on ne peut plus chargé. Ce fut extrêmement enrichissant de travailler avec toi. Nous aurons je l'espère l'occasion de nous retrouver de nouveau dans des méandres mycobactériennes.

A tous, encore vivement merci.

Ce projet résulte de l'effort de beaucoup, sans lesquels réellement nous n'aurions jamais pu achever ce travail.

Merci à tous les collaborateurs « mycobactériens ». Merci à **Catherine Vincent, Wladimir Sougakoff, Chantal Truffot-Pernot**, pour leur aide précieuse dans l'identification et l'interprétation de *M. szulgaï*. Merci à **Gilles Panteix, Sylvain Godreuil, Prado Soizic** pour le séquençage de *M. liflandii*. Un immense merci à **Pierre Lagourette** et **Karin Lemberger** pour leurs diagnostics histologiques. Un merci également à **Chekib Djediat** pour la microscopie électronique. **Merci à tous les collaborateurs « xénopiens ».** Merci à **Daniel Boujard** et **Gregory Lemkine** pour leur confiance. Merci aux soigneurs et responsables animaliers, **Jean-Paul Chaumeil, Gérard Bénisti, Brigitte Guillet, Stéphanie Lemarchand** et **Morgane Nicolas**. Un merci particulier pour **Christophe de Medeiros**, animalier à Orsay. Outre son grand professionnalisme, il a montré une extrême gentillesse et patience tout au long de ce travail, qui n'est d'ailleurs pas fini… merci à toi Christophe pour ta motivation et tes brillantes idées !

Merci à tous les collaborateurs « amphibiens ». François Lemoine, Christophe Rivier, Oliver Petit et Cyril Caffelaire de la Ménagerie. J'apprends tellement avec vous, et ce, tous les jours. **Mohamed Amiche** et **Cécile Galanth**, merci pour votre confiance, nous arriverons à sauver vos *Phyllomedusa* ! **Arnaud Jamin** et **Jean Raffaelli**, les deux pontes des urodèles, merci pour votre soutien.

Un non moins grand merci à **mes ex-étudiants stagiaires ou thésards**… que j'espère avoir sensibilisé au monde des Amphibiens. **Marie Clément**, ma première thésarde véto qui a passé une année sur les maladies parasitaires et infectieuses des Amphibiens. Elle s'est aussi chargée de suivre les élevages de xénopes avec une rigueur professionnelle. Merci pour ton travail, comme tu le vois, tu m'as bien « dégrossi l'affaire ». **Charlotte Bourrion**, tu as fait un travail excellent sur *M. ulcerans*. J'aimerais que tous mes stagiaires te ressemblent… **Aude Bourgeois**, ton passage éclair à néanmoins éclairé mes médakas. **Christopher Scala**, tu as vu que mes journées sont toutes sauf calmes… Tu as aussi participé à ce travail et je t'en remercie.

Un merci particulier et respectueux envers **Bertrand-Pierre Galey**, directeur du Muséum, qui a accordé son soutien pour la dernière année de cette thèse.

Un très vif remerciement à **Geneviève Béraud** et à **Barbara Demeneix**, directrices respectives des départements DJBZ et RDDM non seulement pour leur soutien à ce projet, mais aussi pour leur confiance. Merci.

Je remercie l'équipe cadre de la Ménagerie, **Jacques Rigoulet, Michel Saint Jalme, Gérard Dousseau** et **Roland Simon** qui font tourner le parc avec grand professionnalisme. Merci à **Claire Réjaud**, notre ASV qui est toujours prête pour m'accompagner dans mes pratiques médicales et chirurgicales nouvelles.

Enfin, je vous remercie mes amis et confrères, **Yannick, Charly** et **Rudy**… Mes compagnons d'aventures et de « galères ». Sans vous, tous mes projets n'auraient pu avoir lieu… sincèrement. Vous êtes toujours présents, toujours super motivés. Vous faites du super bon boulot. Vous êtes supers. Merci.

4

TABLE DES MATIERES

LISTE DES TABLEAUX

LISTE DES FIGURES

LISTE DES PHOTOS

10

Abréviations

AG : anesthésie générale
BAAR : bacille acido - alcoolo -résistant
BEG : bon état général
BPM : battements par minute
CMI : concentration minimale inhibitrice
D : droit
F : femelle
FC : fréquence cardiaque
FR : fréquence respiratoire
G : gauche
GH : unité allemande en degré pour mesurer la dureté de l'eau. 1 degré allemands (1°GH) vaut 1,79 degré français (1,79°TH). TH signifie "Titre Hydrotimétrique"
IM : intramusculaire
JM : jeune mâle
M : mâle
MAC : *Mycobacterium avium Complex*

Min : minute
MNT : mycobactérie non tuberculeuse
MPM : mycobactérie produisant une mycolactone NFS : numération globulaire et formule leucocytaire sanguine
P : poids vif
PD : postérieur droit
PG : postérieur gauche
PS : prise de sang
PO : *per os*
PC : *per cutané*
RR : réflexe de retournement
SC : sous cutanée
TM : taux de mortalité
UI : unité internationale
RAS : rien à signaler
T : taille

Introduction

Cette thèse traite de mycobactéries atypiques chez les Amphibiens. Elle a pris naissance vers le début mars 2003 lorsque nous avons étudié une épizootie mycobactérienne dans un élevage de *Xenopus tropicalis* au Muséum national d'Histoire naturelle. S'est ensuite instauré un dialogue fructueux entre membres de différents départements du Muséum et de laboratoires de recherche travaillant avec des Amphibiens. C'était l'occasion d'initier un travail de fond sur la médecine des Amphibiens, encore à ses balbutiements et sur les mycobactérioses atypiques. Un travail où vont se confronter plusieurs disciplines : physique, chimie, vétérinaire, bactériologie, biologie moléculaire...

Les mycobactéries sont les microorganismes de grande importance écologique et médicale. Elles sont classiquement partagées en deux groupes : le groupe complexe *tuberculosis* et les mycobactéries non tuberculeuses (MNT), appelées atypiques. Certaines sont des saprophytes opportunistes, d'autres non pathogènes. Les espèces du complexe *tuberculosis*, sont elles, toujours pathogènes.

La tuberculose est la maladie infectieuse la plus répandue dans l'espèce humaine. En 1993, la prévalence de l'infection tuberculeuse avait été évaluée à 2,1 milliards d'individus, soit plus du tiers de la population humaine de l'époque. Depuis, le nombre de nouveaux cas annuels (surtout dans les pays en voie de développement) ne fléchit pas, elle est évaluée à 7,5 millions. En France métropolitaine, il est de 7,3 cas pour 100.000 habitants pour les sujets de nationalité française et de 45,8 cas pour les sujets étrangers.

En 2007, plus d'un humain sur trois a déjà été en contact avec le bacille tuberculeux. Avec plus de 2 millions de morts par an depuis 2005, la tuberculose est redevenue l'une des trois maladies infectieuses les plus mortelles sur la planète avec le paludisme et le SIDA.

La tuberculose est due essentiellement à *Mycobacterium tuberculosis*. Depuis ces dernières années, des publications de plus en plus nombreuses ont attiré l'attention sur la responsabilité indiscutable des mycobactéries différentes du bacille de la tuberculose dans de nombreux processus pathologiques.

D'autre part, à l'heure actuelle, les mycobactéries atypiques, considérées comme des maladies émergentes prennent de plus en plus d'importance aussi bien sur la scène scientifique internationale qu'en matière de santé publique, surtout avec la prévalence toujours élevées des sujets atteints du SIDA.

Plusieurs problématiques se sont dessinées. Quelles sont en France les dominantes pathologiques des Amphibiens et où s'insèrent les mycobactérioses dans cet ensemble ? Comment les laboratoires de recherche gèrent-ils leurs risques sanitaires et est-ce suffisant pour prévenir les maladies infectieuses ?

Nos investigations nous mèneront à étudier plusieurs épizooties mycobactériennes. Nous chercherons alors pour chacune à en étudier l'épidémiologie, la pathogénie, la traduction clinique et histologique. Pour cela, entre autres, différentes approches diagnostiques seront évaluées.

Nous clôturerons ce rapport par une synthèse générale sur nos résultats et une invitation à la discussion, notamment sur les perspectives de recherche qui peuvent être menées pour non seulement comprendre mieux ces mycobactérioses mais aussi les prévenir plus efficacement.

PARTIE I : PLACE DES MYCOBACTERIOSES DANS LE TABLEAU DES DOMINANTES PATHOLOGIQUES DES AMPHIBIENS EN CAPTIVITE

I - DOMINANTES PATHOLOGIQUES DES AMPHIBIENS EN CAPTIVITE

1.1 Problématique

La tuberculose est la maladie infectieuse la plus répandue dans l'espèce humaine. Les amphibiens représentent des modèles de recherche et pédagogiques très communément utilisés dans les organismes de recherche ou éducatifs. On les retrouve aussi bien dans les parcs zoologiques que chez bon nombre d'herpétologues amateurs. Beaucoup d'espèces sont même considérées comme des « Nouveaux Animaux de Compagnie » à part entière. Malgré cet engouement bien affiché pour les amphibiens, la médecine des Amphibiens reste à ses balbutiements, par rapport à celle des Mammifères et des Oiseaux bien sûr, mais aussi celle des Reptiles et Poissons. Un grand nombre d'Amphibiens « malades » nous sont régulièrement présentés. Dans ce panel de cas cliniques nous nous sommes intéressés à la prévalence de la Mycobactériose d'une façon précise sur le tableau des dominantes pathologiques en général.

Période et cadre de l'étude

De 2003 à 2007, nous avons été sollicités par 8 institutions et plusieurs particuliers (la plupart des éleveurs d'amphibiens avertis) pour expertiser, suivre des cas cliniques.

1.2 Matériel et Méthodes

1.2.1 Animaux

Les animaux proviennent d'origines différentes et arrivent au service vétérinaire de la Ménagerie de façon absolument aléatoire. Le stade clinique est lui aussi aléatoire puisqu'il dépend du « propriétaire » qui décidera ou non d'appeler le vétérinaire. On rentre dans l'étude les cas pour lesquels on entame une nouvelle conduite diagnostique. De ce fait, les animaux qui font l'objet de suivi sanitaire ou de suivi clinique d'une épizootie déjà déclarée et diagnostiquée seront écartés de l'étude. Nous ne parlons donc de « cas » que lorsque nous abordons un animal avec une anamnèse et des commémoratifs distincts et qui possède son propre motif de consultation.

1.2.2 Recueil des commémoratifs et de l'anamnèse

Pour chaque animal, on procède ainsi :
- Identification de l'espèce
- Demande de précision sur le motif de consultation, début des signes cliniques, présence de contagion, mortalité, caractère aigüe, chronique...

- Vérification des conditions d'entretien existant et notamment de l'adéquation avec les exigences spécifiques
- Passage en revue de l'alimentation
- Enquête sur les traitements déjà effectués, des éventuels plans de prophylaxie mise en place

1.2.3 Conduite de l'examen clinique

La conduite de l'examen clinique procède de la même routine que celle pratiquée chez les autres animaux « plus conventionnels ». La première observation s'effectue sans contention, sans même sortir l'animal de sa boite de transport. On appréciera la stature, les réponses aux stimuli, les mouvements respiratoires, dont les mouvements gulaires et la respiration pulmonaire, la texture de la peau et l'état d'hydratation. Les narines doivent être propres et l'oropharynx ne devrait présenter aucune lésion. Une salive excessive ou la présence de bulles suggèrent des complications respiratoires [195]. On recherchera des modifications cutanées comme des ulcérations, des changements de couleur ou des hémorragies. L'examen rapproché s'effectue avec des gants, l'animal dans un linge humide.

1.2.4 Anesthésie

L'examen clinique s'effectue d'une manière générale sans anesthésie. En revanche, Une anesthésie « flash » est conseillée avant tout examen complémentaire.

1.2.4.1 PARAMETRES MESURES POUR SURVEILLER L'ANESTHESIE

Plusieurs paramètres ont été évalués au cours des examens. La fréquence cardiaque (FC) en nombre de battements par minute (bpm) était suivie à l'aide d'un échographe et à la main. La fréquence respiratoire (FR) correspondait au nombre de cycles de mouvements du plancher buccal par minute (mvts/min), un cycle pouvant se composer de plusieurs salves. Le réflexe de retournement (RR) est la capacité d'une grenouille mise sur le dos à se retourner. La douleur est évaluée par le retrait d'un membre quand on pince fort les doigts avec un clamp. La myorelaxation correspond à une relaxation musculaire complète de l'animal.

1.2.4.2 EVALUATION DE LA PROFONDEUR DE L'ANESTHESIE

Induction (stade I) :
-Mouvements spontanés diminués
-Mouvements du plancher buccal diminués

Anesthésie légère (stade II) :
-Perte du RR
-Perte des mouvements respiratoires abdominaux
-Diminution de la FC
-Réponse à la douleur diminuée

Anesthésie profonde (stades III et IV) :
-Absence de mouvements du plancher buccal
-Myorelaxation importante
-Absence de réponse à la douleur

Un amphibien est réveillé s'il est capable de se mouvoir et de venir respirer à la surface de l'eau. C'est pourquoi on le met dans un cm d'eau suivant l'anesthésie pour éviter la noyade.

1.2.4.3 PLUSIEURS PROTOCOLES ONT ETE UTILISES.

Anesthésie à l'isoflurane et oxygène en barbotage dans l'eau
L'isoflurane est un des agents anesthésiques le plus sûr et le plus utilisé chez les Oiseaux, les Reptiles et les Mammifères. Nous avons employé de façon courante l'isoflurane pour l'anesthésie générale des spécimens de petite taille, soit en maintenant l'animal dans une cuve, soit sur un haricot avec un fond

d'eau et un masque. L'induction dure en général quelques minutes et le réveil s'effectue environ 5 à 8 minutes après l'arrêt de l'isoflurane. Le barbotage à l'isoflurane convient aux petits spécimens.

Anesthésie au tricaine methylsulphonate ou 3-aminobenzoïque acide éthyle ester (MS 222ND, Sigma, France)
Anesthésie au MS222 : les animaux sont placés dans 1L d'eau d'élevage, contenant 1g de MS222 (0,1%), tamponnée d'1g de bicarbonate de sodium (0,1%). Le MS222 est irritant sous sa forme acide dans l'eau et les animaux s'endorment moins bien s'il n'est pas tamponné.
Ils atteignent un stade III au bout de 5 à 30 minutes maximum et il faut alors les sortir du bac anesthésique (risque de noyade) et les installer dans un fond d'eau ou sur une compresse humide pour utiliser l'endoscopie et prélever du sang en intracardiaque. Le réveil intervient au bout de 10 minutes environ.
Ce type d'anesthésie est appliqué pour des examens de groupes ou animaux de grande taille.

Anesthésie médétomidine + kétamine : On injecte par voie intracœlomique 0,2 mg/kg de médétomidine (Domitor[ND], Pfizer, France) et 75 mg/kg de kétamine (Imalgène 1000ND, Mérial, France), soit 0,15 ml d'Imalgène 1000ND et 0,2 ml de Domitor[ND] 10 % pour 100g de poids vif. Le stade III intervient au bout de 15 min maximum. Les grenouilles peuvent dormir longtemps et il est nécessaire de reverser l'anesthésie avec de l'atipamézole (Antisedan[ND], Pfizer, France) pour qu'elles se réveillent vite. Ce type d'anesthésie convient aux animaux de grande taille pour des examens longs et/ou des chirurgies.

Il est important de toujours peser l'animal juste avant une éventuelle injection. Malades, les animaux peuvent perdre jusqu'à 50% de leur poids. Ils peuvent aussi stocker une certaine quantité d'eau dans leur cloaque et l'éliminer subitement (crapauds par exemple).
Pour des procédures longues, une diète de 24 heures est conseillée. Les amphibiens doivent être toujours maintenus humides, avant, pendant et après l'anesthésie. On veillera cependant pendant le réveil à ce qu'ils n'aient pas en permanence la tête dans l'eau (risque de noyade).

1.2.5 Examens complémentaires

Il a été impossible de faire subir à chaque animal la même démarche diagnostique. Chaque conduite clinique dépend du motif de consultation, de l'animal et bien sûr de l'examen clinique avec les hypothèses diagnostiques qui en découlent. Cela étant, chaque examen possède pour chaque animal les mêmes caractéristiques. Pour certains examens complémentaires, l'anesthésie est parfois nécessaire.

1.2.5.1 EXAMENS COPROSCOPIQUES

Prélèvements

- Rectal : on introduit un coton-tige dans le cloaque et par étalement sur une lame, on effectue une coproscopie sans préparation.
- Dans l'aquarium ou le terrarium. Dans les prélèvements collectifs, on essaie dans la mesure du possible d'étudier une proportion de l'ordre de 10% de la population considérée.
- A l'autopsie : les selles sont directement prélevées à partir du tube digestif.

Examen microscopique qualitatif direct par étalement

Le mélange d'une goutte d'eau avec une tête d'épingle de matière fécale est placé sur une lame porte-objet puis observé au microscope au faible grossissement. On peut y observer des œufs, des vers de petite taille (*Capillaria, Strongyloïdes*) ou des larves. Cette méthode doit donner une idée du degré d'infestation.

Examen microscopique qualitatif direct par suspension fécale

- On prépare, dans un tube à essai une suspension de fèces dans le liquide de flottation, en ajoutant 5 à 10 fois le volume de fèces en liquide. Le mélange doit être bien homogène.
- On élimine les débris cellulosiques par filtration sur des tamis de 1 mm à 280 µm,
- Attendre 15 à 20 min : temps de montée des œufs à la surface du liquide naturellement par ascension simple.
- On recueille les œufs sur une lamelle disposée sur le tube qui aura été préalablement rempli jusqu'à formation d'un ménisque convexe par le liquide flottation. Au bout du temps imparti, la lamelle est disposée sur

une lame porte-objet permettant une observation microscopique, d'abord à faible grossissement.

A la Ménagerie, le dispositif de flottation Ovassay[ND] (Janssen, France) a été utilisé. Ce kit comprend des récipients en plastique dans lesquels s'effectue la collecte des fèces auxquelles on rajoute sans transvasement le liquide de flottation fourni. Se fixent directement sur les récipients des filtres spéciaux sur lesquels on place une lamelle ou une lame porte-objet. L'attente est de vingt minutes avant l'observation microscopique. Le liquide de flottaison se compose de nitrate de sodium à 29,5 % ; la densité de ce liquide est de +/- 1.2 d'après le fabricant. Ce liquide permet donc la flottation des œufs de nématodes les plus courants, ainsi que les œufs de cestodes libérés des proglottis gravides.

1.2.5.2 RADIOGRAPHIE

Les clichés radiographiques se réalisent sans anesthésie. L'animal est placé en décubitus sternal naturel, maintenu dans du matériel humide (tissus, essuie-tout...). Une contention en général n'est pas nécessaire. La technique radiographique utilisée est une exposition directe. Les temps d'exposition seront les plus courts possibles.

Les détails radiographiques étant pauvres chez les Amphibiens, dus aux structures anatomiques cœlomiques difficilement individualisables (présence de corps gras, absence de contrastes, les indications seront limitées aux suspicions :
- d'atteintes du squelette (fractures, dysplasie, ostéodystrophie)
- de présence de corps étrangers digestifs
- de calculs vésicaux

1.2.5.3 HEMATOLOGIE

Chez les Amphibiens, le volume de sang de beaucoup d'espèces aquatiques est incroyablement élevé de 13,4% de la masse corporel (*Xenopus laevis*) à 25% chez des cécilies aquatiques. On retrouve des pourcentages chez les formes terrestres proches des autres vertébrés terrestres (de 7,4% à 9,5%). De ce volume sanguin, 10 % peuvent être retirés sans risque sur des grenouilles saines et 5 % sur des grenouilles malades. Par exemple, pas plus de 0,1 ml de sang devraient être pris d'une grenouille saine de 10 g. Il est important d'hépariner la seringue lors de prélèvements sur de très petits spécimens.

Matériel de prélèvement : aiguilles 21G, seringues de 1 et 2 ml, tubes secs, héparinés et EDTA.

Réalisation des NFS : Microscope, huile à immersion, cellules de Malassez, liquide de dilution pour éosinophiles (LMR 5004ND, Labo-Moderne, France), Colorant de Wright, colorant de Giemsa rapide, lames, boites de stockage de lames.

Mise en œuvre des prélèvements : Dans la mesure du possible, le prélèvement sera réalisé dès la contention de l'animal et avant toute intervention, pour éviter tout biais lié au stress de l'animal ou à l'administration de xénobiotiques. Le prélèvement s'effectue en intracardiaque. La pointe du sternum est repérée et l'aiguille introduite quelques mm au dessus, verticalement. On peut en théorie prélever dans la veine ventrale médiale chez les grands spécimens mais nous n'en avons pas consulté lors de cette étude.
Pour les bilans hématologiques, afin de limiter l'apparition d'artéfacts, le sang sera prélevé sous EDTA. La réalisation des frottis sanguins fera immédiatement suite au prélèvement. Les tubes seront ensuite conservés à 4°C en attendant la réalisation de la numération manuelle, dans la journée.

Réalisation des NFS

Réalisation de la formule sanguine : La formule sanguine est réalisée sur le frottis sanguin coloré à l'aide de la coloration en calculant les pourcentages de cinq classes de leucocytes présents chez les amphibiens (granulocytes hétérophiles, granulocytes éosinophiles, granulocytes basophiles, lymphocytes, monocytes). La réalisation du frottis sanguin permettra également de révéler la présence éventuelle d'hémoparasites ou d'inclusions intra-érythrocytaires d'origine virale.

Réalisation de la numération, par la méthode de numération indirecte :
Les numérations seront réalisées à l'aide de la solution de numération pour éosinophiles (LMR 5004), qui hémolyse les hématies et colore de façon spécifique les granulocytes éosinophiles et hétérophiles en rouge vif. La méthode consiste :

- à ne compter que les granulocytes hétérophiles et éosinophiles qui apparaissent comme des spots rouges sur le réseau de la cellule de comptage,
- à réaliser une formule sanguine,
- à extrapoler des deux sources la numération totale des blancs.

La numération totale des blancs par ml de sang est donc obtenue avec la formule suivante : N = N granulocytes / (% hétérophiles + %éosinophiles).

1.2.5.4 CYTOLOGIE, HISTOLOGIE ET CULTURE

Des prélèvements à partir de lésions ou masses sont dans la mesure du possible effectués et envoyés pour une analyse cytologique. Des raclages cutanés sont réalisés, à l'aide de la pointe d'une aiguille ou d'un coton-tige. Le raclage permet d'effectuer une culture bactérienne ou fongique.

Les biopsies s'effectuent à la suite d'un examen clinique, endoscopique ou lors d'une nécropsie. Sur le vivant, la biopsie est suivie ou non de suture. Dans tous les cas, les éléments destinés à la bactériologie sont conditionnés dans des tubes secs stériles, et en attente d'analyse, stockés à −20°C. Pour les analyses histologiques, le conditionnement est sous formol à 10%.

1.2.5.5 LA CŒLIOSCOPIE

Les indications de la cœlioscopie sont aussi bien diagnostiques que thérapeutiques : sexage (espèces ne présentant pas de dimorphisme sexuel, reptiles juvéniles n'exprimant pas encore de caractères secondaires), évaluation du stade reproducteur des gonades, évaluation de l'état sanitaire par l'exploration de l'ensemble des viscères et organes intra abdominaux par exemple (notamment sur des animaux en quarantaine), biopsies sélectives, bilans d'extension en cancérologie, interventions endo-chirurgicales.

Le matériel d'endoscopie est composé d'un système d'insufflation contrôlée, d'une optique (rigide ou souple) reliée à une source lumineuse (au tungstène ou mieux, au xénon), d'une instrumentation permettant la préhension (pinces à préhension), le déplacement et les prélèvements des tissus (aiguilles, pinces à dissection, à biopsies) et d'un système d'imagerie (caméra, moniteur).

Bien qu'il existe des optiques entre 1,9 mm et 4 mm, nous avons surtout utilisé une optique de 2,7 mm offrant un champ de vision avec un angle de vue sur

30°. Elle donne plus de flexibilité pour varier le champ de vision d'un organe. Les animaux en stade III sont placés en décubitus dorsal dans un fond d'eau. Une minuscule boutonnière est découpée aux ciseaux fins en paramédian de la veine abdominale ventrale.

L'insufflation est indispensable pour améliorer la visibilité des organes. Après l'examen, le péritoine, les muscles et la peau sont suturés en un seul plan avec du fil résorbable en un ou deux points simples en U. La voie d'abord est paramédiane pour éviter la veine ventrale. Une seule approche permet d'examiner tous les organes. Le point de repère est le cœur (que l'on devine battre derrière le foie).

1.2.5.6 AUTOPSIE

L'autopsie soigneuse des spécimens malades suivis de l'examen histopathologique est cruciale pour orienter voire poser le diagnostic et effectuer le cas échéant un traitement. L'examen, pour être pleinement interprétable, doit être effectué idéalement moins de 4 h après le décès [137]. Nous n'avons ainsi pas pris en compte l'aspect macroscopique voire lésionnel des tissus observés sur des autopsies de plus de 5 heures après la mort de l'animal. Le processus de décomposition est très rapide chez les Amphibiens. De même, nous apportons une signification relative aux lésions observées sur des cadavres congelés.

1. 3. Résultats

1.3.1 Animaux et institutions

Au total, nous avons étudié 96 « cas » représentés par 13 espèces, provenant de 8 institutions différentes (voir Tableaux 1 et 2).

Institutions	Nombre d'espèces différentes par institutions	Nombre de cas
CNRS/ Université Paris VI	1	3
CNRS/ Université Paris Sud	2	21
Particuliers	6	7
Muséum - RDDM	2	42
Muséum - Ménagerie	6	14
CNRS/ Université Rennes 1	2	5
Xenopus express	1	3
Institut Curie	1	1
Somme		96

Tableau 1 : Les institutions consultées

Espèces	Nombre de cas
Dendrobates tinctorius	2
Gastrotheca riobambae	2
Lepidobatrachus laevis	1
Litoria caerulea	2
Paramesotriton chinensis	2
Phrynohyas coriacea	5
Phrynohyas resinifictrix	2
Phyllobates terribilis	1
Phyllomedusa bicolor	3
Pleurodeles waltl	1
Triturus cristatus	2
Xenope laevis	41
Xenope tropicalis	32
N	96

Tableau 2 : Liste des espèces consultées

1.3.2 Premières orientations diagnostiques

Treize manifestations cliniques ont motivé les animaliers à nous solliciter (tableau 3 et figure 1). L'examen clinique du spécimen ou du groupe confirment les motifs de consultation et décèlent également d'autre symptômes ou lésions (tableau 4 et figure 2).

Motifs de consultation	Nombre de fois évoqué(es) dans l'anamnèse
Lésions cutanées	50
Amaigrissement	20
Ascite	18
Abattement	16
Mortalité	9
Chute de ponte	4
Baisse d'appétit	4
Prolapsus	4
Ataxie	2
Expertise vente	2
Absence de coagulation sanguine	1
Lésions oculaires	2
Diarrhée	1

Tableau 3 : Liste des motifs de consultations

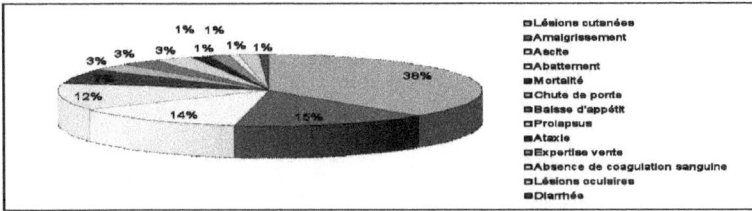

Figure 1 : Importance relative des motifs de consultations

Symptômes	Nombre de fois observé lors du premier examen
lésions cutanées	57
amaigrissement	22
abattement	17
ascite	18
dysorexie	6
chute de ponte	5
flottabilité	2
lésions oculaires	4
ataxie	1
Dysplasie de la hanche	1

Tableau 4 : Les symptômes cliniques observés lors d'un premier examen clinique

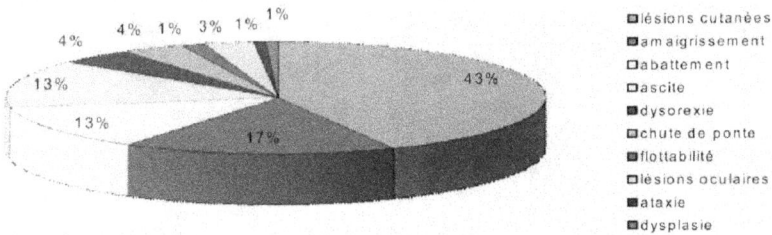

Figure 2 : Importance relative des symptômes cliniques observés lors d'un premier examen clinique

Quelques exemples de pathologies rencontrées.

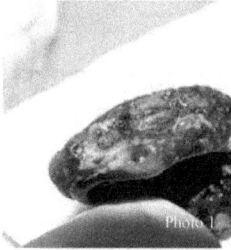

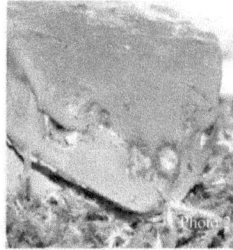

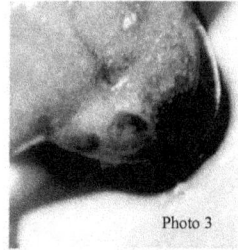

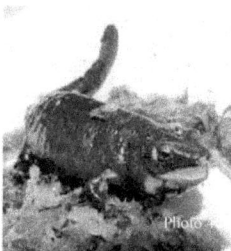

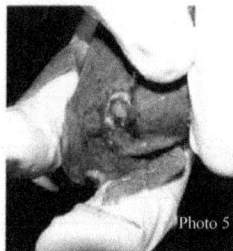

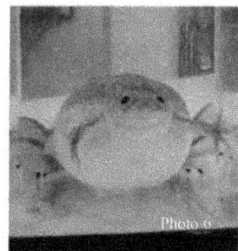

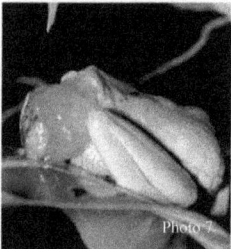

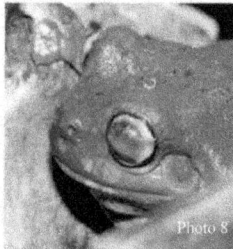

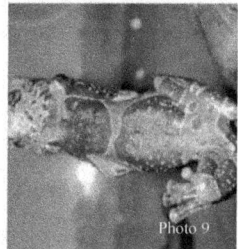

Photo 1 : Hyperplasie mandibulaire chez un *Paramesotriton chinensis*

Photo 2 : Trauma rostral chez une *Phyllomedusa bicolor*

Photo 3 : Abcès mandibulaire chez un *Xenopus tropicalis*

Photo 4 : Ascite et œdème mandibulaire chez un *Paramesotriton chinensis*

Photo 5 : Ulcère dorsal chez un *X. tropicalis*

Photo 6 : Ascite chez un *Xenopus laevis*

Photo 7 : Prolapsus rectal chez une *Phrynohyas coriace*

Photo 8 : Arc cornéen chez une *Litoria caerulea*

Photo 9 : Dysplasie de la hanche chez une *Phrynohyas resinifictrix*

Cette première étude des commémoratifs et de l'anamnèse a permis dans des cas très ponctuels de poser un diagnostic sans aller plus loin dans l'investigation (voir Tableau 5).

n	Espèce	Motif de consultation	Historique et clinique	Conclusion
1	Phyllobates terribilis	Baisse d'appétit	Chauffage en panne - trois morts, réparation des résistances.	Environnement
2	Dendrobates tinctorius	Kératite unilatérale	S'est résorbée toute seule au bout de plusieurs mois	Alimentation ?
3	Litoria caerulea	Opacité cornéenne	On notait effectivement des opacités bilatérales blanchâtres aux contours flous semblant évoluer vers le centre de la cornée. Les lésions ne sont pas associées à une inflammation oculaire ou à une néo vascularisation cornéenne. L'examen ophtalmologique avec à une tête d'endoscope montre la présence de fins dépôts cristallins qui brillent au passage de la source lumineuse. Le test à la fluorescéine ne démarque aucune ulcération.	Arcs cornéens à un stade encore précoce d'origine alimentaire
4	Xenopus laevis	Mortalité	Surdosage au lévamisole	Intoxication
5	Xenopus tropicalis	Mortalité	Deux morts suite à l'injection d'une hormone de mauvaise qualité.	Iatrogène
6	Xenopus tropicalis	Baisse de forme	Animal traité avec de fortes doses de Lévamisole. Autopsie. Lipidose hépatique probablement physiologique. Pas de lésions microscopiques.	Intoxication
7	Xenopus tropicalis	Baisse de forme, lésions cutanées (petits points blancs)	Animal traité avec de fortes doses de Lévamisole. Autopsie. Lipidose hépatique probablement physiologique. Erythèmes correspondant à des congestions passagères. Les points blancs peuvent être une hyperplasie focale des glandes à mucus.	Intoxication
8	Xenopus tropicalis	Baisse de forme	Animal traité avec de fortes doses de Lévamisole. Autopsie RAS	Intoxication

Tableau 5 : Cas cliniques pouvant être attribués à des paramètres zootechniques

Même si l'hypothèse de paramètres zootechniques inadaptés était plus que probable, nous avons tout de même effectué des examens complémentaires pour conforter notre diagnostic pour les cas 6, 7 et 8 du tableau 5.

1.3.3 Anesthésie

L'examen clinique s'est effectué d'une manière générale sans anesthésie. En revanche, les examens complémentaires invasifs ont nécessité une anesthésie «flash».

Dans l'étude des 96 cas, nous avons effectué **23 anesthésies** (voir tableau 6). La fin de l'induction était objectivée par l'absence du réflexe de retournement (RR). Dans la très grande majorité des cas, les protocoles utilisés ont apporté une bonne immobilisation.

Espèces	Motifs de consultation	Indications de l'anesthésie	Protocole	Numéro anesthésie
Dendrobates tinctorius	Ataxie	cliché radiographique	Isoflurane	1
Dendrobates tinctorius	Kératite unilatérale	PS	Isoflurane	2
Paramesotriton chinensis	oedeme mandibulaire	Ponction + biopsie	Isoflurane	3
Phrynohyas coriacea	Gonflement	Ponction + biopsie	Isoflurane	4
Phrynohyas coriacea	Prolapsus	Chirurgie	MS222	5
Phrynohyas coriacea	Diarrhée - prolapsus	Chirurgie	MS222	6
Phrynohyas coriacea	Maigre	Ponction + biopsie	MS222	7
Phrynohyas coriacea	Prolapsus	Chirurgie	MS222	8
Phrynohyas resinifictrix	Ataxie	Cliché radiographique	MS222	9
Phrynohyas resinifictrix	Prolapsus	Chirurgie	Médétomidine + kétamine	10
Phyllomedusa bicolor	Red legs	Biopsie + PS	MS222	11
Phyllomedusa bicolor	Red legs	Biopsie +PS	MS222	12
Phyllomedusa bicolor	Maigreur et expertise	Biopsie + PS + endoscopie	MS222	13
Pleurodeles waltl	Léthargie	Biopsie + endoscopie	Isoflurane	14

Paramesotriton chinensis	Maigreur	Endoscopie	Isoflurane	15
Triturus cristatus	Maigreur	Endoscopie	Isoflurane	16
Xenopus laevis	Ulcère rostre	Endoscopie	MS222	17
Xenopus laevis	Anorexie	Endoscopie	Isoflurane	18
Xenopus tropicalis	Anorexie	Endoscopie	MS221	19
Xenopus tropicalis	Maigreur	Endoscopie	MS221	20
Xenopus tropicalis	Maigreur	Endoscopie	MS221	21
Xenopus tropicalis	Hyperplasie rostre	Chirurgie	MS222	22
Lepidobatrachus laevis	Ascite	Endoscopie + biopsie	MS222 + Isoflurane	23

Tableau 6 : Protocoles anesthésiques utilisés

L'isoflurane et oxygène en barbotage dans l'eau a été utilisé lors de l'anesthésie N°18 sur un *Xenopus laevis*. La durée d'induction était relativement longue plus de 15 min avec un taux d'isoflurane à 5% pour une durée d'immobilisation de 13 min (photo 10). En revanche, nous avons utilisé de façon courante **l'isoflurane** pour l'anesthésie de petits spécimens, soit en maintenant l'animal dans une cuve, soit sur un haricot avec un fond d'eau et un masque. L'induction avec un pourcentage isoflurane de 5% a duré en général quelques minutes et le réveil s'effectuait environ 5 à 8 minutes après l'arrêt de l'isoflurane (photos 11, 11bis et 11tris).

L'anesthésie au MS 222 a été la plus utilisée. L'atteinte d'un stade III au bout de 5 à 30 minutes maximum varie grandement en fonction des individus, de la température, de l'état de stress (photo 12). D'autre part, l'opérateur doit être présent durant toute la phase d'induction pour éviter l'atteinte d'un stade d'anesthésie trop profond, voire irréversible.

Ce protocole a été très pratique pour des anesthésies de groupes ou animaux de grande taille. Une remarque cependant sur l'anesthésie N°23 où au bout de 15 min, le *Lepidobatrachus laevis* semblait encore bien éveillé (stade I). Nous l'avons passé à l'isoflurane à 5% au masque, il est alors passé en stade II/III au bout de 7 min. Nous avons ensuite diminué le pourcentage d'isoflurane à 2% pour la maintenance.

Nous avons effectué une fois seulement la combinaison **0,2 mg/kg de médétomidine** (Domitor[ND]) **+ 75 mg/kg de kétamine** (Imalgène 1000ND) par injection IM. L'animal a été pesé juste avant l'injection et a atteint un stade III

29

au bout de 10 min. Cette *Phrynohyas resinifictrix* était anesthésiée pour une laparotomie suivi d'une colopexie. Le temps chirurgical a duré 10 min. Au bout duquel nous avons injecté de l'Antisedan[ND] à la même quantité que le volume administré de Domitor[ND]. Le réveil était long, plus de 45 min, et ce, malgré la réversion.

Les spécimens ont toujours été maintenus humides, avant, pendant et après l'anesthésie. Le monitoring résidait surtout dans le suivi de la fréquence respiratoire (FR), correspondant au nombre de cycles de mouvements du plancher buccal par minute. Les stades d'anesthésie (comme définis dans le chapitre 1.2.4.2) visés, atteints et observés se situent entre II et III. Une attention particulière a été apportée lors du réveil avec le souci de maintenir la tête de l'animal en permanence la tête hors de l'eau (pour éviter les risques de noyade). Un xénope par exemple, était mis dans un cm d'eau suivant l'anesthésie. Pour les espèces terrestres (urodèles notamment), nous avons remarqué de façon empirique que des bains ou douches accélérait le réveil. Un xénope est considéré réveillé s'il est capable de se mouvoir et de venir respirer à la surface de l'eau.

Exemples de procédures d'anesthésie générale (AG)

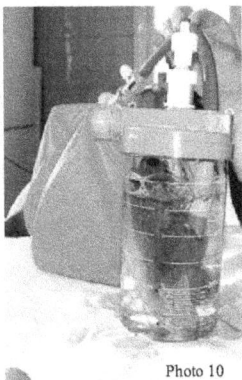
Photo 10

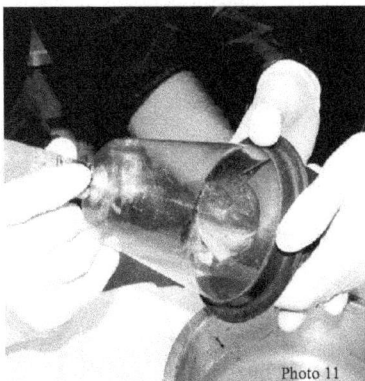
Photo 11

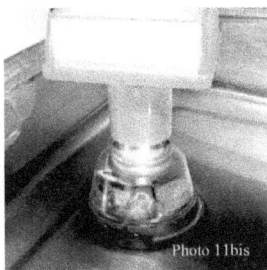
Photo 11bis

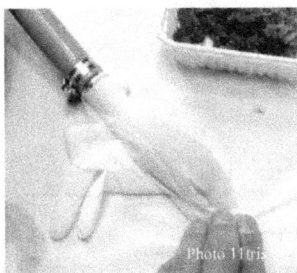
Photo 11tris

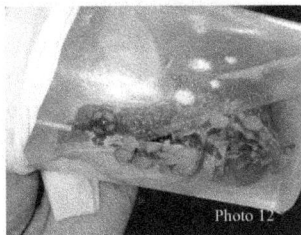
Photo 12

Photo 10 : AG d'un *X. laevis* par bain avec barbotage de l'isoflurane

Photo 11 : Induction de l'AG au masque sur un *Lepidobatrachus laevis*

Photo 11bis : Induction de l'AG au masque sur un Dendrobate

Photo 11tris : Induction de l'AG avec un gant sur un *Paramesotriton chinensis*

Photo 12 : AG d'un *P. resinifictrix* avec du MS 222

1.3.4 Examens complémentaires

Tous les animaux n'ont pas subi la même démarche diagnostique puisque chaque conduite clinique dépendait du motif de consultation, de l'examen clinique avec les hypothèses diagnostiques qui en découlent. Mais d'une façon générale, tous les examens cliniques ont précédé des examens complémentaires, avec des résultats déterminant ou non, suivant les cas.

1.3.4.1 LES COPROSCOPIES

Si la coproscopie est pratiquée de façon courante chez les autres vertébrés, elle s'est relevée relativement plus délicate chez les Amphibiens, du moins pour les espèces dont nous avons eu la charge. Nous ne pouvions s'assurer de la fraîcheur des déjections prélevées. De fait, nous ne pouvions pas écarter l'hypothèse d'éventuelles proliférations d'agents extérieurs tels que les bactéries, les champignons, les nématodes libres (nématodes Rhabditidés) ou embryonnaires, voire l'éclosion des œufs de Nématodes, la destruction des larves de strongles respiratoires et la sporulation d'ookystes coccidiens.

Quelques prélèvements ont pu néanmoins être effectués grâce à la vigilance des animaliers. La majorité de prélèvements provenait soit de l'aquarium ou du terrarium, soit directement de l'animal lors d'autopsie. Les quantités étaient pour la plupart très faibles, aussi, avons-nous surtout utilisé la méthode par flottation fécale comme décrite dans le chapitre 1.2.5.1. Pratiquement tous les œufs de nématodes flottent sur un liquide de densité supérieure à 1.15, notre liquide flottaison possède une densité de 1,2. Les lames étaient analysées entre 15 et 20 min pour éviter l'altération des œufs et des larves d'helminthes par le liquide dense. Pour les résultats coprologiques, les mêmes critères de diagnose utilisés chez les autres vertébrés, sont transposés ici.
Nous avons eu beaucoup de résultats « négatifs », notamment sur les nombreux cas de xénopes que nous avons eu. Mais sur ces derniers nous ne pouvons conclure. En effet, objectivement, on peut dire qu'il n'y a pas de parasite si le prélèvement était bien effectué et si une nouvelle coprologie quelques jours plus tard sur le même individu donne elle aussi un résultat négatif. Nous n'énoncerons donc ici que les résultats positifs.
Des éléments observés chez les Rainettes marsupiales (*Gastrotheca riobambae*) sont identifiés comme des ookystes de coccidies d'une part et comme un arthropode d'autre part. Il est difficile de statuer sur la présence de

cet arthropode dans la coprologie, il peut en effet s'agir d'arthropodes présents dans le vivarium et qui se sont déposés sur les excréments. Le prélèvement était en effet constitué d'excréments frais récupérés dans le vivarium.

Les éléments observés chez les deux autres espèces de Rainettes du genre *Phrynohyas* sont des œufs de Rhabditida. En ce qui concerne l'espèce *Phrynohyas resinifictrix* (photo 15), une photo permet de montrer une larve émergente qui peut orienter la diagnose vers le genre *Strongyloïdes* (photo 16).

Pour l'espèce *Phrynohyas coriacea*, le prélèvement a été effectué au cours d'une autopsie. Cela implique que les éléments parasitaires observés proviennent uniquement du tube digestif et ne peuvent donc être des œufs de Nématodes libres par exemple. L'infestation parasitaire chez ces Rainettes était massive puisqu'elle a entraîné la mort d'un des individus, ainsi qu'un prolapsus cloacal chez un autre individu (ce prolapsus cloacal est à relier de manière presque certaine à cette cause parasitaire même s'il existe d'autres causes de prolapsus cloacal).

Sur des rainettes singes (*Phyllomedusa bicolor*), nous avons observé des œufs non embryonnés de nématodes (Ascaridida, Cosmocercoidea). La dissection du tractus digestif a montré la présence d'adultes de cosmocercides dans le rectum.

La coproscopie n'est qu'un des examens complémentaires qui donne un aperçu de la charge parasitaire. Au cours de ce travail nous verrons que l'infestation parasitaire peut être abordée par d'autres techniques.

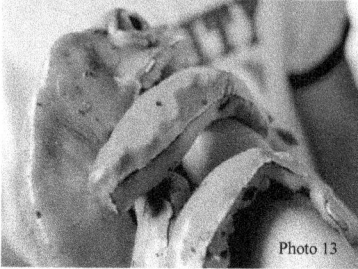
Photo 13

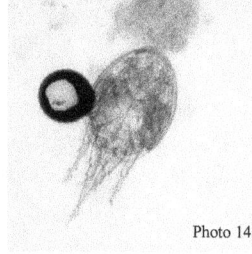
Photo 14

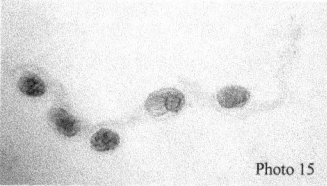
Photo 15

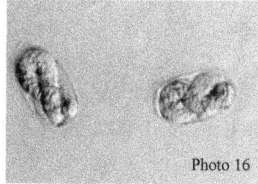
Photo 16

Photo 13 : Filaires sous cutanés sur une *Phyllomedusa bicolor*

Photo 14 : Artefact, arthropode dans les selles

Photo 15 : *Strongyloïdes* adultes chez une *P. resinifictrix*

Photo 16 : Œuf avec larves de *Strongyloïdes*

1.3.4.2 L'IMAGERIE

La **radiographie** nous a permis de confirmer des suspicions comme une double fracture des fémurs sur un dendrobate (*Dendrobates tinctorius*), une dysplasie de la hanche sur une rainette (*Phrynohyas resinifictrix*).

L'**endoscopie** se révèle très intéressante. Ses indications sont aussi bien diagnostiques que thérapeutiques (tableau 7).

Espèces	Motifs de consultation	Imagerie	Observations - conclusion
Dendrobates tinctorius	Ataxie	RX	Fracture des fémurs
Phrynohyas resinifictrix	Ataxie	RX	dysplasie du bassin
Phyllomedusa bicolor	Maigreur et expertise	Endoscopie	Infirmer la présence de parasites intracœlomique
Paramesotriton chinensis	Maigreur	Endoscopie	Lésion rénale
Pleurodeles waltl	Léthargie	Endoscopie	Néphrite dégénérative
Triturus cristatus	Maigreur	Endoscopie	RAS
Xenopus laevis	Ulcère rostre	Endoscopie	Parasites dans la muqueuse stomacale et intestinale
Xenopus laevis	Anorexie	Endoscopie	RAS
Xenopus tropicalis	Anorexie	Endoscopie	Granulomes tuberculeux sur les ovaires
Xenopus tropicalis	Maigreur	Endoscopie	Granulomes tuberculeux sur les poumons
Xenopus tropicalis	Maigreur	Endoscopie	Granulomes tuberculeux sur les poumons et foie
Lepidobatrachus laevis	Ascite	Endoscopie	Lipidose hépatique sévère et biopsie sous endoscopie

Tableau 7 : Résultats des examens radiologiques et endoscopiques

La laparoscopie est réellement intéressante car elle apporte une évaluation de l'état sanitaire par l'exploration de l'ensemble des viscères et organes intra abdominaux et ce, sans pour autant euthanasier les animaux. On peut effectuer aussi des biopsies sélectives comme sur ce *Lepidobatrachus laevis*. L'échantillon de foie prélevé a ensuite été envoyé pour une analyse histologique. Cette dernière nous a confirmé la lipidose hépatique et a apporté des détails microscopiques pouvant expliquer la clinique observée sur l'animal : fibrose hépatique avec dégénérescence hydropique.

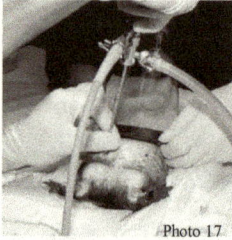
Photo 17

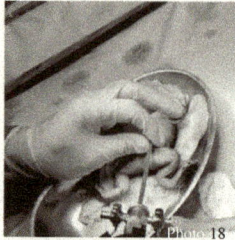
Photo 18

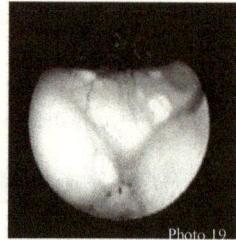
Photo 19

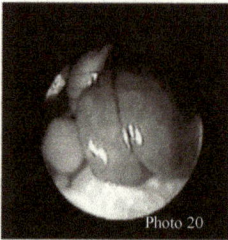
Photo 20

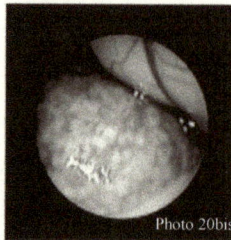
Photo 20bis

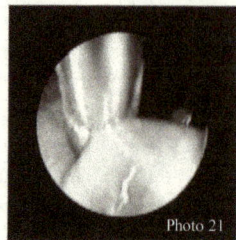
Photo 21

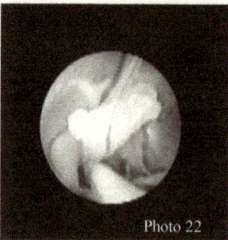
Photo 22

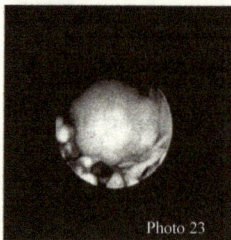
Photo 23

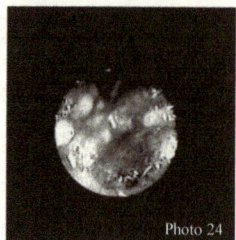
Photo 24

Photo 17 : Dispositif d'endoscopie sur un *Lepidobatrachus* laevis anesthésié au masque.

Photo 18 : Dispositif d'endoscopie sur un anoure anesthésié au MS222

Photo 19 : Parasites sur la muqueuse stomacale chez un *X. laevis*.

Photo 20 : Foie normal d'un *X. laevis*.

Photo 20bis : Lipidose et dégénérescence hépatique chez un *Lepidobatrachus* laevis.

Photo 21 : Endobiopsie hépatique sur un *Lepidobatrachus* laevis.

Photo 22 : Grappe ovarienne immature chez un *Triturus cristatus*.

Photo 23 : Granulome important (mycobactérie) sur les ovaires chez un *X. laevis*

Photo 24 : Granulomes (mycobactérie) dans les poumons chez un *X. laevis*.

1.3.4.3 HEMATOLOGIE

L'hématologie des amphibiens possède encore beaucoup d'ombre. Nous avons effectué des prises de sang non pour obtenir des valeurs absolues mais des orientations diagnostiques, à savoir si l'animal présente un processus inflammatoire ou non. D'autant plus que les paramètres sanguins sont influencés par l'espèce, parfois le sexe, l'âge, l'environnement (température, qualité de l'eau, photopériode), l'alimentation, la densité de la population, la saison... Tous les prélèvements ont été effectués par cardiocentèse et sous anesthésie et/ou juste avant l'euthanasie (photos 25 à 28). Les données hématologiques nous apportent des orientations. Elle peut permettre et a permis dans certains cas d'identifier des agents pathogènes. Les photos 29 à 37 montrent une cytologie normale. Les photos 38 à 46 suggèrent des réactions inflammatoires mettant en jeu la réponse immunitaire spécifique (lymphocytes activés) et non spécifique (vacuolisation des macrophages).

Dans certains cas, nous avons cependant pu diagnostiquer une parasitose sanguine sur des *Phyllomedusa bicolor* et suspecter une maladie virale sur des *Phyllomedusa bicolor* et une *Gastrotheca riobambae* par la mise en évidence de corps d'inclusion intra-érythrocytaires et leucocytaires.

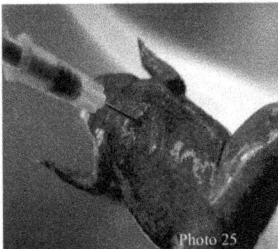
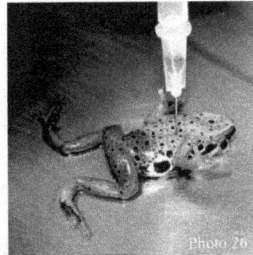
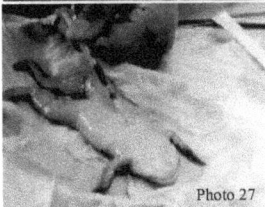
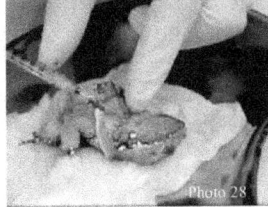

Photo 25 : Prise de sang un *Xenopus tropicalis* en traversant le sternum.

Photo 26 : Même technique que sur la photo 25, avec un dendrobate.

Photo 27 : Prise de sang sur un *X. laevis* en passant sous le sternum.

Photo 28 : Même technique que sur la photo 27 avec une *Phyllomedusa*.

37

Exemples de résultats de frottis sanguins sur des animaux cliniquement sains

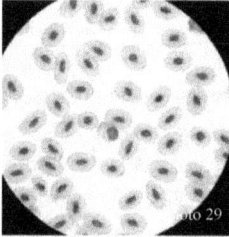

Photo 29

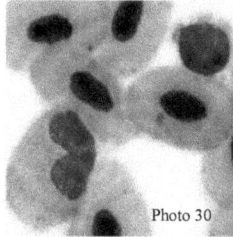

Photo 30

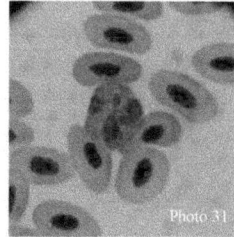

Photo 31

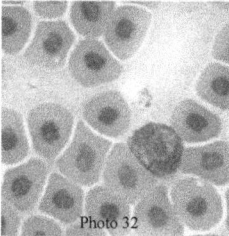

Photo 32

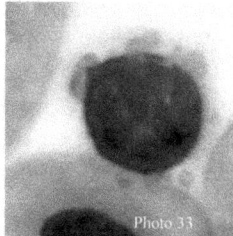

Photo 33

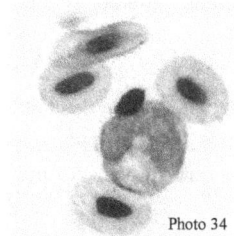

Photo 34

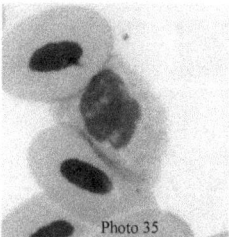

Photo 35

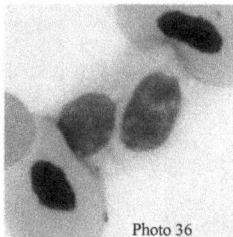

Photo 36

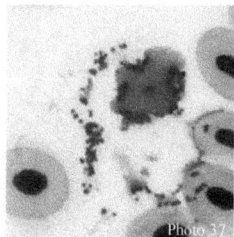

Photo 37

Photo 29 : Aspect normal d'un frottis chez un *Xenopus sp.* Les érythrocytes sont nucléés chez les Amphibiens.

Photo 30 : Granulocyte éosinophile, normal, avec en haut à droite un lymphocyte (*Bufo sp.*)

Photo 31 : Granulocyte hétérophile normal (*Bufo sp.*)

Photo 32 : Un basophile (*X. tropicalis*)

Photo 33 : Un lymphocyte (*Bufo*)

Photo 34 : Monocyte (*Phyllomedusa*)

Photo 35 : Granulocyte éosinophile (*Phyllomedusa*)

Photo 36 : Granulocyte neutrophile (*X. laevis*)

Photo 37 : Libération de granulations basophiles (observée ici sur un animal cliniquement sain, *Xenopus laevis*).

Exemple de résultats de frottis sanguins sur des animaux cliniquement malades

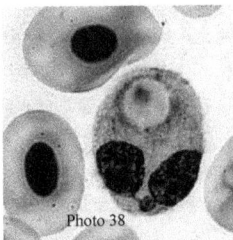
Photo 38

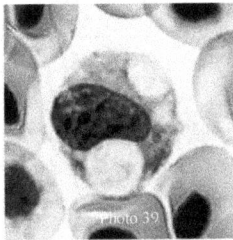
Photo 39

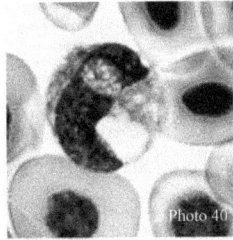
Photo 40

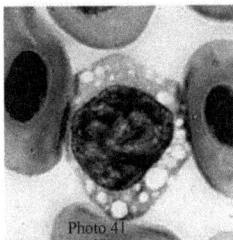
Photo 41

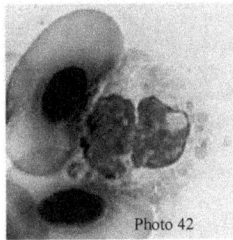
Photo 42

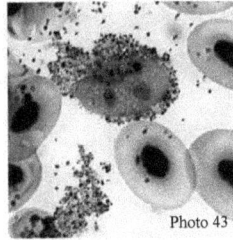
Photo 43

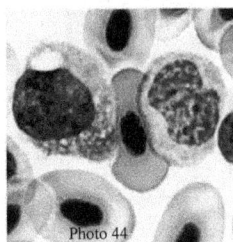
Photo 44

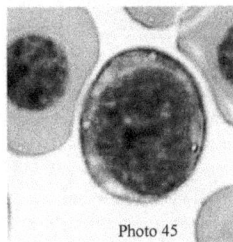
Photo 45

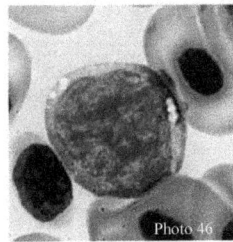
Photo 46

Photo 38 : inclusion (parasitaire, virale) dans un granulocyte chez une *Phyllomedusa* agonisante avec pétéchies sur les pattes.

Photo 39 et Photo 40 : fortes vacuolisations monocytaires chez un xénope souffrant d'une mycobactériose.

Photo 41 : vacuolisation lymphocytaire chez un xénope souffrant de mycobactériose.

Photo 42 : granulocytes hétérophiles, très souvent rencontrés (dans nos cas) lors de mycobactérioses.

Photo 43 : image type lors de basophilie, accompagnant un « Red legs » (*Phyllomedusa*).

Photo 44, photo 45, photo 46 : Grands lymphocytes, apparemment activés avec vacuoles, chez un xénope atteint de mycobactériose.

1.3.4.4 CYTOLOGIE, HISTOLOGIE, CULTURE ET AUTOPSIE

Nous avons effectué des **raclages cutanés**, sur des *Xenopus tropicalis* où étaient observées des dermites. L'origine mycologique a été suspectée suite à des **cultures** positives sur milieu spécifique. La **biopsie** est souvent préférée car elle permet parallèlement d'envoyer une partie de l'échantillon en histologie. Ainsi, dès qu'il était possible (économiquement), des échantillons étaient envoyés pour cytologie, histologie et culture. Sur chaque analyse histologique, une recherche de mycobactérie étaient demandée. Le tableau 8 regroupe les cas où des procédures *ante mortem,* biopsies et raclage ont apportés un diagnostic final.

Espèces	Motifs de consultation	Raclage, biopsies	Observations - conclusion
Paramesotriton chinensis	Masse mandibulaire	Biopsie de la masse pour analyse histologique : hyperplasie et spongiose épidermique sévère diffuse associée à une nécrose profonde du derme avec accumulation de fibrine, lymphocytes, macrophages et œdème.	Hyperplasie épidermique suite à des frottements chroniques.
Xenopus tropicalis	Baisse de forme, chute de ponte	Dermite dorsale : raclage et mise en culture sur milieu de Sabouraud : culture positive	Mycose secondaire probablement à un stress d'origine inconnu.
Lepidobatrachus laevis	Ascite	Ascite et anorexie, endoscopie/biopsie. Les espaces portes et les sinusoïdes hépatiques sont diffusément modérément épaissis par un tissu fibreux mature composé de rares fibrocytes entouré d'une abondante matrice collagénique (fibrose) avec infiltration multifocale modérée par des lymphocytes, macrophages et rares polynucléaires hétérophiles. Dégénérescence hydropique et lipidose.	Fibrose hépatique sévère avec dégénérescence hydropique et lipidose hépatocytaires marquées.
Xenopus tropicalis	Masse mandibulaire	Masse cutanée mandibule supérieure : biopsie pour analyse histologique.	Hyperplasie modérée des glandes à mucus.

Tableau 8 : Résultats de raclage et biopsies sélectives sur quelques amphibiens

L'**autopsie** reste l'examen primordial dans la démarche diagnostique des élevages d'amphibiens. Beaucoup de spécimens malades ont été retirés de l'élevage, euthanasiés et autopsiés dans la foulée. La très grande majorité des autopsies a été suivie d'analyses histologiques et bactériologiques. Le tableau 9 qui suit, regroupe les résultats d'autopsie de 69 cas.

Animal	Motif - clinique	Clinique - examens complémentaires	conclusion
Litoria caerulea	Cachectique	Analyse bactériologique : présence d'*Enterobacter cloacae* et analyse histologique du rein et foie	Lymphosarcome hépatique et rénal
Paramesotriton chinensis	Œdème mandibulaire et maigreur	Ascite, œdème paroi péritonéale. Prélèvement rate, rein, foie, peau, corps gras, estomac	Lymphome splénique
Paramesotriton chinensis	Œdème mandibulaire	Hyperplasie et spongiose épidermique sévère diffuse associée à une nécrose profonde du derme avec accumulation de fibrine, lymphocytes, macrophages et œdème.	Hyperplasie épidermique
Phrynohyas coriacea	Gonflement	Reste dans l'eau sans bouger. Autopsie RAS	Aucune
Phyllomedusa bicolor	Syndrome Red legs	Animal en BEG. Abattement brusque. Hyperhémie de pattes postérieures. Mort à la consultation. Lésions ne touchant que la peau. Aucune lésion macroscopiquement visible au niveau des organes cœlomiques. Histologie compatible avec un bactériose.	Bactériose
Phyllomedusa bicolor	Syndrome Red legs	Trois animaux morts avec des symptômes de Red legs mais présence de kératites précédant les lésions : kératites infectieuses virales ou mycosiques ?	Kératite infectieuse
Xenopus laevis	Maigre	Euthanasie. Nématodes dans la muqueuse de l'estomac.	Parasitose
Xenopus laevis	Maigre, fibrose cutanée	Nématodes observés au niveau de la séreuse ou de musculeuse de l'estomac pouvant correspondre à des parasites du genre *Contracaecum*. Territoire de fibrose cicatricielle au niveau cutané.	Parasitose
Xenopus laevis	Amaigrissement	Absence de bacilles acido-alcoolo résistants.	Aucune
Xenopus laevis	Ulcère rostre et anorexie.	Biopsie hépatique. Hépatite aigüe.	Hépatite aigue d'origine inconnue.
Xenopus laevis	Cachexie et anorexie	Foie macroscopiquement dégénéré et pneumonie localisée. Lésion discrète d'atrophie des hépatocytes sans image franche de dégénérescence-congestion pulmonaire non spécifique.	Inconnue
Xenopus laevis	Ascite très important	Ponction séro-hémorragique. L'aspect des grappes ovariennes et de l'estomac, évoque un adénocarcinome ovarien avec de probables métastases mésentériques ou digestives (séreuses).	Adénocarcinome ovarien.
Xenopus laevis	Mortalités	Mort tous les 1 à 2 mois : symptômes de Red legs, érythèmes et ulcères, morts brusques sans symptômes, hyper mélanisme, œdèmes localisés ou généralisés, cachexie... Surtout sur des animaux très sollicités, manipulés en permanence. Parfois symptômes rétrocèdent à des traitements de première intention (désinfection, antibiothérapie, déparasitage) mais pas la majorité.	Origine bactérienne possible
Xenopus laevis	Ascite et ulcère peau	Amenée pour un ulcère dorsal relativement important, animal semble en bon état général. Autopsie : ascite abdominale, majeur partie des organes macroscopiquement normaux. Ulcère, forme arrondie, bords irréguliers, présence de plages hémorragiques sur les plans musculaires sous jacents. Analyses histologique et bactériologique : foie, rate, rein, poumon et peau.	Lésion de dermite de faible intensité sans spécificité. Panniculite polymorphe. Quelques foyers de calcification au niveau de la peau et de l'épithélium urinaire. Pas de lésion granulomateuse spécifique.
Xenopus laevis	Lésions cutanées et mortalités	Morts sans symptômes cliniques ni antécédents pathologiques.	Origine bactérienne possible

Animal	Motif - clinique	Clinique - examens complémentaires	conclusion
Xenopus laevis	Mortalité	Syndrome Red legs avec *Aeromonas hydrophila*	Bactériose
Xenopus laevis	Syndrome Red legs	Congestion mais aspect histologique subnormal de l'ensemble des organes.	Infection bactérienne
Xenopus laevis	Mortalité	Surdosage au lévamisole. Autopsie RAS	Iatrogène
Xenopus laevis	Ascite	A subi un traitement au lévamisole, piqué pour transgénèse. Abcès sur le foie, rate. Estomac : présence de vésicules sur la muqueuse. TD premier partie IG épaissie.	Mycobactériose
Xenopus laevis	Lésions cutanées	Lésions cutanées. Autopsie. Prélèvement peau pour bactériologie : isolement de *Citrobacter brakii*.	Bactériose
Xenopus laevis	Syndrome Red legs	*Aeromonas hydrophila*	Bactériose
Xenopus laevis	Dermite sur postérieur droit	dermite sur postérieur droit : plaques hémorragiques avec ulcérations - splénomégalie, hépatite	Inconnue
Xenopus laevis	Vésicules cutanées	vésicule cutanée bien circonscrite remplie de liquide séro-hémorragique - pas de lésions remarquables	Inconnue
Xenopus laevis	Ulcères multiples sur le rostre, plaques hémorragiques dans la cavité buccale. rate, foie, rein, peau, poumon, estomac.	Granulome dans la paroi gastrique. Inflammation sous cutanée granulomateuse localement extensive. Fibrose pulmonaire modérée diffuse avec léger infiltrat mononuclée. Hyperplasie marquée des centres mélano macrophages hépatiques. Congestion et hyperplasie splénique modérée. Mycobactériose gastrique et sous cutanée. Fibrose pulmonaire d'origine inconnue.	Mycobactériose
Xenopus laevis	Nodule cutané sur postérieur gauche.	Processus tumoral de type sarcomateux faiblement différencié et de haut grade affectant le tissu gastrique, sous cutané et musculaire. Origine gastrique probable. Congestion splénique et hépatique marquée. Dégénérescence tubulaire rénale modérée multifocale. Sarcome multicentrique faiblement différencié	Sarcome.
Xenopus laevis	Ulcère rostre	Ulcères multiples sur le rostre, plaques hémorragiques dans la cavité buccale - vésicule biliaire hyper développée, présence d'un petit granulome sur l'estomac (muqueuse)	Inconnue
Xenopus laevis	Ulcères cutanés et plaies	Animaux cachectiques avec ulcères cutanés. Micronodules hépatiques et splénique.	Mycobactériose
Xenopus laevis	Expertise vente	Récemment acheté d'un autre laboratoire de recherche. Trouvée morte après des symptômes d'apathie. Animal en moyen/bon état général. Pétéchies légères sur les membres et le ventre (autolyse). Lipidose hépatique sévère diffuse. Congestion multicentrique modérée à marquée. Parasitose intestinale minime (nématodose probable)	Lipidose. Parasitose.
Xenopus laevis	Ulcère dorsal droite plaie	RAS autopsie	Inconnue
Xenopus laevis	Ulcères multiple ventraux, dermites également au niveau des pattes post	RAS autopsie	Inconnue
Xenopus laevis	Ascite	Ascite séro-hémorragique - foie, rate, rein, dégénérés - granulomes parasitaires + intussusception	Parasitose

Animal	Motif - clinique	Clinique - examens complémentaires	conclusion
Xenopus laevis	Ulcère rostre	Autopsie RAS	Inconnue
Xenopus laevis	Plaies sur rostre. Plaques ulcéreuses ventrales. ascite.	Ponction séro-hémorragique. Abcès/pelote parasitaire sur IG et intussusception. PS RAS	Parasitose
Xenopus laevis	Gonflement, patte post G, ascite (liquide séro-hémorragique)	Congestion splénique marquée avec hyperplasie réticuloendothéliale modérée. Hyperplasie sévère des centres de mélano macrophages hépatiques, infiltration lymphocytaire portale atypique. Infiltration lymphocytaire rénale interstitielle atypique. Légère dégénérescence tubulaire rénale.	Lésions systémiques de stimulation antigénique chronique d'origine inconnue. Atypies lymphocytaire pouvant être compatible avec une prolifération tumorale de type leucémie.
Xenopus laevis	Gonflement et hémorragie cuisse G, hémorragie patte antérieur, atteinte des muscles de la cuisse	Myosite nécrosante modérée multifocale à coalescente. Hépatite nécrosante minime multifocale avec légère hyperplasie des centres de mélano macrophages. Mycobactériose musculaire avec septicémie mycobactérienne.	Mycobactériose
Xenopus laevis	Masse sur muscle patte post	Processus tumoral de type sarcomateux faiblement différencié et de haut grade affectant le tissu musculaire, sous cutané et ovarien probable (oblitération totale de l'architecture de ce dernier limitant la reconnaissance de l'organe). Hyperplasie marquée des centres de mélano macrophages hépatiques. Congestion splénique et rénale marquée.	Sarcome faiblement différencié multicentrique.
Xenopus laevis	Plages hémorragiques et une importante baisse de forme	Euthanasie. Hypertrophie des corps gras avec plusieurs plages hémorragiques/inflammatoires. Des abcès sont notés dans les différents lobes avec également des zones d'induration. Légère hépatomégalie et lipidose hépatique, rate et reins d'aspect hétérogène.	Inconnue
Xenopus laevis	Plaques hémorragiques avec ulcérations sur postérieur droit.	Ulcération cutanée massive avec prolifération marquée d'organismes fongiques de type Saproleigna et de bactéries de morphologie variable. Dermatite ulcérative fongique sévère avec prolifération bactérienne secondaire. Hémorragies hépatiques potentiellement secondaire à des emboles fongiques.	Mycose + Bactériose
Xenopus laevis	Maigre.	Pas de lésion visible. Prélèvement rate. Infiltrat péri vasculaire de cellules lymphoïdes présentant des atypies et formant des manchons denses.	Atypies lymphocytaires pouvant être compatible avec ue prolifération tumorale de type leucémie
Xenopus laevis	Vésicule cutanée bien circonscrite remplie de liquide séro hémorragique.	Hyperplasie marquée des centres de mélano macrophages hépatiques. Compatible avec une stimulation antigénique chronique non spécifique.	Inconnue
Xenopus laevis	Patte post D gonflée,	Dermatite ulcérative avec larges zones d'abcès sous cutanés avec bacilles intra lésionnels. Goutte rénale sévère. Congestion hépatique modérée avec hyperplasie des centres de mélano macrophages. Congestion splénique modérée.	Mycobactériose avec septicémie, Goutte rénale sévère probablement secondaire à la dégradation de l'état général.
Xenopus laevis	Contrôle sanitaire	Absence de coagulation	Mycobactériose
Xenopus laevis	Mortalité	Congestion hépatique, rénale et splénique modérée. Légère dégénérescence tubulaire rénale. Congestion multicentrique agonique.	Inconnue

Animal	Motif - clinique	Clinique - examens complémentaires	conclusion
Xenopus laevis	Mortalité	Lésions systémiques de stimulation antigénique chronique d'origine inconnue. Lésions rénales non spécifiques pouvant être corrélées à un mauvais état général.	Inconnue
Xenopus laevis	Dermatite ulcérative	Dermatite ulcérative subaigüe avec extension dans le tissu sous cutané et le cœlome sous jacent. Congestion hépatique modérée. Congestion splénique modérée avec hyperplasie lymphoïde marquée.	Mycobactériose
Xenopus tropicalis	Baisse de forme, chute de ponte	Lésions sur le rostre. Autopsie. RAS	Aucune
Xenopus tropicalis	Chute de ponte	Autopsie RAS	Aucune
Xenopus tropicalis	Amaigrissement - lésions cutanées.	Prélèvements sur le foie, poumon et peau - Hépatite granulomateuse.	Mycobactériose
Xenopus tropicalis	Amaigrissement	Prélèvements sur le foie, poumon - Hépatite granulomateuse.	Mycobactériose
Xenopus tropicalis	Amaigrissement	Présence de mycobactéries sur la plupart des prélèvements transmis à l'exception d'un seul prélèvement de sac aérien qui n'offre pas de lésion notable. *Mycobacterium szulgai*	Mycobactériose
Xenopus tropicalis	Dermite	Lésions pustuleuses disséminées sur le corps et lésions des griffes. Suspicion de chytridiomycose à *Batrachochytridium dendrobatis*. Aucun infiltrat de cellules inflammatoires : contradiction entre l'aspect macroscopique et structure histologique très régulière.	Inconnue
Xenopus tropicalis	Décoloration des pattes postérieures et tache noire ventrale.	Biopsies cutanées. Absence de dermite sur les deux biopsies cutanées transmises. On note une inégale répartition des pigments dermiques sur les deux biopsies transmises, indépendamment de toute infiltration cellulaire.	Inconnue
Xenopus tropicalis	Baisse de forme et maigreur	Présence de *Mycobacterium gordonae*	Mycobactériose
Xenopus tropicalis	Emphysème	Emphysème patte postérieure qui gonfle et flotte. Bactériogramme.	Bactériose
Xenopus tropicalis	Ascite	Mort avec gonflement général. Liquide clair. Plaque ou amas de mucus blanchâtre sur les pattes. Foie avec plaques blanchâtres.	Inconnue
Xenopus tropicalis	Plages hémorragiques et une importante baisse de forme	Maigre hyperhémie. Dépôt acide urique sur le péricarde et péritoine. Lipidose hépatique, néphromégalie, néphrite, Œdème pulmonaire. Colite érosive chronique multifocale minime avec présence de protozoaires ciliés intraluminaux. Rares coccidies intra-épithéliales. Néphrite interstitielle mononucléée multifocale minime	Néphrite + parasitose
Xenopus tropicalis	Baisse de forme	Inflammation de la partie proximale de l'intestin grêle. Colite érosive chronique multifocale minime avec présence de protozoaires ciliés intraluminaux	Parasitose
Xenopus tropicalis	Importante baisse de forme	Lipidose hépatique, multifocale, minime à modérée.	Lipidose.
Xenopus tropicalis	Baisse de forme, lésions cutanées	Animal traité avec de fortes doses de Lévamisole. Autopsie. Lipidose hépatique probablement physiologique. Discordance entre lésions microscopique et macroscopiques.	Intoxication
Xenopus tropicalis	Baisse de forme, petits points blancs cutanées	Animal traité à fortes doses de Lévamisole. Autopsie. Lipidose hépatique probablement physiologique. Erythèmes correspondant à des congestions passagères. Les points blancs peuvent être une hyperplasie focale des glandes à mucus.	Intoxication

Animal	Motif - clinique	Clinique - examens complémentaires	conclusion
Xenopus tropicalis	Baisse de forme, lésions cutanées avec ascite	Animal traité à fortes doses de Lévamisole. Autopsie. BAAR sur les poumons sans lésions cependant. Congestion et nécroses rénale et hépatique. Nécrose splénique avec nombreux BAAR. BAAR dans la séreuse de l'estomac et IG mais pas de lésions.	Intoxication suivie d'une mycobactériose systémique
Xenopus tropicalis	Syndrome Red legs	*Pseudomonas aeruginosa* (rein, foie et peau)	Bactériose
Xenopus tropicalis	Ulcères cutanés sur le dos	Même commémoratifs. Lipidose hépatique minime. Dermatite ulcéreuse hyperplasique, focale, modérée avec très rares BAAR. Rate et rein dans les limites histologiques de la normale.	Mycobactériose
Xenopus tropicalis	Ulcères cutanés	Nodules hépatiques, micro nodules sur la rate	Mycobactériose
Xenopus tropicalis	Petits ulcères cutanés généralisés. Animal cachectique.	Même commémoratifs. Hépatite chronique péri portale mononuclée. Hépatite granulomateuse multifocale avec présence de quelques BAAR intra-monocytaires. Lipidose diffuse modérée. Splénite granulomateuse multifocale modérée avec présence de rares BAAR.	Mycobactériose
Xenopus tropicalis	Ulcérations dermiques et décolorations puis ascite	Hépatite, néphrite et cœlomite granulomateuse modérées à marquées multifocales à coalescentes, avec BAAR.	Mycobactériose
Xenopus tropicalis	Ulcère rostral	Autopsie RAS.	Inconnue
Xenopus tropicalis	Hémorragie cuisse gauche	Gonflement + hémorragie cuisse G, et patte antérieur, atteinte des muscles de la cuisse. Autopsie RAS.	Inconnue
Xenopus tropicalis	Ulcère rostral, cachexie, anorexie.	Hyperplasie réticuloendothéliale splénique marquée. Congestion rénale modérée avec œdème interstitiel minime. Hyperplasie modérée des centres de mélano macrophages hépatiques. Lésions systémiques de stimulation antigénique chronique d'origine inconnue.	Inconnue

Tableau 9 : Résultats global des autopsies

On remarque l'apport évident voire indispensable des autopsies associées ou non à des examens complémentaires. On retrouve ce constat sur la figure 3. Sur 69 autopsies toutes confondues, 47 ont abouti à une hypothèse diagnostique compatible avec les tableaux clinique et pathologique, permettant des suggestions immédiates aux animaliers ou commanditaires.

Comme le montre la figure 4, la très grande majorité des autopsies s'est complétée d'analyses histologiques et bactériologiques. Ces investigations plus poussées aident à poser un diagnostic comme l'illustrent les figures 5 et 6. Notons également le nombre de cas où malgré cette batterie d'examens complémentaires, l'origine reste inconnue. Ce qui est tout à fait compatible avec la pathogénie de la très grande majorité des maladies chez les Amphibiens qui sont généralement multifactorielles. Ce que l'on met en évidence peut représenter le dernier maillon d'un processus pathologique complexe.

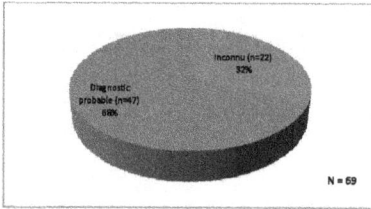

Figure 3 : Pourcentage de l'apport diagnostic des autopsies.

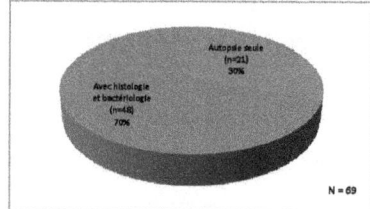

Figure 4 : Part des analyses complémentaires dans les autopsies.

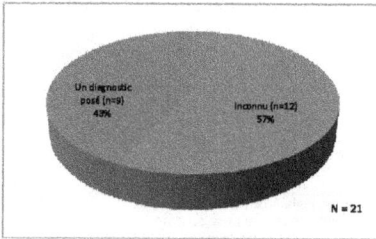

Figure 5 : Part des diagnostics posés lors d'une simple autopsie.

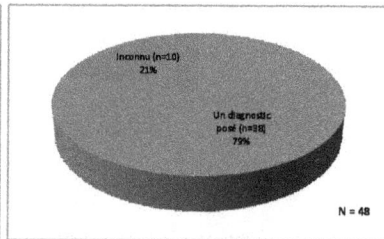

Figure 6 : Part des diagnostics posés lors d'une autopsie complétée d'analyses histologiques et/ou bactériologiques.

Concernant les **dominantes pathologiques** identifiées, les bactérioses prédominent (voir figure 7) avec cependant relativement peu d'espèces bactériennes représentées (figure 8). Il est tout à fait possible que l'éventail soit sous estimé. La figure 8 montre également que **la mycobactériose est indubitablement la maladie infectieuse la plus importante**.

Parasitoses et **néoplasies** semblent posséder une importance équivalente (prévalence égale de 10%). Les nématodes et les protozoaires représentent les agents parasitaires les plus communs. Une diagnose d'espèce poussée n'a pas été conduite. Les néoplasies ont été caractérisées par l'analyse histologique. Les différentes natures cancéreuses sont regroupées dans le tableau 10. Sous le terme « **Autre** » nous avons regroupé des cas isolés de kératite infectieuse, hyperplasie épidermique, lipidose et iatrogène dont intoxication.

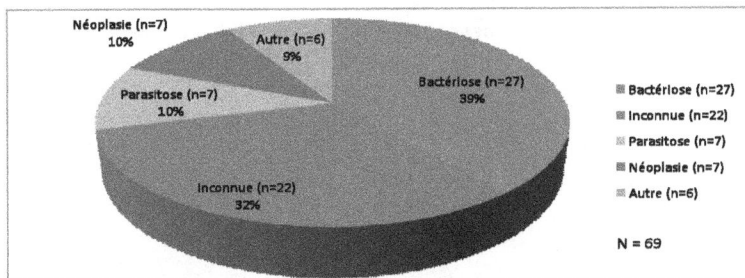

Figure 7 : Importance respectives des dominantes pathologiques trouvées lors des autopsies avec ou sans analyses histologiques et/ou bactériologiques.

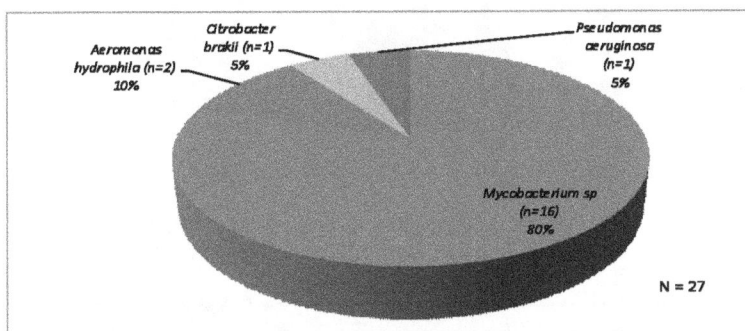

Figure 8 : Importance de la mycobactériose dans les bactérioses diagnostiquées.

Nature	Organes	Espèce	n (N=7)
Lymphosarcome	Foie et rein	*Litoria caerulea*	1
Lymphome	Rate	*Paramesotriton chinensis*	1
Adénocarcinome	Ovaire	*Xenopus laevis*	1
Sarcome	Estomac	*Xenopus laevis*	1
Sarcome	Muscle	*Xenopus laevis*	1
Leucémie	Sang	*Xenopus laevis*	2

Tableau 10 : Néoplasies diagnostiquées dans ce lot d'animaux autopsiés.

Exemples de diagnostics posés après autopsies et histologie (autre que mycobactériose)

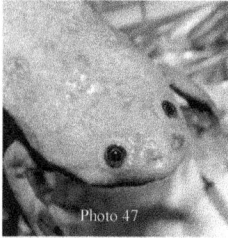

Photo 47

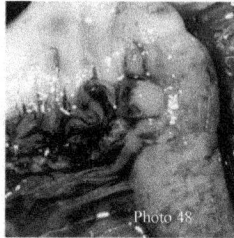

Photo 48

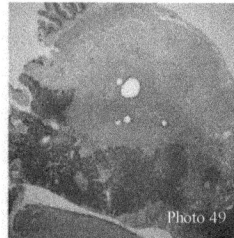

Photo 49

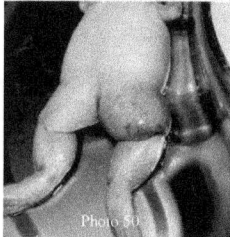

Photo 50

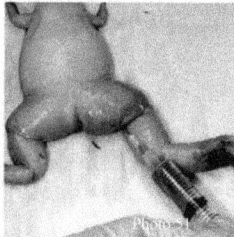

Photo 51

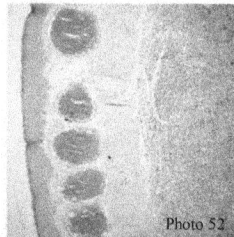

Photo 52

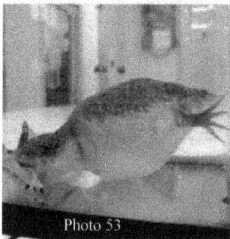

Photo 53

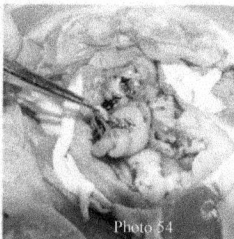

Photo 54

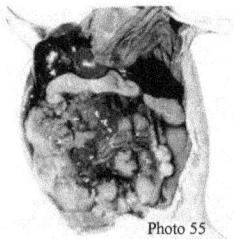

Photo 55

Ce xénope est présenté pour une hémorragie rostrale (**Photo 47**). L'autopsie révèlera un granulome adhérant au tube digestif et au pancréas (**Photo 48**). L'histologie infirmera la suspicion de mycobactériose et identifiera un sarcome indifférencié (**Photo 49**).

Ce xénope est présenté pour une lésion au niveau de la cuisse (**Photo 50).** De la lésion, on pouvait aspirer une quantité importante de liquide séro-hémorragique (**Photo 51).** L'histologie indiquera ici également un sarcome indifférencié (**Photo 52)**

Ce xénope est présenté pour une ascite importante (**Photo 53**). A l'autopsie, on découvrira une intussusception (**Photo 54**).

Photo 55 : Autopsie d'un xénope qui présentait une baisse de forme. L'autopsie et l'histologie révèlera un carcinome ovarien.

1. 4. Discussion

1.4.1 Importance des conditions d'entretien, des commémoratifs et de l'anamnèse

Les amphibiens sont intimement dépendants de leur milieu extérieur. Avant tout examen clinique, une enquête au préalable sur les paramètres zootechniques, notamment les éléments du décor du terrarium, de l'aquarium ou de l'aquaterrarium est indispensable. Au-delà des températures moyennes préférées, certaines espèces requièrent des chutes saisonnières de température (jusqu'à 5 à 8°C) pour une santé et reproduction optimales. La plupart des espèces ont besoin d'une hygrométrie de 75 à 95%. Une zone aquatique est également nécessaire pour les espèces de milieux arides. Une mosaïque de température et d'hygrométrie doit être présentée pour laisser libre choix à l'animal de chercher instantanément le micro climat qui lui convient. Un gradient lumineux et une photopériode régulière doivent également être respectés. Enfin la qualité de l'eau doit être régulièrement vérifiée pour les espèces aquatiques. Les signes cliniques associés à un pH non-conforme à l'espèce sont assez vastes et peuvent varier de l'anorexie jusqu'à de l'agitation. Si le pH idéal pour les amphibiens n'est pas connu, il est suggéré de proposer un pH neutre ou légèrement acide (pH 6,8 à 7,1) [195]. D'une façon générale, les kits existant pour aquariophiles sont tout à fait indiqués.

Dans la très grande majorité des cas, les affections observées suivent un stress, intra spécifique, iatrogène (dont manipulations par les animaliers) ou environnemental. Ce stress devra être recherché en premier lieu avant la pose d'un plan thérapeutique.

1.4.2 Parasitologie des Amphibiens

Comme nous l'avons vu précédemment la charge parasitaire peut être appréciée par un examen clinique, coproscopie, endoscopie et autopsie avec éventuellement histologie. Nous n'avons pas insisté sur cette dominante pathologique dans nos investigations car nous nous sommes focalisés sur les mycobactéries. Il n'en reste pas moins que les amphibiens sont souvent des hôtes de Protozoaires et de Métazoaires et si les maladies associées sont rares, elles existent néanmoins.

La faune qui infeste les larves d'amphibiens et les espèces aquatiques présente de nombreuses similitudes avec celle infestant les poissons. Certains Protozoaires et Métazoaires ont un cycle de vie direct (monoxène) et ne parasitent que les amphibiens, hôtes définitifs. D'autres ont un cycle de vie indirect (hétéroxène) qui nécessite au moins deux hôtes. Les amphibiens peuvent alors être hôtes intermédiaires hébergeant les stades immatures, ou hôte définitif hébergeant les stades sexuellement matures.

Les amphibiens prélevés dans la nature portent une multitude de nématodes, trématodes, cestodes, Protozoaires et myxosporidies gastro-intestinaux et systémiques. On trouve aussi des tiques et des sangsues sur le revêtement cutané des amphibiens. Bien que de nombreux amphibiens supportent ces charges parasitaires, elles peuvent devenir un sérieux problème lorsqu'ils tombent malades.

Une description des différents parasites, organes qu'ils infestent, symptômes éventuels, moyens de mise en évidence et traitements sont présentés en **Annexe 1**.

1.4.3 Bactérioses (hors mycobactérioses)

Dans notre étude nous avons isolé quelques germes seulement, nombre nettement inférieur à la diversité bactérienne potentielle que nous pourrions observer. Cela s'explique par le fait, encore une fois, que nous nous sommes focalisés sur les mycobactéries. Les cultures demandées étaient toujours très spécifiques dans l'optique de cette recherche. Il est fortement possible que lorsque les recherches de mycobactéries étaient infructueuses, nous avions une charge bactérienne autre.

Les infections bactériennes représentent une cause importante de mortalité chez les Amphibiens. Malheureusement leur détection intervient tardivement au sein des effectifs lorsque les pertes sont déjà avancées. La plupart des agents sont des bactéries communes de l'environnement. Les transports et mauvaises conditions d'élevage (qualité de l'eau, humidité relative, température et photopériode défectueuses, surpopulation, ration inadaptée...) altèrent les défenses immunitaires et métabolisme des Amphibiens, les rendant incapables de juguler une infection bactérienne. La période d'hibernation est une phase délicate pour leur métabolisme et leur immunité [193].

Le diagnostic d'une maladie chez les Amphibiens est complexe car les symptômes sont souvent non spécifiques (postures anormales, diminution des réflexes, changement de couleur de la peau…) alors que les agents sont différents. La majorité des bactéries identifiées lors d'infections sont Gram négatif et sensibles à des antibiotiques connus. Malheureusement, il existe peu de données sur leur pharmacocinétique chez les Amphibiens et on extrapole à partir de doses efficaces connues chez d'autres espèces, avec plus ou moins de succès. Les réponses au même traitement divergent en plus d'une espèce d'amphibien à l'autre.

Les bactéries (autres que ceux du Red legs) isolées, leurs caractéristiques, les signes cliniques rencontrés chez les animaux malades et la démarche clinique adaptée sont présentés dans le tableau 11.

Les principes actifs antibactériens utilisables chez les amphibiens, leurs posologies, durées de traitement, et voies d'administration sont présentés dans le tableau 12.

Maladies	Bactéries	Espèces connues sensibles	Source	Transmission	Signes cliniques/Lésions	Diagnostic	Traitements	Réf.
Chlamydophylose	C. psittaci et C. pneumoniae (agents pathogènes pour les humains). Bactéries Gram-(0,2 µm-1,5µm), non mobiles et à multiplication intracellulaire.	Les amphibiens captifs Xenopus laevis, Xenopus tropicalis et Ceratobatrachus guentheri sont sensibles. Myxophyes iteratus l'est dans la nature.	C. psittaci est transmis par la viande mal cuite, C. pneumoniae, agent pathogène du tractus respiratoire a une distribution cosmopolite.	Anizootie. Les animaux infectés transmettent la maladie.	Infection systémique avec inflammation pyogranulomateuse. Léthargie, ataxie, gonflement, œdème, jetages, dépigmentations cutanés, pétéchies et desquamation sont observés. Histologie : granulomes disséminés, glomérulonéphrite, hépatite et histiocytose splénique.	Prélèvements de tissus. Histologie : inclusions intra cytoplasmiques. Test d'immunofluorescence, séquençage des gènes de l'ARNr 16S ou de la protéine majeure A de la membrane externe bactérienne.	Doxycycline, Tétracycline ou Oxytétracycline sont utilisables. Lors de suspicion de surinfection par des bactéries Gram- on peut traiter par amikacine ou enrofloxacine.	19, 48, 259.173, 205, 258
Rickettsiose	Aegyptianella ranarum, est la seule espèce identifié malgré une recherche de rickettsies chez les amphibiens.	Rana catesbeiana, Rana clamitans et R.septentrionalis sont sensibles.	Les sources infectieuses sont les autres individus porteurs de ces bactéries.	La transmission est indirecte. Les tiques sont les vecteurs de ces rickettsies.	Il y a des vacuoles sous membranaires dans le cytoplasme des érythrocytes.	On met en évidence des inclusions dans le cytoplasme des érythrocytes. L'identification se fait par PCR.	Aucun traitement n'a encore été décrit.	115, 258
Salmonellose	Salmonella spp., bacilles gram-ubiquitaires en milieu aquatique et sans spécificité d'hôte. La maladie se développe suite à une toxi-infection alimentaire.	Rana perezei, Bufo sp., Litoria caerulea, Hyla minuta... peuvent être porteurs de salmonellas.	Les sources de contamination sont l'alimentation et les fèces.	Nombreux sérotypes et la prévalence de portage de salmonelles dans les populations est supérieurs à 10%. Elles sont absorbées via l'eau.	Aucun signe clinique n'a été observé chez les amphibiens. Par contre ils sont considérés comme des réservoirs de salmonelles et peuvent contaminer leur environnement (contamination de sources d'eau potable à destination humaine).	Des prélèvements sont faits dans différentes portions d'intestin. Les milieux de culture sont spécifiques, puis l'identification passe par un sérotypage.	Aucun traitement n'a encore été décrit.	9, 170, 184, 213, 232,
Leptospirose	Bactéries spirochètes se développent dans les reins des vertébrés, pathogènes pour les humains et les animaux. Leptospira automnalis a été isolé chez des amphibiens.	Bufo marinus, Eleutherodactylus johnstonei peuvent héberger des leptospires.	L'urine d'animaux contaminés est la source de contamination.	Souvent transmis par de l'eau contaminée par l'urine d'animaux excréteurs. Les amphibiens semblent être des réservoirs.	La pathogénie est à vérifier chez les amphibiens.	L'isolement de leptospires dans les urines et les reins, une sérologie leptospires positive établissent un diagnostic de certitude.	Aucun traitement n'a été présenté pour les amphibiens.	14, 78

Tableau 11 : Bactéries des amphibiens : maladies, épidémiologie, démarche diagnostic et traitements (synthèse bibliographique)

Antibiotique	Posologie/durée du traitement	Voies d'administration*
Acide nalidixique	10 mg/L jusqu'à guérison	Bains
Acriflavine	500 mg/L dans des bains quotidiens de 30min	Bains
Amikacine	5mg/kg toutes les 48h 7 à 14 fois	IM, SC, IC
Carbenicilline	200mg/kg toutes les 24h	SC, IM, IC
Ceftazidine	20 mg/kg toutes les 24-48h	IM
Chloramphenicole	50 mg/kg toutes les 24h	SC, IM, IC
	20 mg/L	Bains
Ciprofloxacine	10 mg/kg toutes les 24-48 h 7 fois au min	PO
	5mg/L pendant 6-8 h toutes les 48h 7 fois au min	Bains
Doxycycline	10-50 mg/kg toutes les 24 h	PO
Enrofloxacine	5-10 mg/kg toutes les 24h 7 fois au min	IM, SC, IC, PO
Gentamicine	2,5 mg/kg à 3°C toutes les 72h	IM
	3 mg/kg à 22°C toues les 24h (anoures)	IM
	1mg/ml pendant 8h toutes les 24-48h	Bains
Métronidazole	10 mg/kg/j pendant 5-10 j	PO
Oxytétracycline	50 mg/kg toutes les 24h	PO
	50-100 mg/kg toutes les 48h	IM
	100mg/L/j pendant 1h	Bains
Paromomycine	50-75 mg/kg toutes les 24h	PO
Pipéracilline	100mg/kg toutes les 24h	IM, SC
Sulfadiazine	132 mg/kg toutes les 24 h	?
Sulfamethazine	1g/L changé tous les j	Bains
Tétracycline	50 mg/kg toutes les 12h	PO
Triméthoprime-sulfadiazine	15-20 mg/kg toutes les 48h 5 à 7 j	IM
Triméthoprime-sulfamethoxazole	15 mg/kg toutes les 24h pendant 21 j	PO
Triméthoprime-sulfamide	3 mg/kg toutes les 48h	PO, SC
* SC=Sous-Cutané, IM=Intra-Musculaire, PO=PerOs, IC=Intra-Coelomique		

Tableau 12 : Principaux antibiotiques (noms, posologies, durées des traitements, voies d'administration) utilisables chez les amphibiens [33, 194, 147, 190, 193].

Le syndrome Red Legs

Le syndrome «patte rouge» ou «Red legs» représente le syndrome le plus connu de tous les éleveurs, amateurs d'amphibiens. Le terme de «Red legs» provient des hémorragies cutanées que l'on observe en général sur les animaux affectés. Il était considéré comme une septicémie dont le germe impliqué était *Aeromonas hydrophila*. Des traitements antibiotiques étaient alors systématiquement conduits, à base de tétracyclines ou chloramphénicol et ce, sans analyse bactériologique ni autopsie.

Ces pratiques s'effectuent encore dans les animaleries, du moins en France.

A l'heure actuelle, on parle plus de dermatosepticémie que de septicémie pour définir le syndrome «Red Legs». Le terme est plus précis et définit bien une infection bactérienne, d'allure septicémique dont les signes cliniques permanents sont des lésions cutanées. C'est une maladie cosmopolite, tout amphibien y est sensible et la contracte à la suite d'un stress (mauvaises conditions d'élevages en captivité, infections concomitantes dans la nature).

Aeromonas sp ne représente pas le seul germe responsable. Au contraire, c'est une maladie multifactorielle où de nombreux genres bactériens peuvent être impliqués : *Flavobacterium / Chryseobacterium indologenes* et *Chr. meningosepticum, Pseudomonas sp., Acinetobacter sp., Citrobacter freundii, Proteus spp...* Des bactéries Gram + telles que des *Streptococcus* non hémolytiques du groupe B.

Ces bactéries Gram - sont, pour la majorité, ubiquitaires dans l'environnement (aquatiques et telluriques) et souvent commensales des amphibiens. Ce sont donc des agents opportunistes devenant pathogènes suite à une baisse d'immunité. Néanmoins un amphibien infecté multipliant les bactéries pourrait être une source infectieuse pour les amphibiens en mauvais état général.

Chez les amphibiens captifs, les mortalités sont élevées, et les signes cliniques apparaissent rapidement. Abattement, anorexie, œdème, ascite, peau pâle et moins brillante, pétéchies et ulcères cutanés hémorragiques, surtout des parties en contact avec un support sont observés. Les amphibiens aquatiques peuvent présenter une lyse tissulaire importante (jusqu'à la perte de doigts parfois). Une congestion généralisée est observée à l'autopsie. Le diagnostic est difficile car la quantité réelle des espèces bactériennes commensales chez des amphibiens sains est souvent inconnue. Des fluides corporels sont prélevés quand c'est possible. Etalement et coloration rapide (Gram, HES...) sont effectués en première approche.

A l'autopsie : les prélèvements sont effectués le plus rapidement et stérilement possible pour culture et identification. Les lésions histologiques rencontrées sont : une myopathie dégénérative et de multiples zones de nécrose et de coagulation avec des groupes de bactéries.

Le traitement est avant tout sanitaire : les amphibiens malades sont isolés, et les conditions d'élevage sont optimisées pour tous. Fluidothérapie, augmentation de la température (le métabolisme des amphibiens malades est souvent accéléré) et oxygénothérapie sont instaurés pour traiter les états de choc. Pour le traitement médical, les bactéries isolées étant souvent Gram-, l'enrofloxacine ou la gentamicine sont utilisables en première intention. Après avoir établi un antibiogramme, sulfaméthazine, oxytétracycline... sont également utilisables. Toute voie d'administration est possible : PO (attention au déséquilibre de la flore intestinale !), peu de muscles pour l'IM... Mais la voie la plus simple étant des PC avec les bains. Toute antibiothérapie doit durer au moins 7 jours [33, 79, 117, 139, 190, 193, 195].

1.4.4 Les « faux » syndromes Red Legs

Comme nous l'avons vu dans l'étude de ces différents cas, les lésions cutanées représentent le principal motif de consultation, c'est, il est vrai aussi, le symptôme le plus visible. Ces lésions peuvent être hémorragiques mais les résumer à des classiques « Red legs » seraient une erreur grossière.

En effet, lorsqu'on se penche un peu sur la physiopathologie des Amphibiens, du moins de ce que l'on en sait à l'heure actuelle, nous voyons que les lésions cutanées (notamment) ne sont en aucun cas pathognomoniques d'une quelconque maladie. Nous pourrions par exemple avoir une tumeur digestive et des lésions cutanées mimant un « Red legs »... Une pathologie localisée peut avoir une manifestation clinique générale sans pour autant qu'il y ait une septicémie.

Un élément d'explication peut se trouver dans la physiologie des cellules sanguines, de, certains leucocytes, les basophiles. Ces granulocytes sont dénombrés à moins de 1% dans les formules leucocytaires de certaines espèces et peuvent être prédominantes chez d'autres. Il y a ainsi une très grande variabilité interspécifique, voir intra spécifique. Chez les Amphibiens, ils interviennent dans les processus de degranulation. Des substances « héparine-like » ont été décrites chez des basophiles de certains amphibiens [138]. Ceci pourrait contribuer au développement de pétéchies et ecchymoses indépendamment de toute action hémolytique bactérienne.

Lors d'inflammation, de nécrose tissulaire, de parasites sanguins ou de maladie virale, leur nombre peut croitre et provoquer donc par endroits des lésions hémorragiques cutanées. De ce fait, on ne pourra pas parler de Red legs, car l'origine ne réside pas dans un processus bactérien avec dermatosepticémie. En revanche, l'infection peut être secondaire et se surajouter aux lésions préexistantes.

1.4.5 Importance des mycobactérioses chez les Amphibiens

Dans tous les cas étudiés, concernant les animaux aquatiques, nous avons vu qu'indéniablement, la mycobactériose en représentait la dominante pathologique. C'est ce que nous avions voulu vérifier tout au long de cette première approche des dominantes pathologiques des Amphibiens.

Les mycobactérioses sont les plus anciennes maladies infectieuses connues chez les amphibiens. Les mycobactéries sont ubiquitaires dans l'environnement et sont classées en parasites obligatoires des vertébrés (*Mycobacterium tuberculosis, M. bovis, M. avium, M. leprae* et *M. paratuberculosis*), commensaux obligatoires ou accidentels des vertébrés, et saprophytes. De nombreuses espèces de mycobactéries commensales et saprophytes ont été isolées chez les Amphibiens : *Mycobacterium abscessus, M. chelonae, M. fortuitum, M. marinum, M. xenopi, M. gordonae, M. szulgai, M. ulcerans-like, M. liflandii, M. cheloni subsp. abscessus, M. ranae, M. thamnospheos* et *M. xenopi* [193].

Le nombre d'espèces d'amphibiens recensées atteints est en constante augmentation : *Amphiuma, Desmognathus, Gyrinophilus, Plethodon, Pseudotriton, Cynops, Bufo, Acris, Pelodryas, Pseudacris, Leptodactylus, Pleurodema, Xenopus, Pseudis* et *Rana*...

M. marinum et *M. xenopi* sont les espèces les plus isolées chez les amphibiens adultes, mais à l'heure actuelle, jamais sur les têtards, ce qui laisse supposer une durée d'incubation supérieure à celle des stades larvaires [193], ces infections sont souvent constatées chez les amphibiens d'élevage (soumis à une meilleure surveillance), mais certaines études ont mis en évidence des taux d'incidence allant jusqu'à 20 % dans des colonies sauvages d'anoures d'Amérique du Sud [79]. Les infections mycobactériennes sont en majorité insidieusement chroniques, mais des flambées épizootiques existent en élevage [7, 178], ce qui montre l'hétérogénéité du comportement biologique des différentes espèces de mycobactéries et des réponses de leurs hôtes.

L'épidémiologie des mycobactérioses des Amphibiens est très différente de celle des Mammifères et des Oiseaux. Les mycobactéries en cause sont dans l'environnement essentiellement aquatique des Amphibiens. Les mycobactéries pénètrent dans l'organisme de l'amphibien suite à une effraction cutanée.

La peau est presque toujours touchée : érosions, nodules, abcès cutanés. La fonction respiratoire est compromise quand la peau est trop atteinte. L'appétit est conservé mais les animaux maigrissent. Apathie et anorexie sont observées en fin d'évolution. Des nodules sur la peau, des tubercules ou juste des points de différentes tailles sont les lésions rencontrées. En phase subclinique, les intestins et le foie sont souvent atteints. Les lésions internes peuvent être visibles par cœlioscopie ou transillumination. A l'histologie, les granulomes sont composés de macrophages épithélioïdes qui forment des foyers encapsulés à centres caséeux secs. Ils contiennent un grand nombre de bacilles acido-alcoolo-résistants mis en évidence par coloration spécifique (Ziehl Neelsen).

L'identification d'espèce passe par des techniques moléculaires (PCR) mais dans les cas étudiés ici, nous nous sommes arrêtés au simple diagnostic. Le traitement semble difficile. Les antibiothérapies seraient au minimum tri-thérapiques et ne sont pas utilisées car réservées aux humains. A cause de leur potentiel zoonotique, les amphibiens atteints et leurs congénères d'élevage sont euthanasiés. Tout le matériel réutilisable est nettoyé avec des produits tuberculicides [7, 69, 79, 136, 178, 193, 194].

La plupart des espèces de mycobactéries rencontrées chez les amphibiens sont connues pour provoquer chez l'homme des symptômes cutanés. De possibles zoonoses sont craintes, mais aucune contamination directe d'un amphibien à l'homme n'a été constatée.

Ainsi, tout au cours de ce document verrons-nous des études de plusieurs épizooties de mycobactérioses. Ces dernières sont très communes dans les colonies de xénopes. Tout vétérinaire, directeur de laboratoire, animaliers doivent les avoir à l'esprit lors de gestion sanitaire d'une colonie. Toute perte de poids ou diminution de performance doivent faire penser à la mycobactériose.

Après avoir estimé l'importance des Mycobactérioses, nous allons nous pencher sur l'étude de plusieurs animaleries, les plus importantes en France. Nous verrons dans quels contextes une épizootie de mycobactériose peut survenir.

II – Emergence de mycobacterioses dans les élevages de centres de recherche utilisant le modele « Xenope »

2.1 Contexte et problématiques

2.1.1 Le modèle « Xénope »

Jusqu'ici la principale espèce d'amphibien utilisée en biologie cellulaire et en biologie du développement était *Xenopus laevis*.

Xenopus laevis, le crapaud à griffes ou dactylètre du Cap, originaire d'Afrique australe est un amphibien anoure de la famille des Pipidae. Il possède un mode de vie essentiellement aquatique, ne montant à la surface de l'eau que pour respirer. Le xénope est un animal ectotherme, sensible aux changements de température. La peau de ces amphibiens ou batraciens est fortement perméable aux échanges gazeux et hydriques.

Les femelles adultes mesurent plus de 11 centimètres du museau à l'anus. Les mâles sont 30% plus petits que les femelles. Parmi les caractéristiques de ces animaux, on note des pattes postérieures très musculeuses et garnies d'une large palmure. Cette disposition en fait d'excellents nageurs. De plus, les trois doigts des pattes postérieurs portent des griffes cornées. Tous les batraciens muent plusieurs fois par an (la mue est parfois ingurgitée). La couleur dorsale des *laevis* varie beaucoup en fonction de l'environnement (lumière ambiante,...).

Leurs œufs ont une taille de 1,2 à 1,3 mm et atteignent généralement le nombre de 2000 à 3000 œufs fécondés lors d'une ponte. Leur développement externe est aisé à suivre et les stades de développement bien définis (de Luze, Com. pers.). Les femelles peuvent pondre pendant toute une journée.

Malgré ses avantages, ce modèle ne permet pas d'études génétiques classiques car cette espèce est allo-tétraploïde (36 chromosomes) et elle présente un temps de génération réduisant le caractère pratique de beaucoup de types d'expériences sur plusieurs générations.

Ces dernières années, différentes équipes de recherche se sont intéressées au développement de *Xenopus tropicalis*, espèce qui est complètement diploïde et présente un temps de génération de quatre mois.

Xenopus tropicalis est originaire d'Afrique de l'ouest (du Sénégal au Nigeria).

Il est plus petit que *Xenopus laevis*: la femelle mesure de 4,3 à 5,5 cm et le mâle est encore plus petit. Sa couleur dorsale est olive à marron foncé (ne présente pas comme *laevis* de motifs variés). Sa taille permet de le loger plus efficacement dans les bacs, les œufs sont également plus petits que ceux de *X. laevis* (0,7 à 0,8 mm). *Xenopus tropicalis* convient aux approches génétiques en raison donc de son temps de génération relativement court (3-4 mois), de son caractère diploïde et de son faible nombre de chromosomes (20).

A titre de comparaison, la souris possède 40 chromosomes.

Espèces	X. laevis	X. tropicalis
Polyploïdie	allo-tétraploïde	diploïde
Nombre de chromosomes	36	20
Température optimum	20-22° C	24-25° C
Taille adulte femelle	> 11 centimètres	> 4 centimètres
Taille adulte mâle	> 6 centimètres	> 4 centimètres
Dimension des oeufs	1,2 à 1,3 millimètre	0,7 à 0,8 millimètre
Nombre d'œufs par ponte	1000 à 6000	1000 à 8000
Temps de génération	15 à 18 mois	inférieur à 6mois

Tableau 13 : Comparaison *Xenopus laevis – Xenopus tropicalis*

2.1.2 Emergence de pathologies nouvelles et prise de conscience de l'importance des aspects vétérinaires

Dans les premiers élevages de *X. laevis*, peu de problèmes étaient signalés, les cas cliniques anecdotiques. Les paramètres zootechniques étaient sommaires. La température utilisée dépassait rarement 17°C. Ensuite, devant l'intérêt de ce matériel d'étude, les besoins se sont accrus, les élevages intensifiés avec des animaux plus sollicités donc de plus en plus fragilisés.

Au cours de ces dernières décennies, les organismes de recherche ont introduit une nouvelle espèce, *Xenopus tropicalis* dont les exigences, nous l'avons vu, diffèrent de *laevis*, notamment par le besoin d'une température d'élevage aux environs de 25°C.

Ces laboratoires se sont retrouvés face à un modèle nouveau aux exigences biologiques et aux caractéristiques physiologiques partiellement connues) avec des températures stabilisées et un rythme de manipulations élevées. Cette confluence relativement brusque de nouveaux paramètres a constitué un terrain favorable à l'augmentation de la prévalence des cas cliniques qui n'étaient alors que sporadiques.

Des températures élevées favorisent le développement de nombreuses espèces bactériennes, voire mycobactériennes. L'application de techniques développées sur *X. laevis* à ce nouveau modèle, impliquant des sollicitations importantes, fragilise l'animal qui devient plus susceptible à des agents pathogènes.

Il est alors intéressant de constater que dans les différents centres de recherche qui vont être étudiés, les prévalences de cas cliniques, notamment de mycobactéries, ont semblé augmenter en même temps.

La seconde problématique résidait dans le fait que ces modèles de recherche n'était considérés par les chercheurs que comme des « modèles » et non comme des organismes vivants à part entière. La culture médicale reste très souvent absente et il est difficile d'effectuer une épidémiologie descriptive rigoureuse des pathologies rencontrées. Seuls les vétérinaires de la Direction des Services Vétérinaires (DSV) viennent contrôler régulièrement ces élevages. Ils évaluent les aspects sanitaires et sécuritaires des locaux, mais n'ont généralement pas les connaissances requises en élevage et pathologie des amphibiens.

Cependant devant des chutes de production et des mortalités de plus en plus importantes, les chercheurs et laborantins se sont intéressés à la santé et au bien être de leurs xénopes et notamment aux infections présentes dans leurs élevages. Si les résultats étaient variables concernant les *Xenopus laevis*, une dominante pathologique était récurrente chez les *Xenopus tropicalis* : les mycobactérioses.

Nous décrivons ici une étude comparative de différents centres d'élevage et de recherche. Et nous verrons que malgré leurs différences, ils ont tous observé, et ce, presque en même temps, une augmentation de la prévalence des pathologies jusqu'à présenter des épizooties sévères de mycobactérioses (que nous détaillerons spécifiquement dans une partie ultérieure).

2.2 Matériel et Méthodes

Trois centres de recherche français (centre du CNRS/ Université Rennes 1, du CNRS/ Université Paris Sud et du Muséum-RDDM) ont été choisis et un site belge a été inclus par la suite. Ils ont fait l'objet de visites sanitaires. Il existe de nombreux laboratoires en France qui utilisent des xénopes, mais peu qui les élèvent. Le centre d'élevage de Rennes est devenu en 1999 le centre référence d'élevage de xénopes au niveau national. Il existe aussi deux centres d'élevage «miroirs» : le centre d'élevage d'Orsay et le centre d'élevage de l'USM 501/UMR5166 au Muséum.

Le premier visité est celui du **Muséum – Régulation, Développement et Diversité Moléculaire**, qu'on nommera « **Muséum** », le deuxième, celui du **CNRS/ Université Paris Sud**, qu'on nommera « **Orsay** » et le troisième, le centre d'élevage de xénopes du **CNRS/ Université Rennes 1**, qu'on nommera «**Rennes** ». Un dernier site a été visité. Il s'agit du centre d'élevage de **Gent en Belgique**, l'élevage de X. tropicalis allant être euthanasié suite à une épizootie de mycobactériose.

Les animaleries de ces laboratoires ont d'abord été visitées avec insistance sur les points zootechniques sensibles, pour lesquels toute variation pouvait entraîner un problème sanitaire (établissement de points de contrôle). Les élevages ont été identifiés et leurs objectifs (vente, utilisation sur place...) définis. Cela a permis de recueillir plus particulièrement certaines données zootechniques concernant les conditions et méthodes d'élevage. Nous avons retenu l'agencement des locaux : taille des salles, nombre d'animaux et de bacs, disposition des bacs, équipements, aération, éclairage, chauffage, ambiance générale ; les caractéristiques du logement des xénopes : contenance des bacs, types de bacs et leur décoration, charge animale par bac, type de circuit d'eau, provenance de l'eau, les filtres et la méthode et la fréquence des changements d'eau.

Les modes de contrôle de la qualité de l'eau ont été notés, et certains paramètres mesurés (température de l'eau, pH, concentration en nitrites/nitrates, en chlore et dureté totale de l'eau). La température était mesurée, puis le pH, la dureté et l'excès de nitrites/nitrates de l'eau ont été évalués avec des bandelettes tests (TETRATEST 5.1[ND], JBL, France) dans tous les bacs d'une pièce lorsque c'était possible.

Pour les méthodes d'élevage, nous avons décrit une partie alimentation : type de denrées alimentaires, quantité distribuée et fréquence de distribution ; les protocoles de reproduction : ponte «naturelle», manipulation et fréquence des pontes ; les protocoles de gestion sanitaire et médicale : effectifs, méthodes d'identification, nettoyage/désinfection des bacs, prophylaxies médicales, gestion des malades, autopsies et analyses.

2.3. Résultats

2.3.1. Les animaleries aquatiques du « Muséum »

Les animaleries aquatiques de l'USM501 MNHN / UMR 5166 CNRS dans le département « Régulation, Développement et Diversité Moléculaire » (RDDM) occupe une partie du Rez de chaussée du Bâtiment. Ce bâtiment est ancien. En effet, ce n'est qu'à la fin du XXème siècle qu'il fut inauguré. Durant la période d'après-guerre (1943 – 1976), ce laboratoire s'agrandit et se modernise en particulier au niveau des locaux attribués aux animaleries aquatiques. Il fut l'un des premiers à être associé au CNRS (vers 1964), dans le domaine de l'endocrinologie comparée, et l'est resté depuis sans discontinuer. Le laboratoire est dirigé depuis 1995 par Barbara Demeneix sous l'intitulé «Evolution des Régulations Endocriniennes» (USM501 MNHN/UMR 5166 CNRS).

Ces structures des locaux d'animaleries aquatiques créées afin de maintenir en stabulation des stocks de poissons (anguilles, saumons), sont actuellement toujours utilisées (depuis les années 90) pour l'hébergement de stocks d'amphibiens anoures, en particulier le xénope (*Xenopus laevis*), espèce pseudo-tétraploïde. Les outils de biologie moléculaire et la possibilité de développer des modèles d'animaux transgéniques ont commencé à être exploités en France dans ce laboratoire dès 1990 sous l'impulsion de Barbara Demeneix. Jusqu'au début des années 2000, aucune mortalité d'adultes géniteurs n'avait été observée dans les stocks de *X. laevis* maintenus au laboratoire (responsable des animaleries Xénopes : Amaury de Luze, capacitaire). A cette même période, un modèle alternatif xénope apparaît (*Xenopus tropicalis*), espèce diploïde parfaitement adaptée aux approches de transgénèse mises en place et parfaitement maîtrisées chez *X. laevis* dans ce laboratoire. Les premiers spécimens *X. tropicalis* provenant de l'université de Bales en suisse, via le centre d'élevage de xénope de Rennes, sont accueillis au Muséum dès 1999. Leur utilisation comme modèle animal de laboratoire était inconnue et de ce fait très empirique, aucune donnée n'existant dans la littérature sur ses conditions de stabulation en élevage intensif. Comme précédemment mentionné, les *X. tropicalis* contrairement aux *X. laevis* nécessitent une température d'élevage de 25°C et ne pouvaient donc être placés directement dans des aquariums en eau courante.

Les animaleries accueillant les *X. tropicalis* avaient donc dans tous les aquariums des thermostats afin de maintenir une température de 25- 28°C et des robinets dont le goutte à goutte était mal maîtrisé compte tenu des variations de pression parfois très importantes dues à l'alimentation en eau du bâtiment. Cette même période est associée à une utilisation accrue des femelles Xénopes (*laevis et tropicalis*) pour l'obtention d'œufs non fécondés pour la transgénèse germinale, apportant à ces animaux un nouveau niveau de stress lors de leur stabulation en laboratoire. Les besoins en animaux s'accroissant, le laboratoire commence à faire appel de plus en plus à des sociétés commerciales (Xenopus One, Xenopus Express) en plus des structures CNRS existantes (Centre d'élevage de Montpellier, CRBM et centre de ressources biologique Xénope de Rennes) où étaient classiquement commandés les *X. laevis*. Les origines commerciales variées des animaux, leur utilisation intensive à des fins de recherche, et l'introduction d'élevage « tropicaux » dans des structures d'animalerie classiques sont les principales causes des nouvelles pathologies auxquelles ces animaleries aquatiques étaient mal préparées (épizootie *Xenopus tropicalis* en 2003). En effet dès 2001, on observait malgré une prise de nourriture normale, une cachexie suivie d'une mortalité croissante chez les *X. tropicalis*. Les animaux malades ont été mis en quarantaine avec un traitement antibiotique (tétracycline, 5 mg dans 30 litres pendant une semaine) suivi d'une semaine de repos en eau normal, avant d'être remis dans les aquariums de stabulation. Cette stratégie n'a pas permis d'endiguer l'épizootie. La source de contamination étant inconnue, une aide sanitaire a été demandée et une euthanasie conduite. Cette pièce d'élevage était la seule alimentée par de l'eau de ville. Une modification de ce type d'alimentation était donc nécessaire avant toute introduction de tout nouveau stock de *X. tropicalis*. Compte tenu de ces nouvelles exigences, toutes les animaleries aquatiques ont été réaménagées durant la période 2003 - 2004 et une nouvelle climatisation mise en place dans les locaux d'élevage. De plus, une alimentation en eau préfiltrée et déchlorée commune à l'ensemble des pièces animalerie est installée. Un nouvel élevage de *Xenopus tropicalis* a débuté en juin 2005 et se maintient sans mortalité à ce jour.

2.3.1.1 LOGEMENT/AMBIANCE

Les xénopes adultes occupent trois salles, dont une en cours de réfection pour recevoir des *X. tropicalis*, et les têtards deux salles. Deux animaliers s'occupent de leurs soins quotidiens et fournissent pontes et têtards aux chercheurs. Les orientations de recherche nécessitent différentes productions. Les pontes des adultes élevés dans une salle neuve sont vendues (entre autres) aux chercheurs d'un laboratoire cosmétique. La plupart des travaux concernent les processus régissant la métamorphose des amphibiens. Des lignées d'adultes transgéniques créées par ce laboratoire sont entretenues et logées dans la salle neuve.

De nombreuses femelles *X. laevis* pondeuses occupent la salle commune. En 2003, lors de cette étude, les *X. tropicalis* en traitement étaient également logés dans cette salle.

Salles « xénopes adultes »

Les conditions d'élevage sont très différentes entre les deux salles (voir les tableaux 14, 15 et 16). La salle neuve est plus moderne que celle commune, dont les installations sont très vétustes. Cette salle neuve est confinée (un sas à l'entrée, pas d'autre ouverture sur l'extérieur, une source d'eau contrôlée provenant d'un réservoir et un circuit d'eau recirculant) alors que la salle commune est très accessible (plusieurs portes et fenêtres, eau de ville filtrée approvisionnant un circuit ouvert).

Salle/Caractéristiques générales	Salle neuve	Salle commune	Remarques
Indice de taille (référence=1)	1	4	
Disposition des bacs	Des batteries en eau renouvelées alimentent des aquariums de 50L le long de deux murs, en angle (une longueur et une largeur).	Des épis bétonnés servent de support aux aquariums (100L) maintenus en eau courante. Des bacs à truites (400L) sont dispersés dans la pièce.	La salle neuve est plus moderne que celle commune dont les installations sont très vétustes.
Autres équipements	Un évier et une paillasse sont disposés le long d'une des longueur et un bac de réserve d'eau de 1000L environ de l'autre.	Il y a des armoires le long des murs, un évier dans un coin et un bac de réserve d'eau d'environ 1000L dans un autre coin. Il y a des bacs pour des anguilles et des axolotls.	La salle commune accueille des axolotls et des anguilles en plus, ces dernières nécessitant des débits d'eau très importants.
Aération	Pièce climatisée.	Absence de climatisation.	La salle neuve est précédée d'un sas, alors que la salle commune est souvent ouverte sur un couloir.
Eclairage	Néon, photopériode 12 :	Néon, photopériode	

	12 sans apport de lumière extérieure.	12 :12. Les fenêtres sont partiellement masquées.	
Chauffage	Climatiseur avec thermostat réglé à 21°C.	Aucun. Température ambiante.	
Ambiance générale	Calme	Parfois stressante et bruyante	Les xénopes de la salle neuve sont plus calmes que ceux de la salle commune.

Tableau 14 : Caractéristiques générales des salles d'élevage de *X. laevis* **adultes de l'animalerie du Muséum en 2005**

Dans la salle neuve, des points de contrôle existent pour la température, le pH, la dureté et les concentrations en nitrates et nitrites de l'eau. Ils sont irréguliers ou inexistants dans la salle commune et les paramètres d'élevages fluctuent quand ils sont régulièrement contrôlés. L'ambiance de la salle neuve est meilleure que celle de la salle commune.

Salle « têtards »

L'élevage des têtards est très différent de celui des adultes. Ils grandissent et changent tous les jours de bac. Ils sont beaucoup plus sensibles au stress et au manque d'oxygénation (tableau 17). Cet élevage de têtards ne présente pas de problème particulier.

Salle/Logement des animaux et caractéristiques du milieu	Salle neuve	Salle commune	Remarques
Volume des bacs	50 L	100L, 120L et 200L et 400L.	
Types de bacs	Aquariums rectangulaires en verre avec 4 vitres opaques, une devant transparente et un couvercle en plastique percé.	Aquariums rectangulaires en verre avec des caches artificiels sur une moitié et des couvercles en plastique. Bacs plastique, totalement opaques et avec couvercle percé.	La variété des aquariums de la salle commune est due aux différentes espèces qu'elle hébergeait, dont des *X. tropicalis* avant leur euthanasie.
Décoration des bacs	Des demi-tubes de PVC sont disponibles comme cachettes.	Des demi-tubes de PVC sont parfois disponibles.	
Charge animale	Un xénope/5L d'eau au maximum.	Un xénope/60 L d'eau à un xénope/5L d'eau.	Dans certains aquariums de la salle commune où les *X. laevis* sont les plus nombreux, il y a beaucoup d'agitation au moment des repas.

Type de circuit d'eau	Renouvelé : l'eau circule d'un bac réserve situé au dessus des batteries, passe au goutte-à-goutte dans les aquariums superposés, arrive dans un bac de réserve en bas puis est pompée vers le bac de réserve du haut.	Ouvert : l'eau provient du robinet et alimente les aquariums au goutte-à-goutte avant d'être évacuée.	Un circuit fermé permet de stabiliser certaines qualités de l'eau mais redistribue à l'ensemble des aquariums de la batterie une eau qui est contaminée en cas d'infection.
Provenance de l'eau	L'ensemble de l'alimentation en eau est préalablement soumis à deux filtres à particules (5 et 10 µ) puis passé à travers un filtre à charbon. Cette eau alimente directement certaines structures *X. laevis* ou est mélangées à de l'eau déminéralisée (50 : 50) pour les *X. tropicalis*.		
Filtres	Un filtre biologique est dans le bac réserve du bas.	Il y a des filtres à charbon à la sortie du robinet, changés tous les trois mois.	
Type et fréquence des changements d'eau	Le bac de réserve du haut est vidé au tiers et remplit d'eau de mélange nouvelle trois fois par semaine.	Les particules en suspension sont évacuées à l'aide d'une pompe après les repas, trois fois par semaine.	

Tableau 15 : Quelques caractéristiques du logement des *X. laevis* adultes dans l'animalerie du Muséum en 2005

Salle/paramètres évalués	Salle neuve	Salle commune	Remarques
Température de l'eau	Le climatiseur est à 21°C. La température de l'eau est rarement contrôlée au thermomètre. Une stabilité est permise par le circuit fermé.	La température de l'eau varie entre les aquariums et au cours de la journée. Evaluation à l'aide d'un thermomètre quand c'est nécessaire.	L'instabilité de la température de l'eau est importante dans la salle commune
pH	Il est contrôlé avec des bandelettes colorées. pH : 7,2.	Non contrôlé.	
Nitrites/nitrates	Un test colorimétrique quantitatif est fait une fois/mois/colonne. Les résultats sont en-dessous du seuil de toxicité.	Non contrôlé. Un aquarium test est en cours d'équilibrage dans cette salle et les concentrations en nitrites/nitrates sont mesurées à intervalle régulier.	Les concentrations mesurées dans l'aquarium test de la salle commune sont pour l'instant satisfaisantes.
Salle/paramètres évalués	Salle neuve	Salle commune	Remarques
Chlore	L'eau est déchlorée (repos de 24h) avant d'être utilisée. Il n'y a pas de test de contrôle.	Actuellement il y a un test chlore à la sortie des filtres à charbon.	L'efficacité des filtres à charbon et leur fréquence de remplacement dépend du débit d'eau qui les traverse.
Dureté totale (GH) : 1°a = 1°f-7	Paramètre des bandelettes colorées, la dureté est évaluée lors de leur utilisation. TH : 10-12°a	Non contrôlée.	La dureté de l'eau est celle de l'eau de ville, soit 10-12°a (eau dure).

Tableau 16 : Paramètres de contrôle de la qualité de l'eau des élevages de xénopes dans l'animalerie du Muséum en 2005

Salle/caractéristiques	Remarques
Salles rectangulaires sans fenêtres, équipées de tables et de paillasses.	
Type/disposition des aquariums Des aquariums en verre de 50L sont disposés en ligne, chacun hébergeant un stade de développement de têtard différent.	Les aquariums ne sont pas reliés entre eux par un circuit d'eau.
Eclairage artificiel au néon, photopériode 12 : 12.	
Le climatiseur est réglé à 26°C.	
Température de l'eau : [24-25°C], homogène dans les différents aquariums.	
Type d'eau : Mélange moitié eau de ville (traitée), moitié eau déminéralisée.	
Renouvellement de l'eau : le changement d'eau est total et quotidien.	Travail manuel important, pêche quotidienne stressante pour les têtards
Equipement des aquariums : bulleurs	
Charge animale : il y a 20 têtards par aquarium au départ, moins après.	Manque d'oxygénation, choc thermique et stress de la pêche quotidienne tuent beaucoup de têtards.
Ambiance générale : très bien contrôlée	Un des seuls paramètres évalué est la température, car l'eau est totalement changée tous les jours.

Tableau 17 : Caractéristiques générales du logement des têtards dans l'animalerie du Muséum en 2005

2.3.1.2 ALIMENTATION

Des aliments industriels pour poissons (granulés et paillettes) de taille adéquate sont distribués en quantité suffisante à tous les xénopes, quotidiennement ou trois fois par semaine selon leur stade de développement. Quelques proies vivantes (larves d'*Artémia sp.*), réfrigérées (larves de chironomes) ou du cœur de bœuf sont distribuées une fois par semaine. Le type d'aliments, leur composition et leur fréquence de distribution ont été étudiés pour optimiser l'état général et le potentiel de production des têtards, des jeunes métamorphosés et des adultes.

Xénopes/ Caractéristiques de l'alimentation	Xénopes adultes	Jeunes métamorphosés	Têtards de xénopes	Remarques
Type de nourriture	Granulés pour poissons, riches en protéines de poissons et de 3 mm de diamètre.	Paillettes pour *Discus spp.*, Tetraprima Discus[ND].	Soupe d'orties filtrée mixées mélangées à l'eau et paillettes Tetraprima Discus[ND] mixées (substrat pour la croissance des microorganismes végétaux).	Vers de vase (larves de chironomes), larves d'*Artémia sp.* et cœur de bœuf ajouté de temps en temps pour les xénopes adultes et les jeunes métamorphosés.
Quantité de nourriture	Une dizaine de granulés est distribuée par xénope.	Une pincée de paillettes est distribuée par animal.	La quantité de soupe est suffisante pour colorer l'eau de l'aquarium.	Il y a une deuxième distribution pour les adultes et les jeunes s'ils demandent et qu'il n'y a aucun reste.
Fréquence de distribution	Trois fois par semaine.	Quotidienne.	Quotidienne.	Retrait des restes à l'aide d'une pompe une demi-journée après le repas.

Tableau 18 : Alimentation des X. laevis adultes et des têtards dans l'animalerie du Muséum en 2005

2.3.1.3 REPRODUCTION

Il existe un protocole pour induire les pontes, par injection d'hCG dans les sacs lymphatiques dorsaux, chez les femelles et éventuellement chez les mâles. Certaines femelles sont « pressées » pour obtenir une ponte, manœuvre quelque peu stressante. C'est pourquoi, les femelles ne sont pas induites plus de deux fois par an et les pontes semblent être de bonne qualité.

Salle/protocole de reproduction	Salle neuve	Salle commune	Remarques
Ponte induite	De l'hCG (500 UI) est injectée dans les sacs lymphatiques dorsaux de la femelle qui pond 24h après. Injection d'hCG (250 UI) au mâle en même temps si on veut des œufs fécondés. On récupère les œufs sur une grille.	Non	On peut faire une fécondation *in vitro* en sacrifiant un mâle et en prélevant ses testicules pour les mettre sur la ponte non fécondée.
Manipulation ponte	Non	Femelle « pressée ».	Presser une femelle est une manœuvre stressante.
Fréquence des pontes	Les femelles matures ne sont pas induites plus de deux fois par an.	Les femelles matures ne sont pas induites plus de deux fois par an.	

Tableau 19 : Protocoles de reproduction *X. laevis* dans les animaleries du Muséum en 2005

2.3.1.4 GESTION SANITAIRE ET MEDICALE

Les xénopes de la salle neuve sont identifiés (certains portent même des transpondeurs), dénombrés et ont un suivi régulier. Dans la salle commune, seuls les bacs sont identifiés, le comptage est intermittent mais il existe un suivi de reproduction. Il existe des cahiers journaliers d'entrées et de sorties pour les deux salles. Les mesures de nettoyage et désinfection des aquariums sont inégalement appliquées. Les aquariums sont nettoyés et désinfectés à l'eau de Javel lorsqu'un lot de xénopes change d'aquarium, mais seule la salle neuve possède des tubes U.V. inclus dans le circuit d'eau. Les aquariums de la salle ancienne sont alimentés en eau courante. Les animaux malades sont euthanasiés. Un système de quarantaine, l'application de prophylaxies et de traitements médicaux sont inexistants (tableau 20).

Salle/Protocoles de gestion	Salle neuve	Salle commune	Remarques
Effectifs	Les xénopes sont comptés chaque matin. Les cahiers journaliers d'entrées et de sorties sont à jour.	Les cahiers journaliers des entrées et des sorties sont à jour. Le comptage est global et intermittent.	
Méthodes d'identification	Les aquariums sont identifiés par des étiquettes numérotées indiquant le nombre d'animaux et leur sexe. Les dernières dates d'induction/ponte y sont portées. Les transgéniques ont une nomenclature en plus : ils ont des puces électroniques.	Les aquariums sont identifiés par des étiquettes numérotées portant le nombre de xénopes dans le bac, leur sexe et leur dernière date d'induction ou de ponte.	Rien n'indique l'âge ou la provenance des animaux (informations non communiquées par les revendeurs).
Nettoyage/désinfection	Le nettoyage est rare, les algues se déposant le long des parois du bac de réserve sont nettoyées avec une éponge aimantée. L'utilisation d'U.V sur l'eau arrivant dans le circuit est possible.	Lors de changement d'aquarium d'un lot de xénopes, l'aquarium est nettoyé et désinfecté à l'eau de Javel.	Les aquariums sont rarement nettoyés.
Gestion des malades : quarantaine et traitements	Inexistante	Existence d'aquariums de quarantaine	Les animaux malades sont euthanasiés au MS 222, leurs congénères n'ont aucun traitement particulier.

72

Prophylaxies/ traitements médicales	Aucune	Traitements antibiotiques	Antiparasitaires arrêtés car pas assez de bénéfices
Autopsies	Effectuées par le service vétérinaire du MNHN.	Effectuées par le service vétérinaire du MNHN.	
Analyses	idem	idem	

Tableau 20 : Protocoles de gestion sanitaire et médicale de l'élevage *X. laevis* dans les animaleries du Muséum en 2005

Problèmes rencontrés, dominantes pathologiques

Une étude des taux de mortalité (assortis des causes) a été menée durant un an (2003-2004) dans les salles « neuve » et « commune ». Il y avait en moyenne un mort par mois dans la salle commune et à peine un mort tous les quatre mois dans la salle neuve. Les animaliers attribuent cette inégalité aux différences existant entre les conditions d'élevage des deux salles. Nous avons examinés des *X. tropicalis* malades et ainsi identifié des mycobactéries en 2003 et des nématodes intra-cœlomiques en 2005. Ces examens seront décrits ultérieurement dans l'étude de l'épizootie spécifique de cet élevage.

Bilan

Dans ces élevages, les animaliers sont très compétents en aquariophilie et présentent un réel souci du bien-être de leurs animaux. Les paramètres d'élevage (température et qualité de l'eau surtout) de la salle commune sont difficiles à maîtriser par la vétusté des installations obéissant à des normes d'élevage parfois dépassées. Les taux de mortalité sont acceptables par rapport aux objectifs de production chez les *X. laevis*.

La rigueur, l'expérience et les compétences des animaliers n'ont pu empêcher l'émergence d'une épizootie mycobactérienne chez les *X. tropicalis*. Cette épizootie a entraîné l'euthanasie de la totalité de l'élevage. Cette issue aurait-elle pu être évitée s'il avait existé à ce moment en 2003, un suivi médical des élevages ? Nous ne pouvons l'affirmer, même *a posteriori*. Avec les mycobactéries, germes opportunistes et ubiquistes, l'expérience zootechnique ne suffit pas. La compréhension au niveau biologique et physiologique d'un nouveau modèle est nécessaire mais longue. Si le *laevis* semble être relativement « maîtrisé », le *tropicalis* garde encore de nombreuses zones d'ombre, aussi bien pour l'animalier, le chercheur que pour le pathologiste.

Il n'en reste pas moins qu'on soulignera l'importance du suivi sanitaire, de l'isolement d'animaux malades, de l'instauration d'autopsies systématiques. L'investissement dans divers traitements est dorénavant une priorité.

2.3.2. Les élevages de xénopes dans les animaleries d'Orsay

Les équipes de « Génomique fonctionnelle chez *Xenopus tropicalis* » (resp. : Nicolas Paulet), de « *Xenopus tropicalis*, modèle d'étude en pathologie humaines » (Resp. : André Mazabraud/ Maurice Wegnez) et la plateforme transgénèse xénope T-rex d'Orsay (Resp. : Odile Bronchain) de l'UMR CNRS 8080 « Développement, morphogenèse et évolution » de l'Université de Paris XI (Orsay) sont associés par leur animalerie commune, comme vitrine au Centre de Ressource Biologiques de Rennes. Ces animaleries Xénopes, situées au Rez de chaussée du bâtiment, hébergeaient diverses espèces aquatiques (amphibiens, poissons) avant d'être réhabilités entre 1999 et 2001 pour recevoir les espèces et lignées amphibiens miroirs hébergées à Rennes. Ce laboratoire est par ailleurs à l'origine de la création d'un Club amphibien en Ile-de-France créé en 2004 « Xénoparisien » (http:// www.umr8080.u-psud.fr/xenoparisien. html).

Le laboratoire possède environ 1500 spécimens, base de diverses expérimentations. Il existe quatre animaleries différentes reparties en trois locaux. Ces pièces fermant à clef sont sous la responsabilité d'un animalier. La comparaison entre pièces est difficile car elles abritent différentes espèces de xénopes.

La synthèse et l'analyse des conditions d'élevage et des maladies ont été faites pour chaque espèce/animalerie.

2.3.2.1 LOGEMENT

La première animalerie (salle 1) est une petite pièce regroupant environ 300 *Xenopus tropicalis* (trois origines différentes : Adio, Adio F1 –issues de reproductions internes- et Uyéré) et une vingtaine de *Xenopus ruwenzoriensis* et *Xenopus boumbaensis*.

Cette salle s'ouvre sur l'animalerie «collection» (salle 2) comprenant environ

74

300 spécimens de différentes espèces : *X. laevis* croisés, *X. pygmaeus, X. wittei, X. andrei longyi, X. borealis, X. ruwenzoriensis, X. clivii, X. amieti...* Certains xénopes transgéniques sont également présents. La dernière pièce contient deux aquariums (200L chacun) de *X. laevis* mises au repos (salle 3).

L'animalerie dite « commune » (salle 4) regroupe les *X. laevis* en production. Elle contient environ 300 individus provenant de Rennes, de la société Xenopus Express, de NASCO (Etats-Unis) et produits sur place. La dernière salle stocke les animaux transgéniques (salle 5). Elle contient environ 250 xénopes transgéniques, dont une partie est élevée dans des aquariums en verre alimentés par la même source d'eau, et une autre dans des petits bacs en plastique (modulos). Il y a un grand manque de place dans cette salle.

Il y a des têtards dans toutes les salles. Tous les aquariums sont anciens et des algues brunes couvrent leurs parois (établissement d'une obscurité rassurante...).

Ils sont alimentés par de l'eau de ville filtrée dès son entrée dans les circuits ouverts. Les salles 1, 3, et 5 ont des réservoirs de stockage de l'eau (déchloration) avant son entrée dans les circuits (voir tableaux 21, 22 et 23).

Toutes les salles ont un système pour régler la température (climatiseur, résistances dans les réservoirs d'eau), mais ils ne sont pas assez efficaces car elle varie.

Les paramètres de qualité de l'eau sont rarement mesurés (normalement tous les trois mois) et jamais dans tous les aquariums, sauf lors de problème pathologique. Le matériel de mesure utilisé (bandelettes Tétratest[ND], JBL, France) est peu précis.

Salle/Caractéristiques générales	Salle 1	Collection : Salle 2	Salle 3	Commune : Salle 4	Transgénique : Salle 5
Indice de taille (référence 1)	1	3	1	5	2
Nombre d'animaux et nombre d'aquariums	320 xénopes et 36 aquariums	300 xénopes et 24 aquariums	50 xénopes et 2 bacs	300 xénopes et 36 aquariums	250 xénopes, 32 aquariums et environ 20 modulos.
Disposition des bacs	Deux armoires de plusieurs colonnes occupent les murs des deux longueurs.	Des portants d'aquariums sont disposés en colonnes sur les deux longueurs.	Deux aquariums sont disposés le long du mur.	De grands aquariums sont sur une ligne le long de 2 murs opposés, des portants d'aquariums sont en colonnes au centre.	Des armoires avec des aquariums sont disposés en colonnes le long des murs de longueur, de nombreux modulos sont dans la pièce.
Autres équipements	Il y a un évier et quelques étagères.	Il y a un évier, un bac de réserve de 1000L et une chaudière.	Pompes	Il y a une paillasse d'autopsie avec un évier.	Il y a un évier et un bac de réserve de 1000L.
Aération	Il n'y a pas de fenêtres. Une porte est ouverte sur la salle 2.	Il y a des grilles d'aération.	Une porte est ouverte sur la salle 2.	Climatiseur.	Climatiseur.
Eclairage	Néon, rythme 12 : 12.	Les fenêtres sont voilées. Néon, rythme 12 : 12.	La fenêtre est voilée. Néon, rythme 12 : 12.	Les fenêtres sont voilées. Néon, rythme 12 : 12.	Les fenêtres sont voilées. Néon, photopériode 12 : 12.
Chauffage	Il n'y a pas de régulateur de température dans la pièce, mais trois résistances dans la réserve d'eau réglées à 23°C.	Il n'y a pas de régulateur de température dans cette pièce. Une chaudière est présente.	Le bac de réserve de la salle 2, chauffé par une résistance à 21°C, alimente les aquariums de cette pièce.	Il y a un climatiseur réglé à 21°C.	Il y a un climatiseur réglé à 21°C.
Ambiance générale	Calme.	Calme mais trois portes.	Bruyante (pompes).	Calme.	Calme.

Tableau 21 : Caractéristiques générales des locaux des xénopes de l'animalerie d'Orsay

Salle/Logement des animaux et caractéristiques du milieu	Salle 1	Collection : Salle 2	Salle 3	Commune : Salle 4	Transgénique : Salle 5
Contenance des aquariums	50L	40L, 100L et 120 L.	200L.	40L, 100L et 120L.	100L et 120L.
Types d'aquariums	Ils sont en verre avec un couvercle en plastique.	Ils sont en verre avec un couvercle en métal percé.	Ils sont en verre avec un couvercle en métal percé.	Ils sont en verre avec un couvercle en métal percé.	Ils sont en verre avec un couvercle en métal percé.
Décoration des bacs	Des demi-tubes en PVC sont parfois ajoutés.	Rien	Des graviers constituent le fond.	Des demi-tubes en PVC sont rarement ajoutés.	Rien.
Charge animale	Un xénope/10L à un xénopes/3L.	Un xénope/50L à un xénope/2L.	Un xénope/10L maximum.	Un xénope/5L maximum.	Un xénope/5L maximum dans les aquariums et la place dans les modulos est très restreinte.
Type de circuit d'eau	Le circuit d'eau est ouvert, avec un bac de réserve en haut des colonnes.	Le circuit d'eau est ouvert et n'a pas de bac de réserve d'eau.	Le circuit d'eau est ouvert, alimenté par la réserve d'eau de la salle 2.	Le circuit d'eau est ouvert et a un bac de réserve d'eau au-dessus des aquariums.	Le circuit d'eau est ouvert et a un bac de réserve d'eau au-dessus des aquariums.
Provenance de l'eau	L'eau de ville arrive du robinet dans le bac de réserve.	Eau de ville.	Eau de ville qui alimente le réservoir de la salle 2.	Eau de ville.	L'eau de ville passe par un bac de réserve.
Filtres	Trois filtres sont montés sur le circuit d'eau, à la sortie du robinet, avant le bac de réserve.	Deux filtres sont montés en série à la sortie du robinet, avant le goutte-à-goutte.	Aucun filtre, le brassage est très important dans les aquariums équipés de pompes.	Deux filtres sont montés en série à la sortie du robinet, avant le goutte-à-goutte.	Trois filtres sont montés à la sortie du robinet, avant le bac de réserve.
Types et fréquence des changements d'eau	L'eau est vidée une fois par semaine à 1 cm de hauteur, puis remplissage au goutte-à-goutte.	Idem	Idem	L'eau est vidée une fois par semaine à 1 cm d'eau de hauteur, puis le remplissage se fait au goutte-à-goutte.	idem

Tableau 22 : Quelques caractéristiques du logement des xénopes de l'animalerie d'Orsay

Salle/Paramètres évalués	Salle 1	Collection : Salle 2	Salle 3	Commune : Salle 4	Salle 5
Température de l'eau	23°C dans le bac de réserve, 21°C dans les aquariums.	20°C dans les aquariums, variations avec la température ambiante.	Réserve à 21°C, aquariums allant jusqu'à 16°C.	La température est stabilisée par un climatiseur à 21°C, environ à 20°C dans les aquariums.	La température est stabilisée par un climatiseur à 21°C.
pH	pH = 7,2, un test (bandelette colorée Tétratest[ND]) est fait tous les trois mois.	idem	Rien	pH = 7,2, un test (bandelette Tétratest [ND]) est fait tous les trois mois.	Idem
Nitrites/ Nitrates	Un test (bandelette colorée Tétratest[ND]) est fait tous les trois mois.	idem	Rien	Un test est fait tous les trois mois.	Idem
Chlore	Le chlore est enlevé par repos de l'eau dans le bac de réserve et passage par le filtre à charbon.	Le chlore enlevé en partie par le filtre à charbon.	L'eau est déchlorée par repos dans le bac de réserve et par brassage dans les aquariums.	La déchloration est partielle par le filtre à charbon.	L'eau est déchlorée par repos dans le bac de réserve et passage par le filtre à charbon.
Dureté totale (GH) : 1°a =1°f-7	Test (bandelette Tétratest) fait une fois tous les trois mois. 10-12°a.	Idem.	Rien.	Test (bandelette Tétratest) fait une fois tous les trois mois. 10-12°a.	Idem

Tableau 23 : Paramètres de contrôle de la qualité de l'eau de l'animalerie d'Orsay

2.3.2.2 ALIMENTATION

Les xénopes des trois premières pièces et de la salle transgéniques sont nourris de la même façon, ainsi que les mâles de l'animalerie commune. Par contre les femelles pondeuses *X. laevis* de l'animalerie commune (beaucoup plus grosses) sont nourries avec de gros granulés.

Les rations des têtards ont été variées. La plus efficace pour optimiser leur potentiel de croissance contenait des granulés MAZURI AQUATIC 3ND mixés. Pourtant les têtards sont phytoplanctoniques (granulés préparés pour adultes carnivores). Des particules trop grosses entraînaient la mort lors de l'absorption, par asphyxie due à l'adhésion de ces particules sur les branchies. La soupe d'orties filtrée semble convenir et apporter de bons résultats (grande quantité de jeunes métamorphosés).

Animaux/Caractéristiques de l'alimentation	Xénopes adultes des salles 1, 2, 3 et 5	Xénopes adultes de la salle 4	Têtards	Remarques
Type de nourriture	Granulés Mazuri Aquatic 3ND et vers de vase en plus parfois.	Granulés Mazuri Aquatic 4ND, vers de vase et cœur de bœuf parfois.	Infusoires de soupe d'orties mixées.	Certaines vieilles femelles cachectiques (non pondeuses) ne sont nourries qu'aux granulés.
Quantité de nourriture	Une dizaine de granulés est distribuée par animal.	Trois ou quatre granulés sont donnés par animal.	Trois cuillères à soupe sont versées dans un aquarium de 50 L où il y a eu une ponte.	Les aquariums à têtards sont disséminés dans le laboratoire.
Fréquence de distribution	La nourriture est distribuée trois fois par semaine, le matin, avec récupération des déchets l'après-midi.	Idem.	Le changement d'eau est quotidien, la distribution de nourriture est quotidienne.	

Tableau 24 : Alimentation des xénopes et têtards de l'animalerie d'Orsay en 2005

2.3.2.3 REPRODUCTION

Il existe des protocoles pour induire les pontes chez toutes les femelles xénopes (tableau 25). Les doses des injections d'hCG dans les sacs lymphatiques dorsaux sont différentes suivant les espèces.

Les xénopes les plus difficiles à reproduire sont les *X. tropicalis* et les *X. ruwenzoriensis*.

Animaux / Protocoles	*X. tropicalis*	Xénopes de la collection	*X. laevis* en production	Remarques
Pontes « induites »	De l'hCG est injectée à la femelle (600 UI) et au mâle (150 UI), puis le couple est isolé et on laisse la ponte se faire.	Même protocole (doses différentes suivant l'espèce) que pour les *X. tropicalis*.	De l'hCG est injectée à la femelle (900 UI) et au mâle (250 UI) puis ils sont isolés. Protocole rare.	Quelques injections d'hCG dans les sacs lymphatiques dorsaux ont été faites par des techniciens peu expérimentés et les animaux sont morts.
Manipulation pontes	Non.	Non.	Injection de 900 UI d'hCG aux femelles du lot de xénopes concerné, puis elles sont pressées 24 h après.	Manœuvre stressante.
Fréquence des pontes	Deux fois par an maximum.	Une fois par an maximum.	Jusqu'à trois fois par an.	Les *X. laevis* sont très sollicités.

Tableau 25 : Protocoles de reproduction pour les xénopes de l'animalerie d'Orsay en 2005

2.3.2.4 GESTION SANITAIRE ET MEDICALE

Les effectifs de xénopes adultes sont identifiés et suivis (voir les tableaux 26 et 27). Les nettoyages et désinfections sont peu pratiqués, alors qu'il existe un isolement des animaux malades. Des aquariums «quarantaine», ainsi qu'une table d'autopsie sont situés dans la salle commune. Un cahier de comptes-rendus d'autopsies existe et est à jour mais il manque un protocole standardisé de prélèvements (voir tableau 26). Il n'existe pas de prophylaxie médicale, mais des traitements médicaux empiriques sont instaurés.

Date	espèce	Age	Sexe	origine	bac	Description
29/07/2004	X. laevis	>5ans	F		9	gonflée, sang+eau dans l'abdomen et les gonades
	X. laevis	>5ans	F		15	gonflée, sang+eau dans l'abdomen et les gonades
	X. laevis	5-7ans	F		5	PG gonflée et dure. Liquide SC. Foie hypertrophié
07/09/2004	X. tropicalis	1an	M			Mort la veille. Amaigri. Cloaque rouge sans hémorragie.
23/09/2004	X. laevis	>5ans	F	Xenopus Express	5	Plaie PD. Cœur nacré. Lobe G du foie : 3-5 nodules blancs (1mm)
27/09/2004	X. laevis	>5ans	F	Xenopus Express	30	Liquide+sang à l'ouverture
28/09/2004	X. laevis	>5ans	F	Xenopus Express	4	rouge du nez aux yeux. Sang SC. Poumons marron foncés. 2 tâches décolorées sur le foie.
04/10/2004	X. tropicalis	>6ans			24	Sang+eau dans l'abdomen. Estomac*2.
18/10/2004	X. boumbaensis	8 mois				R.A.S. Foie
21/10/2004	X. laevis	>5ans	F	Xenopus Express		P=250g. Ovocytes baignant dans le sang
	X. laevis	2 ans	F	Muséum		P=25g. Liquide rosâtre dans le thorax. Nodule gris sur la partie G du foie
	X. laevis	juvénile		population férale		Décoloration du dos. Ventre rouge et rugueux. AD rouge jusqu'à l'épaule+nécrose. Nombreux ovocytes matures.
26/10/2004	X. laevis		M		26	T=10cm. Pas de testicule à D. Très peu de graisse. Testicule G
29/10/2004	X. laevis	>5ans	F	Rennes	5	Hémorragie buccale.
	X. laevis		F	population férale		Gonflée sauf les membres. Sang dans l'abdomen. Cœur translucide
08/02/2005	X. laevis		M		32	Mort dans son bac. R.A.S. Foie, reins, rate, cœur, peau :

Tableau 26 : Extraits du cahier d'autopsies de l'animalerie d'Orsay

Animaux/Protocoles de gestion	Xénopes des salles 1, 2, 3, et 5	Xénopes de la salle 4	Têtards
Effectifs	Les cahiers d'entrées et de sorties (et leurs raisons) sont bien à jour.	idem	Rien, sauf s'il y a une sortie de cause bien particulière.
Méthodes d'identifications	Les aquariums sont numérotés et le nombre d'animaux, leur sexe et d'autres informations pour les transgéniques sont présentes.	Les aquariums des femelles sont identifiés par leur mois d'injection.	Rien.
Nettoyage/désinfection	Les algues brunes ne sont pas nettoyées des parois. Les aquariums sont nettoyés et désinfectés à l'eau de Javel lors de changement de lot. Des U.V au-dessus des bacs assurent une désinfection de quelques jours par mois (au-dessus de la réserve d'eau chez les transgéniques).	Il n'y a pas d'algues brunes sur les parois. Nettoyage et désinfection à l'eau de Javel des aquariums à chaque changement de lot.	Nettoyage et désinfection à l'eau de Javel d'un aquarium où ont séjournés des têtards.
Prophylaxies médicales	Aucune	Aucune	Aucune
Gestion des malades : quarantaine et traitements	Les animaux malades sont soit isolés dans des modulos, soit tout l'aquarium est traité. Bleu de méthylène 10% et tétracyclines périmées sont mélangées en quantité arbitraire à la nourriture pour les débuts de « Red Leg ».	Il existe un aquarium d'isolement dans cette salle, où sont mis tous les malades. Il est inclus dans le circuit.	Rien.
Autopsies	Tous les xénopes sont autopsiés par l'animalier dans la salle 4.	Il y a une paillasse et un cahier d'autopsie dans cette salle.	Rien.
Analyses	Certains prélèvements sont conservés au réfrigérateur.	Aucune.	Aucune.

Tableau 27 : Protocoles de gestion sanitaire et médicale des élevages de xénopes de l'animalerie d'Orsay en 2005

Dominantes pathologiques et traitements effectués

Pièce *X. tropicalis* : il n'y avait pas eu de cas clinique les trois derniers mois avant l'étude (novembre 2005), mais quelques animaux (une dizaine) présentaient des tâches noires. En octobre 2004, il y a eu cinq morts inexpliqués dans le bac des *X. boumbaensis*, et un traitement empirique au furanol (nifurpirinol) deux fois à deux jours d'intervalle a été administré.

Pièce « collection » : Un lot de 30 femelles *X. tropicalis* provenant de Genève le 9/02/05 a été introduit dans cette pièce et semble bien s'acclimater. Elles ont été induites par injection d'hCG deux semaines après. Un *X. laevis* a été trouvé mort dans son aquarium le 8/03/05, et a été autopsié. Il ne présentait aucune lésion macroscopique. Des prélèvements de foie, rein, rate, cœur, muscle, peau ont été préparés pour analyse histologique. Il y avait un animal gonflé dans le même aquarium, et trois autres dans des aquariums différents, avec un comportement général toute fois non affecté. Il y a de fortes disparités dans la taille des xénopes de certains aquariums présentant une vingtaine d'individus du même âge et élevés ensemble. Il y a des batailles et des morsures lors du nourrissage. Tout ceci laisse supposer une densité animale trop importante. Une dizaine d'animaux sont morts de maladies/cause inconnues au cours de des trois derniers mois de l'année 2005.

Pièce population *X. laevis* férale : il n'y a pas de cas clinique. Ces xénopes proviennent d'une population férale, animaux captifs échappés dans le département des Deux-Sèvres, et en croissance.

Salle commune : Un aquarium est voué à l'isolement (infirmerie). Une dizaine d'animaux ont été trouvés morts ces six derniers mois, dont une majorité provenait du même lot de Xenopus Express. Quelques animaux sont maigres dans cette salle.

Salle transgéniques : Il y a régulièrement des cas de « Red Legs » dans cette animalerie. Malgré l'administration de Bleu de Méthylène 10 % et de tétracyclines dans la nourriture pour tous les animaux de la salle, on observe une mortalité dans quatre aquariums au moment de la visite. La semaine suivante quatre autres aquariums et un ayant précédemment eu des morts contenaient des animaux malades (un à deux par bac). Parmi ces derniers, un seul présentait des palmures rouges et déjà rognées mais tous avaient de l'emphysème sous-cutané des pattes postérieures et plus ou moins du reste du corps, les faisant flotter à la surface. La plupart des xénopes atteints sont de petite taille. Du Bleu de Méthylène 10% a été mis dans ces aquariums et des tétracyclines ajoutées aux aliments. Une grenouille a été isolée. Deux jours après il n'y avait plus de signes cliniques dans certains aquariums traités, mais persistance sur un animal d'un aquarium traité. L'emphysème s'est en partie résorbé chez la grenouille isolée. Trois autres aquariums non traités ont un à deux xénopes atteints. Deux autres xénopes sont isolés dans des petits aquariums avec du Bleu de Méthylène 10%.

Bilan

Nous avons remarqué le sérieux de l'animalier qui a un réel souci de bien-être concernant les animaux. Ces derniers sont vraiment élevés dans de bonnes conditions, par rapport aux moyens dont le laboratoire dispose. Les cahiers d'entrées-sorties sont présents dans toutes les salles. Les cas cliniques sont notés et peu nombreux. Un coin d'autopsie a été aménagé pour les xénopes, des prélèvements ont été effectués, mis dans du formol 10 % et conservés au réfrigérateur et le cahier d'autopsie est bien rempli. Un test de qualité de l'eau est effectué tous les trois mois (pH, dureté, nitrates, nitrites).

Nous avons regretté :

• L'absence d'une salle infirmerie permettant l'isolement des individus malades.

• La qualité incertaine de l'eau. Le pH et la dureté de l'eau ont chacun une même valeur dans les différents aquariums abritant différentes espèces de xénopes. Pourtant les *X. laevis* vivent plutôt dans des eaux à pH 7,5-8,5 et GH 11-12° (valeurs obtenues dans cet élevage) alors que les *X. tropicalis* préfèrent les eaux à pH 6,5-7 et à GH 3-4° (valeurs obtenues dans les forêts pluviales). N'ayant pas de mortalité accrue chez les *X. tropicalis*, monter un aquarium test avec un mélange d'eau (moitié eau de ville, moitié eau déminéralisée nécessitant un filtre), et/ou ajouter des tanins (feuilles de chêne) pour diminuer le pH de l'eau pourrait être testé. L'effet escompté serait une amélioration de la qualité de vie, mesurée par une amélioration des performances reproductives par exemple. Nous ajouterons que les bandelettes Tétratest[ND] sont des bandelettes colorées aux résultats parfois très peu précis. Il serait peut-être intéressant d'avoir un test chlore (chloramine ?) pratiqué avant et après passage des filtres. Un autre filtre installé à la sortie des cuves de réserve et avant les goutte-à-gouttes pourrait être judicieux.

• Les retards de croissance dans la salle « collection ». On note une grande disparité de taille entre les xénopes issus d'une même ponte et partageant le même aquarium. Il faudrait refaire des lots en regroupant les animaux les plus petits ensemble et les animaux les plus gros ensemble. Une reprise de la croissance des petits serait attendue.

• Les pontes des *X. laevis* de qualité inégale. Les femelles pondent trois fois par an au lieu de deux.

• Les aquariums de têtards disséminés.

Malgré la vétusté des locaux, cet élevage est bien entretenu. Une seule personne s'occupe réellement de tous les xénopes, minimisant le nombre de manipulations stressantes et éventuellement de transferts mécaniques d'agents pathogènes d'un aquarium à l'autre.

Là encore, nous voyons que malgré le professionnalisme du personnel, les efforts pour apporter des conditions optimums et la présence d'un suivi médical, le laboratoire subira une épizootie mycobactérienne en 2007 chez les *Xenopus tropicalis*. Epizootie que nous décrirons dans la partie suivante.

2.3.3. Animaleries de *X. tropicalis* et *X. laevis* de Rennes

Le Centre de Ressources Biologiques (CRB) "Xénope" de Rennes est constitué de l'association de l'Elevage National de Xénopes créé en 1995 par le Pr Jean JOLY, à la demande de la Direction des Sciences de la Vie du CNRS, et d'un plateau technique de transgénèse créé en 2001 au sein de l'IFR 98 « Reproduction, Développement, Ecophysiologie » (maintenant IFR 140 "Génétique Fonctionnelle, Agronomie et Santé) et intégré à la plate-forme "Exploration Fonctionnelle" de Ouest-Génopole. Cet ensemble (Elevage + plateau de transgénèse) a été reconnu plate-forme opérationnelle R.I.O. en Sciences du Vivant en 2004 et sont partie intégrante de L'UMR 6026 « Interactions moléculaires et cellulaires » dirigée par Daniel Boujard, sur le campus de Beaulieu. Actuellement, pas moins de 7 000 amphibiens sont placés en stabulation dans les animaleries existantes dans les sous-sols d'un bâtiment du campus de Beaulieu construit en 1966, le bâtiment étant en rénovation jusqu'en 2007. **La majeure partie des espèces xénopes** conservées au CRB proviennent des collections d'espèces *Xenopus*, récoltées sur le terrain par le Professeur Louis Du Pasquier, maintenues jusqu'à là dans les animaleries de l'université de Bâle et de Genève (Suisse).

Engagée dans une démarche de mise au point et de maintien d'un Système de Management Qualité (SMQ), la plate-forme "Transgénèse Xénope" a obtenu la certification ISO 9001:2000 en juin 2007.

Parmi les critères d'évaluation, on peut citer l'engagement de la direction dans l'établissement d'une politique qualité visant l'excellence des activités et prestations réalisées, l'identification des principaux domaines d'activité (processus) et l'exigence d'amélioration continue du système de management mis en place. Le référentiel ISO 9001 permet d'apporter des garanties à différents niveaux : Traçabilité des informations et données relatives aux projets - Gestion et valorisation des compétences acquises au laboratoire - Gestion des projets - Relation clients et partenaires - Optimisation de la gestion des ressources - Traitement et analyse des dysfonctionnements visant à l'amélioration continue de toutes les activités (http://xenopus.univ-rennes1.fr/trames/QUALITE/MAQ_version_juin2007.pdf).

Enjeu stratégique à long terme, cette démarche s'inscrit dans la politique générale d'une approche Qualité recommandée par la charte RIO. Elle permet aux plates-formes de répondre aux différents besoins de reconnaissance et de valorisation en termes d'outils de management et d'organisation (http://xenopus.univ-rennes1.fr/certif_preamb.php).

L'amphibien est un des modèles princeps d'embryologie expérimentale. Le xénope (*Xenopus laevis* et plus récemment *Xenopus tropicalis*), incontournable pour la facilité de manipulation qu'offrent l'œuf et l'embryon précoce, est un modèle d'étude de nombreuses équipes du CNRS. Il est primordial que ces équipes continuent d'être associées au séquençage du génome et au développement de la transgénèse sur le modèle *Xenopus tropicalis* dont le temps de génération et la carte chromosomique permettent d'envisager l'établissement de collections de souches mutantes.

Initialement, les fonctions du CRB, créé en collaboration avec plusieurs équipes de l' UMR 8080 CNRS « Développement, morphogenèse et évolution » (Université Paris-Sud, Orsay), étaient de produire, caractériser et maintenir des lignées de xénopes transgéniques (les doubles existant à Rennes) ainsi que de collecter et de centraliser les ressources en banques et clones d'ADN génomique et d'ADNc de différentes espèces de xénopes et des ADNs des constructions utilisées pour les souches transgéniques (Orsay).

La description qui suit, concerne les visites effectuées du 28/02/05 au 11/03/05. Les animaleries étaient gérées par une technicienne en génétique (gestion des élevages et expériences de transgénèse depuis cinq ans) aidée par une éthologue et une animalière s'occupe de l'entretien quotidien.

Des problèmes de maintenance décimant un nombre important de spécimens ont mobilisé l'attention des responsables depuis 2002. Les animaleries se divisaient en une pièce «collection», une pièce élevage de *X. laevis* (la plus grande) et deux pièces (l'ancienne animalerie et celle expérimentale) de *X. tropicalis*. Elles comprenaient environ 4000 animaux. La synthèse et l'analyse des conditions d'élevage et des maladies dans cet élevage sont compliquées par le nombre de xénopes et les problématiques différentes posées par les deux espèces élevées (*X. laevis* et *X tropicalis*). Les données complètes de la visite d'élevage sont regroupées dans les tableaux qui suivent.

2.3.3.1 LOGEMENT

L'animalerie collection contient environ 270 spécimens répartis dans 28 aquariums issus de l'ancienne collection de M. Du Pasquier. Elle contient des *X. laevis* croisés avec des *X. Gilli* (*X. LG*), des *X. ruwenzoriensis*, des *X. amieti*... Quelques reproductions ont lieu pour entretenir l'élevage. Aucun nouveau xénope n'entre dans cette animalerie et aucun xénope n'en sort vers un autre élevage. L'animalerie *X. laevis* contient la majeure partie de l'effectif. Les animaux sont rangés par aquarium de ponte et identifiés en fonction de leur élevage d'origine. Les têtards sont élevés dans des petits bacs équipés de bulleurs, à température ambiante et non reliés au circuit ouvert. Leur eau est changée quotidiennement (eau de ville laissée reposer 24h).

L'ancienne animalerie *X. tropicalis* est juste à côté de la salle *X. laevis*. Elle va bientôt être condamnée. Une nouvelle animalerie *X. tropicalis* s'organise depuis février 2004 et ne contient pas encore beaucoup animaux. La température et l'aération sont des paramètres mal maîtrisés dans toutes les salles. L'animalerie *X. laevis* est trop grande pour que son climatiseur soit efficace. Les radiateurs électriques présents dans les autres salles laissent la température fluctuer aux différentes heures de la journée et entre les différents aquariums. L'animalerie collection et les animaleries *X. tropicalis* n'ont chacune qu'une porte et pas de grille d'aération. L'eau se condense sur les tuyaux de la salle collection, alors qu'un ventilateur a été placé dans la nouvelle animalerie *X. tropicalis*. Les circuits d'eau sont ouverts et directement alimentés en eau de ville non filtrée, car la qualité de l'eau n'est pas remise en cause (l'eau de ville est traitée à l'ozone sur le site de cet élevage, pas au chlore). La nouvelle animalerie *X. tropicalis* teste l'amélioration de certains paramètres d'élevage. Elle contient un circuit d'eau ouvert et un circuit d'eau fermé, quelques têtards sont élevés dans de l'eau de source Volvic et certains aquariums ont des décors. Des paramètres de qualité de l'eau (pH, dureté, température et concentrations de nitrate, nitrites et chlore) sont mesurés chaque semaine par un laboratoire de chimie, avec des techniques précises.

Salle/Caractéristiques générales des locaux	Collection	Animalerie X. laevis	Ancienne animalerie X. tropicalis	Nouvelle animalerie X. tropicalis
Indice de taille (référence=1)	2	4	1	1
Nombre d'animaux/nombre d'aquariums	270 animaux et 28 aquariums.	Environ 4000 animaux et 70 aquariums.	Environ 30 animaux dans 2 aquariums et des modulos.	Environ 50 animaux dans 10 aquariums.
Disposition des aquariums	Plusieurs portants de colonnes sont disposés côte-à-côte.	Des portants de colonnes sont disposés le long des murs, de grands aquariums sont superposés au centre.	Un portant de bacs est disposé le long d'un mur.	Deux circuits d'aquariums sont alignés le long de deux murs opposés, des modulos sont au centre et un seul aquarium test est isolé (conditions particulières).
Autres équipements	Il y a une paillasse et un évier.	Il y a une grande paillasse le long d'un mur avec un évier et des modulos.	Rien.	Il y a une paillasse avec un évier.
Aération	Il y a une porte d'entrée. Il y a de la condensation sur les tuyaux.	Il y a un climatiseur et quatre portes.	Il y a deux portes et des grilles d'aération.	Il y a un climatiseur et des grilles d'aération. Un ventilateur est disposé devant le chauffage.
Eclairage	Pas de fenêtre. Néon en cycle 12 : 12	Les fenêtres sont voilées. Néon en cycle 12 : 12.	Pas de fenêtre. Néon en cycle 12 : 12.	Les fenêtres ne sont pas voilées et néon en cycle 12 : 12.
Chauffage	Le radiateur électrique est fixé à 26°C fluctuantes.	Un petit chauffage thermostaté est fixé à 21°C, mais la pièce est grande.	Le chauffage électrique est fixé à 26-30°C fluctuantes	Le chauffage électrique est fixé à 26°C fluctuantes (sol-plafond). Le soleil chauffe à travers les vitres.
Ambiance générale	Les installations sont vétustes et l'ambiance est humide.	Il y a de la musique en continu et les xénopes sont habitués à la présence humaine.	Il fait trop chaud.	Calme et agréable.

Tableau 28 : Caractéristiques générales des locaux d'élevage de xénopes de l'animalerie de Rennes en 2005

Salle/Caractéristiques du logement	Collection	Animalerie X. laevis	Ancienne animalerie X. tropicalis	Nouvelle animalerie X. tropicalis
Contenance des aquariums	50 et 100 L	Tous > 100L	120 L	100 et 120 L
Types d'aquariums	Ils sont en verre avec des couvercles en métal percé.	Ils sont en verre seul, parois en bois laqué et verre, bacs/baignoires fibre de verre opaque couleur crème. Couvercles en plastique percé.	Les bacs sont en fibre de verre opaque couleur crème avec des couvercles en plastique.	Les bacs sont en plastique/fibre de verre entièrement gris ou noir opaque, ou avec quelques vitres en verre. Les couvercles sont en plastique percé.
Décoration des aquariums	Il y a quelques demi-tubes en PVC.	Rien.	Rien.	Il y a des plantes vivantes et des demi-tubes en grillage.
Charge animale	Un xénope/5L au maximum.	Très variable. 60 à 100 xénopes pour 250L en moyenne (un xénope/2,5L).	Un xénope/10L environ. Moins d'un L dans les modulos (deux xénopes au maximum).	Un xénope/5L au maximum, sauf dans un bac expérimental pH où il y a un xénope/2L.
Type de circuit d'eau	Ouvert. Il y a un reflux d'un aquarium à l'autre quand on soulève une bonde. Tuyauterie non étanche.	Ouvert.	Ouvert.	Il y a deux circuits, dont un est ouvert et l'autre recirculant.
Provenance de l'eau	Eau de ville venant du robinet.	Idem.	Idem.	Idem.
Filtres	Aucun.	Aucun.	Aucun.	Des filtres biologiques sont disposés dans les aquariums.
Types et fréquence des changements d'eau	Les aquariums sont vidés à la moitié, trois fois par semaine.	Les aquariums sont vidés à la moitié, trois fois par semaine.	Les aquariums sont vidés à la moitié, un jour sur deux.	Les aquariums sont vidés à la moitié, trois fois par semaine.

Tableau 29 : Quelques caractéristiques des conditions de stabulation des xénopes de l'animalerie de Rennes en 2005

	collection	Animalerie X. laevis	Ancienne animalerie X. tropicalis	Nouvelle animalerie X. tropicalis
Température de l'eau	16-21°C, entre le matin et le soir. Il existe des variations de 2°C entre les aquariums du haut et du bas.	Chauffage fixé à 21°C, mais la salle est grande.	La température est fixée à 26°C.	La température varie entre 28°C et 30°C, il y a un radiateur et un ventilateur
pH	pH = 7,2 constant, indépendamment de la charge animale et de la quantité d'eau.	Idem.	Idem.	pH = 7,2 dans tous les bacs
Nitrites / nitrates	Tétratest[ND] (peu précis) : zone de normalité.	Idem.	Idem.	Test régulier hebdomadaire par un organisme externe.
Chlore	Non observé.	Non observé.	Non observé.	Test hebdomadaire régulier par un organisme externe.
Dureté totale (GH)	6° < GH <10°	Idem.	Idem.	Idem.

Tableau 30 : Paramètres de contrôle de la qualité de l'eau dans les élevages de xénopes de l'animalerie de Rennes en 2005

2.3.3.2 ALIMENTATION

Les xénopes adultes sont nourris avec des granulés pour truites trois fois par semaine, les jeunes métamorphosés avec des paillettes pour poissons un jour sur deux et les têtards avec de la soupe d'épinards mixée filtrée et des larves d'*Artémia sp.* tous les jours. Les quantités distribuées sont suffisantes et les restes enlevés après chaque repas.

	X. *laevis* adultes	X. *laevis* jeunes métamorphosés	X. *tropicalis* adultes	Têtards
Type de nourriture	Granulés pour truites, 3mm de diamètre, et parfois des vers de chironomes et du cœur de bœuf.	Paillettes de Tetramin Discus[ND]	Granulés pour truites de 3 mm de diamètre, cœur de bœuf.	Soupe d'épinards mixés filtrés et larves d'*Artémias sp.*
Quantité distribuée	Une dizaine de granulés est distribuée par animal environ.	Une pincée est distribuée par animal, une deuxième distribution est possible.	Environ 5 granulés sont donnés par animal.	Deux cuillères pour un aquarium de 5L. Pour les adultes, les restes sont enlevés après repas.
Fréquence de distribution	Trois fois par semaine.	Tous les jours.	Un jour sur deux.	Tous les jours.

Tableau 31 : Caractéristiques de l'alimentation des xénopes et des têtards de Rennes en 2005

2.3.3.3 REPRODUCTION

Les protocoles utilisés sont efficaces pour les *X. laevis*, mais sont en cours d'élaboration pour les *X. tropicalis*. Des pontes ont été tentées à partir de xénopes de la nouvelle animalerie *X. tropicalis*. Les œufs des premières pontes étaient non fécondables. Un choc thermique (4j à 21°C, injection d'hCG puis remise à 28°C) a été tenté sur quatre grenouilles différentes qui n'ont jamais pondu. Il aurait été judicieux d'injecter de l'hCG à un plus grand nombre de femelles et de faire deux lots : un issu de la ponte saine, l'autre issu des animaux sortis de l'élevage infecté pour pouvoir comparer leurs performances. Seulement cela repoussait les manipulations de transgénèse suivantes à trois mois. Finalement, les quatre grenouilles ont reçu une nouvelle dose d'hCG deux semaines après et toutes ont pondu.

Xénope/Protocole de reproduction	*X. laevis*	*X. tropicalis*	Remarques
Ponte « induite »	400 UI d'hCG sont injectés dans les sacs lymphatiques dorsaux de la femelle le matin et un mâle est ajouté en début d'après-midi. Il peut y avoir amplexus ou ponte directement. Parfois des pontes interviennent sans injection.	Le protocole est en cours d'élaboration (plusieurs femelles injectées ne pondant pas).	Beaucoup d'essais sont en cours (baisse de température, plusieurs injections...) pour les *X. tropicalis* dans la nouvelle animalerie.
Manipulation pontes	Le protocole est identique à ci-dessus mais les femelles sont pressées quand elles n'ont pas pondu.	Le protocole est en cours d'élaboration.	
Fréquence des pontes	Deux fois par an au maximum.	Indéterminée.	

Tableau 32 : Protocoles de reproduction *X. laevis* et *X. tropicalis* de l'animalerie de Rennes en 2005

2.3.3.4 GESTION SANITAIRE ET MEDICALE

Il existe des cahiers d'entrées et de sorties pour chaque animalerie, sauf pour l'ancienne animalerie *X. tropicalis*. Cependant les nombreux changements de bacs et les manipulations par les chercheurs des nombreux *X. laevis* induisent des erreurs dans les comptes.

Seule la salle des *X. laevis* suit un protocole de nettoyage et désinfection des bacs. Des prophylaxies médicales antiparasitaires et anti infectieuses sont appliquées. Un processus de quarantaine n'est pas vraiment suivi. Des autopsies sont réalisées sur chaque mort, mais l'interprétation est difficile par l'absence de vétérinaires permanents. Les responsables de l'élevage cherchent des laboratoires d'analyses compétents en examens des amphibiens.

Salle/ Protocoles de gestion	collection	Animalerie *X. laevis* adultes	Ancienne animalerie *X. tropicalis*	Animalerie expérimentale *X. tropicalis*
Effectifs	Les cahiers d'entrées et de sorties, assorties des causes, sont présents.	Les cahiers d'entrées, de sorties et de vente sont présents.	Rien.	Les cahiers d'entrées et de sorties, assortis des causes, sont présents.
Méthodes d'identification	Nom d'espèce sur les aquariums.	Les pontes sont identifiées par origine des géniteurs et la date de ponte. Chaque aquarium a une fiche permettant de suivre les mouvements des effectifs.	Rien.	Les pontes sont identifiées par origine des géniteurs et la date de ponte. Il y a un dossier de suivi des changements d'aquarium, des ventes et des mortalités.
Nettoyage/ Désinfection	Un aquarium est nettoyé et désinfecté à l'eau de Javel lors d'un mouvement d'effectif.	Les mouvements d'effectifs sont quotidiens et très importants, et les aquariums sont souvent nettoyés et désinfectés à l'eau de Javel entre deux lots.	Les aquariums sont nettoyés et désinfectés à l'eau de Javel lors d'un changement de lot de xénopes d'aquarium.	Il n'y a pas de changement de lot de xénopes d'aquarium pour l'instant. Les aquariums où il y a des morts ne sont pas nettoyés pour autant.
Prophylaxies médicales	Antiparasitaires (lévamisole et peut-être thiabendazole) et antibiotiques (Gentamycine, Oxytétracycline, polymyxine B) vont être administrés tous les trois mois.	Idem.	Aucune.	Aucune.
Salle/ Protocoles de gestion	collection	Animalerie *X. laevis* adultes	Ancienne animalerie *X. tropicalis*	Animalerie expérimentale *X. tropicalis*
Gestion des malades :	Il y a des aquariums de quarantaine pour	Les animaux malades qu'on veut garder et qui	Rien.	Les malades sont isolés et traités dans des

quarantaine et traitements	les malades. Les médicaments utilisables sont : TerramycineND : 1g/10L Gentamicine (G4ND) : 0,5 ml/10L Ivermectine Pour-On : 40 µL soit 0,2 mg/animal Lévamisole 5% : 1,2 mL/ 5L /animal Thiabendazole 13,33 % (Némapan ND) : 9mL/50L Formalin 5% : 1 à 5 mL/100L Métronidazole (FlagylND) : 125 mg/5mL	peuvent être traités sont isolés dans des modulos et traités jusqu'à guérison. Les autres sont euthanasiés ou laissés dans leur aquarium s'ils sont viables.		modulos.
Autopsies	Elles se font régulièrement, sur place.	Idem.	Idem.	Idem.
Analyses	Quelques recherches de parasites ont été effectuées sur place.	Des analyses bactérios et histologiques ont été envoyées à divers laboratoires (LDV, AFSSA Alfort...).	Recherches bactérios, mycologiques et parasitaires une fois en Allemagne. Identification mycobactérinne à l'AFSSA Alfort et à l'hôpital Henri Mondor à Créteil.	Rien.

Tableau 33 : Protocoles de gestion sanitaire et médicale des élevages de xénopes de «Rennes» en 2005

Dominantes pathologiques

L'animalerie collection

Il existe des cahiers de mortalités. L'animalière essaye de noter tous les symptômes qu'elle voit. En constatant l'importance des pertes, une étude des taux de mortalité (TM) a été faite entre novembre 2001 et mars 2005, les évènements et les traitements concomitants y sont aussi inscrits (voir figure 9). Il existe des pics lors d'accidents (mars 02, TM=5 %, 13 échappés accidentels ; janvier 04, TM=13 % concomitant d'un traitement contre les blattes).

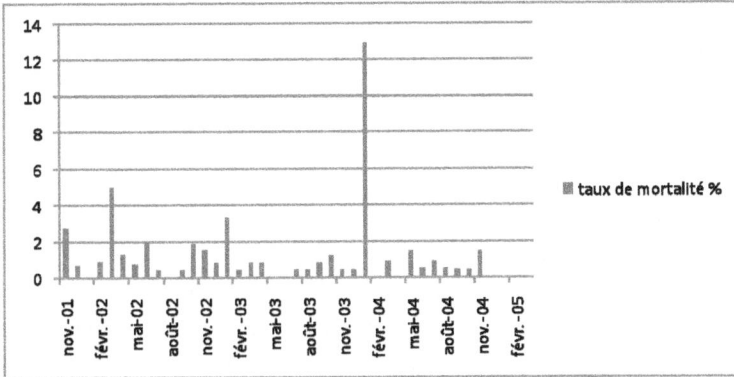

Figure 9 : Evolution du taux de mortalité de l'animalerie « collection » entre novembre 2001 et mars 2005

La découverte de nématodes dans les mues et dans des raclages cutanés (*Pseudocapillaroides sp.*) a provoqué l'utilisation de traitements antiparasitaires. L'essai du Thiabendazole (Némapan[ND]) en novembre 2001 a été peu convaincant car il provoque l'excitation de tous les xénopes et est concomitant de plusieurs pertes. Plusieurs traitements au Lévamisole (12mg/L d'eau, 4L/xénope   7j de suite puis 7j à nouveau [83]) ont été suivis d'une régression des signes cliniques et d'une baisse significative de la mortalité, sans effets secondaires observés. Ils ont été initiés en juin 2002, avril 2003 et octobre 2003, dès que les animaux produisaient beaucoup de mauvaises mues (petites, morcelées, en tas dans un coin de l'aquarium) et que les parasites étaient de nouveau mis en évidence (adultes, larves, galeries dans les mues).

Un traitement à l'ivermectine en percutané a été décidé lors d'une de nos visites en juillet 04 pour essayer de déparasiter totalement les xénopes de ces nématodes. Il a été administré une quantité adéquate sur le ventre de chaque animal (environ 4000 car l'animalerie *X. laevis* était aussi touchée) en septembre 2004. Cela a nécessité la mobilisation de plusieurs personnes pendant quelques jours et les quantités absorbées étaient très mal évaluées. Cependant des nématodes ont été trouvés dans les mues à nouveau en janvier 2005. C'est la première fois que le taux de mortalité est nul depuis quatre mois. Un nouveau traitement au lévamisole a été entrepris le 3 mars 2005.

Suite à un début supposé de « Red legs », de la Terramycine[ND] (association d'oxytétracycline et de polymyxine B) et de la Gentamicine ont été administrées pendant 15 j dans des bacs douteux en février 2005.

L'animalerie *X. laevis*

Le ratio est en faveur des mâles au moment de la visite. L'influence de la température est supposée.

Cet élevage est surtout destiné à la vente. Donc les animaux présents dans cette pièce regroupent les femelles reproductrices, les jeunes encore infertiles et tous les xénopes invendables. C'est pourquoi toute évaluation de l'état général des animaux est statistiquement impossible en raison des entrées et des sorties (vendus, improductifs/nuisibles euthanasiés). Certains bacs ont des xénopes déformés (scolioses importantes), tératogènes (absence d'yeux, membre manquant)... qui sont issus de différentes pontes. Ils sont bons reproducteurs mais sont invendables.

Certains bacs servent aux chercheurs (prélèvement d'ovocytes, pontes). Les fins de pontes non utilisées sont récupérées par l'animalière.

En 2002, les *X. laevis* étaient beaucoup plus nombreux (le double) qu'en 2005. Puis d'importantes mortalités sont survenues durant un épisode de « Red legs » et de nématodose. L'administration de lévamisole, d'ivermectine et d'antibiotiques comme dans l'animalerie collection a semblé avoir amélioré la situation (aucun parasite visible dans les prélèvements fécaux effectués au cours de la première semaine). Depuis, en plus d'une gestion sanitaire, il y a une gestion médicale de cet élevage. Suite à quelques cas débutants supposés de « Red legs », presque tous les animaux ont eu un traitement antibiotique (Terramycine[ND] + gentamicine). Un traitement au Lévamisole a été effectué la semaine suivante.

Malgré cela, des cas de « Red legs » mortels se sont déclarés dans des bacs traités et non traités fin mars 05 dans cette animalerie. Des organes d'animaux atteints ont été prélevés et envoyés en laboratoire d'analyses médicales en vue d'analyses bactériologiques et mycologiques.

Les animaleries *X. tropicalis*

Lorsque les *X. laevis* étaient malades et subissaient une augmentation des mortalités, les *X. tropicalis* ne semblaient pas touchés par le même type d'agents infectieux (pas de « Red legs » ni de nématodoses diagnostiquées).

Les signes cliniques rencontrés étaient : anorexie, amaigrissement, ulcères rostraux et sur les membres, « pustules » et griffes manquantes.

Une étude de mortalité à été entreprise à partir de janvier 2002, ainsi que des analyses sur des animaux malades. Il y avait à l'époque 800 animaux, et le taux de mortalité ne cessait d'augmenter. Un traitement antibiotique (Terramycine[ND], gentamicine) a été entrepris en mars 2002 (*Aeromonas hydrophila* isolée d'animaux malades en juillet 2001). Malgré une rémission de quelques mois, le taux de mortalité a explosé en juin-juillet 2002 (11%) pendant lesquels des traitements antibiotiques et antiparasitaires (lévamisole) ont été effectués.

Quelques animaux malades ont été apportés en Allemagne où des analyses ont été réalisées. Les résultats des recherches bactériennes ont été positifs pour la présence d'*Aeromonas hydrophila*, *Proteus vulgaris*, *Citrobacter freundii* mais les bactéries étaient peu nombreuses. Des points noirs sur les hématies ont fait suspecter la présence de *Chlamydia sp.* qui n'a pas été confirmée. Les résultats des recherches mycologiques ont été négatifs pour *Batrachochytrium dendrobatidis*.   Le docteur vétérinaire consulté leur a conseillé de mieux gérer les paramètres d'élevage.

En décembre 2002, il ne restait plus que 400 animaux. Après de nombreuses recherches, une **mycobactériose** a été détectée suite à l'envoi de prélèvements au Laboratoire Départemental Vétérinaire (LDV) entre juin et août 2003.

Vu l'allure épizootique de l'affection qui touchait l'élevage de tropicalis (figure 10), sur nos conseils, la majeure partie de l'élevage a été euthanasiée en octobre 2004 et des prélèvements ont été envoyés pour une identification bactériologique (PCR à l'hôpital H. Mondor à Créteil).

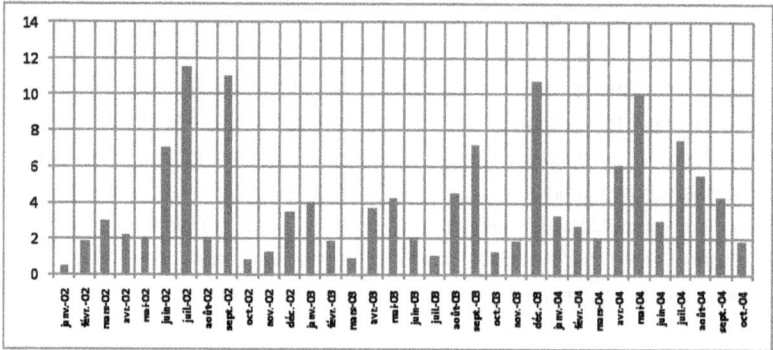

Figure 10 : Evolution du taux de mortalité total *X. tropicalis* entre janvier 2002 et octobre 2004

Parallèlement une animalerie expérimentale permettant de tester les avantages d'un circuit fermé (stabilité des paramètres d'élevage) avait été mise en place dans une autre pièce. En février 2004, elle a accueilli une ponte de *X. tropicalis* sortie de l'élevage infecté. Alors que les mortalités continuaient dans l'ancienne animalerie, les animaux se développaient très bien dans la nouvelle.

Malheureusement, pour des impératifs de production et vu l'espace non utilisé dans la nouvelle animalerie, des animaux de l'animalerie infectée sans signes cliniques apparents (lot Sr 160403) ont été introduits dans le circuit fermé en mars 2004. Suite à cette introduction, le lot partageant le même circuit fermé (Lot Rs 031203) et issu de la ponte saine a été atteint. On peut suivre l'évolution du taux de mortalité de ce lot sur la figure 11.

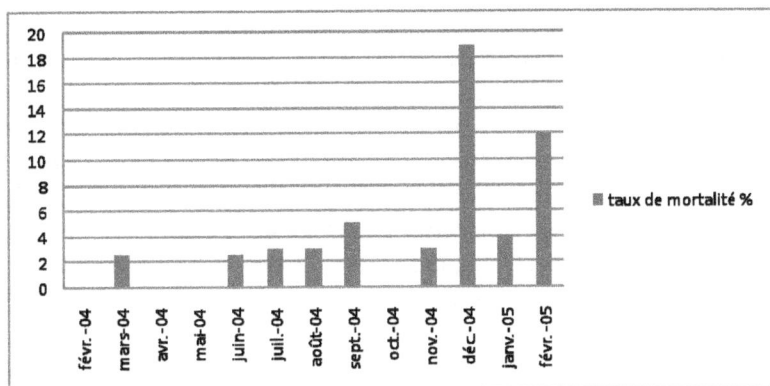

Figure 11 : Evolution du taux de mortalité du lot RS 031203 de février 04 à février 05

Bilan

L'animalerie collection

L'absence de contrôle des paramètres d'ambiance est sans doute très pénalisante. Il faudrait stabiliser la température de l'eau qui est celle du circuit de la ville et filtrer l'eau, puisque le circuit est ouvert. Toute modification des paramètres acido-basiques et électrolytiques est un facteur de stress chez les xénopes et peut conduire à une mauvaise osmo-régulation ainsi qu'être la porte d'entrée à diverses infections. Des travaux vont donc être entrepris pour établir un circuit d'eau fermé.

Les traitements antiparasitaires prophylactiques annuels semblent intéressants dans cet élevage. Le lévamisole peut être conservé, même si son spectre d'activité est inférieur à celui de l'ivermectine et en raison d'une plus grande facilité et innocuité d'utilisation.

L'animalerie X. laevis

Les variations de température sont importantes (12°C les matins de grands froids). Quelques grenouilles gonflent à cette occasion. L'approvisionnement en eau de ville directement et sans aucun filtrage stresse les animaux et les rend plus sensibles aux infections. Donc, même s'il existe un/des agent(s) pathogène(s) à l'état enzootique dans cette animalerie, il est d'abord nécessaire de stabiliser les conditions d'élevage avant de le(s) chercher. Des travaux vont être entrepris pour installer un circuit d'eau fermé (stabilisation des paramètres de l'eau malgré une recirculation possible d'agents pathogènes). Un traitement antiparasitaire tous les six mois semble nécessaire en considérant la charge animale et ses antécédents pathologiques. L'alternance lévamisole-thiabendazole semble plus réalisable (pour varier les spectres antiparasitaires) que l'ivermectine seule. Par ailleurs tous les animaux commencent à être suivis dans leurs déplacements (traçabilité, norme ISO 9001).

Les animaleries *X. tropicalis*
L'idée de sortir une ponte de l'élevage infecté vers la nouvelle animalerie, milieu sain, était intéressante. Malheureusement, elle n'a pas été suivie jusqu'au bout puisque des animaux adultes provenant de l'élevage infecté ont été introduits. Nous ne saurons pas si la clinique qui s'est développée provient de ces nouveaux arrivants ou bien si les agents pathogènes étaient déjà présents au sein de cette ponte.

Les pathologies rencontrées
Contrairement aux deux autres centres de recherche, Rennes possède un historique clinique assez chargé pour les *X. laevis*. Vu le nombre d'animaux présents, ce constat n'est pas surprenant. Les pathologies rencontrées étaient bactériennes et parasitaires.
Mais là encore, on rencontre des épizooties de mycobactérioses d'une part seulement chez les *X. tropicalis* et d'autre part, dans les mêmes périodes (à deux années près) que celles décrites dans les animaleries du Muséum et d'Orsay.

2.3.4. Elevages du centre d'élevage de Gent (Belgique)

Les élevages de *X. tropicalis* et *X. laevis* du centre d'élevage de Gent ont été visités en situation d'urgence, car une infection par des mycobactéries avait été confirmée. L'euthanasie de tous les xénopes avait déjà commencé. Ce centre d'élevage a uniquement été visité car il est suivi par des vétérinaires belges (ils n'étaient pas présents sur le site lors de la visite).

2.3.4.1 LOGEMENT, CONDITIONS D'ELEVAGE

Les locaux sont neufs (ils datent de deux ans). Il existe une salle abritant les *X. laevis* (environ 400) et une salle abritant les *X. tropicalis* (environ 150). Il existe aussi une salle de quarantaine et une salle spécifique pour la manipulation des X. tropicalis.

Ces salles n'ont pas de fenêtre, fonctionnent sur une photopériode 12 : 12, ont des surfaces nettes facilement lavables et sont équipées de climatiseurs. Les salles contenant les *X. laevis* et les *X. tropicalis* n'ont aucun contact entre elles, si ce n'est par le personnel animalier.

Salle *X. laevis*

Les animaux sont contenus dans de grands bacs (200L) opaques en fibres de verre. Il y a au maximum 40 xénopes par bac. Le circuit d'eau est pour moitié ouvert et pour moitié recirculant. Le circuit est alimenté par de l'eau de ville qui passe d'abord par un filtre à charbon. Elle est ensuite filtrée par un système de trois filtres puis circule dans les bacs. Enfin, il y a un filtre biologique en bas des colonnes.

La température de la salle est maintenue par un climatiseur à 21°C. La prise de température dans les bacs est de 20-21°C. Une bandelette Tétratest[ND] donne 3-4° GH. Un filtre U.V. éclaire constamment le bac réserve en haut des colonnes.

Salle *X. tropicalis*

Les bacs sont plus petits (50L). Il y a 20 animaux par bac au maximum. Il y a moins de filtres sur le circuit d'eau, monté sur le même principe que celui de la salle *X. laevis*. La température ambiante est à 26°C, la dureté de l'eau GH : 3-4°a.

Les animaux sont nourris trois fois par semaine avec des granulés NASCO pour xénopes adaptés à leur taille (et parfois du cœur de bœuf) et les déchets sont ramassés le soir à l'épuisette. Les vidanges de bac sont rares, mais l'eau est claire.

Les reproductions de X. laevis sont satisfaisantes et le deviennent pour les X. tropicalis (elles ont débuté il n'y a que deux ans).

2.3.4.2 SUIVI DES MALADIES

Les bacs sont correctement identifiés, les morts dénombrés et répertoriés. Jusqu'à présent, il y a eu quelques rares épisodes de « Red Legs ». Les animaux malades sont placés en quarantaine et reçoivent un traitement à base d'enrofloxacine (Baytril[ND], Bayer, France) et de gentamicine. La majeure partie des malades traités guérissent en moins de quatre semaines mais ne rejoignent jamais l'élevage. Les morts sont rares. En septembre-octobre 2004, un lot de 50 X. tropicalis provenant de chez Xenopus One a été introduit dans l'élevage. Deux à trois femelles issues de ce lot mourraient chaque mois. Elles étaient gonflées quelques jours avant leur mort et avaient des abcès hépatiques à l'autopsie. Un Institut spécialisé dans les maladies tropicales a effectué des colorations de Ziehl Neelsen sur des coupes histologiques de tous les organes de six xénopes malades. Toutes étaient positives. Une analyse par PCR avec deux types d'amorces (M. liflandii et M. ulcerans, puis M. liflandii) a été pratiquée sur 15 prélèvements. 12 prélèvements étaient positifs pour les deux couples de sondes. Par séquençage, ils verront finalement qu'il s'agit de M. liflandii. Ce sera le deuxième cas décrit et ils en sortiront un excellent article[164]. Un X. laevis apparemment sain choisi au hasard dans l'élevage X. laevis était positif à l'analyse mycobactérienne. La décision d'euthanasier la totalité des deux élevages a été prise. Les locaux et les canalisations doivent ensuite être totalement désinfectés avec au moins trois principes actifs différents. La recolonisation est prévue pour trois semaines après, par des xénopes provenant de NASCO et d'un élevage d'Afrique du Sud.

Bilan

Les installations étaient impressionnantes de modernité et de qualité. Ce cas est intéressant car le lot contaminé est connu et n'a eu de contact qu'avec les xénopes partageant le même circuit d'eau. Aucun mâle n'était atteint. Si la mycobactérie isolée ne provient pas de l'eau de ville, les mesures prises devraient permettre de ne pas avoir de rechute, les conditions d'élevage étant excellentes. Il est intéressant aussi de connaître les élevages fournisseurs de xénopes potentiellement infectés.

2.4 Discussion

Dans ces grands centres de recherche, on pouvait retrouver plus ou moins les mêmes techniques d'alimentation et de reproduction. Les animaliers étaient compétents en aquariophilie et avisés concernant la qualité de vie de leurs animaux. En revanche, les conditions de logement étaient très différentes, surtout dans la gestion des paramètres d'ambiance. Les problèmes de fluctuation de température, de stabilité de composition de l'eau…dépendent d'aménagements au niveau des locaux et des circuits d'eau. Une référence de qualité de l'eau d'élevage xénopes est cependant extrêmement difficile à établir car des différences sont observées en fonction des régions.

Dans l'ensemble, malgré les cas cliniques observés à Rennes sur des *X. laevis*, on peut considérer que l'élevage de cette espèce est relativement bien maîtrisé. Il en est tout autre pour *X. tropicalis*. Cette étude a démontré qu'à l'heure actuelle, aucun centre de recherche ne maitrise réellement l'élevage de cette espèce. Mais le plus frappant étant le fait que toutes les épizooties mycobactériennes observées concernent *X. tropicalis* et non *laevis*. Autre fait marquant, toutes les épizooties se sont déclarées dans la même période de temps à quelques années près. Ces centres de recherche sont géographiquement éloignés, évoluent de façon indépendante, possèdent des paramètres zootechniques et des approches animales différents… Et pourtant, malgré toutes ses disparités, le profil pathologique qu'ils rencontrent sur leur élevage de *X. tropicalis* est très semblable et homogène : épizootie(s) mycobactérienne(s). Le problème des mycobactéries semble être au cœur de la gestion des élevages de xénopes, du moins de *X. tropicalis*. Ce problème, on n'en entendait pas parler avant les années 2000. Nous pointons ici le doigt sur une **maladie infectieuse émergente**, multifactorielle, omniprésente. Il semble illusoire à l'heure actuelle de penser pouvoir l'enrayer. De plus, il n'existe pas de technique de dépistage efficace pour les mycobactérioses chez les xénopes vivants, et la durée de mise en quarantaine (quatre à six semaines) avant l'introduction de nouveaux xénopes n'est probablement pas assez longue pour permettre d'observer des lésions de mycobactériose, maladie chronique, dans tous les cas où les xénopes sont infectés. Seules des garanties sanitaires relatives à l'élevage d'origine devraient permettre d'éviter l'introduction de xénopes infectés dans un nouvel élevage.

Cette étude montre également l'émergence dans les centres de recherche d'une nouvelle culture, qui leur semblait peu acceptable expérimentalement jusqu'aux années 90, la culture médicale. En effet, tout animal malade ayant subi un traitement ne pouvait être associé dans un groupe expérimental. Actuellement, tous essaient de gérer médicalement leurs malades, voire même d'instaurer des mesures prophylactiques, comme les déparasitages. Et l'on voit avec l'exemple de l'élevage en Belgique, que cette culture doit être approfondie : malgré toute leur installation moderne, ils n'ont pas empêché l'émergence d'une mycobactérie... A l'époque de cette étude, en 2005, les gestions des malades étaient en général très anarchiques (antibiotiques distribués à chaque xénope malade par exemple) en l'absence de directives vétérinaires réelles. Par ailleurs, l'absence de conseil vétérinaire (hors DSV pour l'aspect strictement sanitaire) laisse le personnel animalier livré à lui-même face à des problèmes de santé. Il n'y a pas de démarche de lutte claire et/ou une réglementation commune aux élevages français ou européens de xénopes destinés à l'expérimentation. Aujourd'hui, en 2008, il n'existe toujours pas de telles règlementations vétérinaires (seul l'aspect législatif prime). Malgré cela, les trois centres de recherche français ont pris les devants, ils isolent les malades, systématisent les autopsies et les prélèvements sur les morts, cherchent à optimiser (plus encore) les conditions d'élevage.

PARTIE II : EPIZOOTIES DE MYCOBACTERIOSES

Avant la description spécifique des mycobactéries que nous avons isolées dans les différents centres de recherche, il nous a semblé nécessaire de donner au préalable un aperçu global des mycobactéries et de leurs effets pathogènes. Nous insisterons ensuite sur quelques espèces particulières qui sont au cœur de notre débat.

I – INTRODUCTION : LES MYCOBACTERIES ET MYCOBACTERIOSES

1.1 Généralités

Etymologiquement, le terme *Mycobacterium* provient de deux racines empruntées au grec « *Myces* » pour champignon et « *Bakterion* » petit bâton. En fait, ces bactéries n'ont en commun avec les champignons que leur seule propension à se développer en s'étalant à la surface des milieux liquides. Les mycobactéries appartiennent à l'ordre des Actinomycétales, où la famille des *Mycobacteriaceae* ne comporte qu'un seul genre, le genre *Mycobacterium*, caractérisé par une propriété tinctoriale essentielle : ce sont des Bacilles Acido-Alcoolo Résistants (BAAR). Cette propriété est due à la richesse de leur paroi en lipides qui les rend imperméables aux colorants usuels mais qui fixe intensément les colorants alcalins comme la fuschine basique et s'oppose à leur décoloration après un traitement conjoint par l'acide et l'alcool. Toutes les mycobactéries sont des BAAR mais toutes les bactéries acido-résistantes ne sont pas des mycobactéries. En effet, les *Nocardia*, quelques Actinomycètes, quelques corynebactéries, sont faiblement acido-résistantes [24].

Comme chez de très nombreuses espèces bactériennes, le squelette de base de la paroi des mycobactéries est le peptidoglycane. Sur celui-ci est attaché de façon covalente l'arabinogalactane (D) qui est un hétéropolyoside complexe rencontré, non seulement dans le genre *Mycobacterium* mais aussi dans les genres *Nocardia* et *Corynebacterium*. Sur cette molécule sont fixés les acides mycoliques (E). Leur forte hydrophobicité rend les mycobactéries peu perméables aux solutés. Sans qu'il existe de preuves certaines, les acides mycoliques seraient responsables de l'acido-alcoolo-résistance des mycobactéries.

A cette structure complexe, il faut rajouter des polysaccharides dont le lipomannane et surtout le lipoarabinomannane (LAM) qui est considéré comme un facteur de virulence de *M. tuberculosis*, inhiberait, au niveau des macrophages, la présentation des antigènes aux lymphocytes T et diminuerait la production du Tumor Necrosis Factor (TNF) [14]. La structure variante du LAM est extrêmement importante. Il a été démontré que les terminaisons du LAM sont différentes entre *M. tuberculosis* et *M. bovis* d'une part et les mycobactéries atypiques à croissance rapide (peu pathogènes) d'autre part. Leurs influences sur les monocytes et macrophages en découleraient [26]. Au sein de cet ensemble complexe se trouvent des protéines et des peptides qui possèdent des activités antigéniques ou physiologiques diverses (tuberculines, mycobactines) [24].

Le genre *Mycobacterium* est traditionnellement subdivisé en trois groupes : les mycobactéries du «complexe *tuberculosis*», les mycobactéries atypiques et *M. leprae*. Cette subdivision est fondée principalement sur l'écologie des ces espèces. Les mycobactéries du «complexe *tuberculosis*» ne sont retrouvées que chez des hôtes animaux ; *M. leprae* ne se rencontre que chez l'homme.

Les mycobactéries dites « atypiques » sont retrouvées dans l'environnement hydro-tellurique à partir duquel l'homme et les animaux se contaminent. Il en résulte que, si on peut envisager, à terme l'éradication de ces maladies par le dépistage et le traitement bien conduits de la tuberculose et de la lèpre, il n'en est pas de même pour les mycobactéries atypiques [70]. *M. leprae* responsable d'une maladie tout à fait particulière ne sera pas pris en considération dans la suite de nos discussions.

1.2 La tuberculose humaine et animale

La tuberculose, une mycobactériose causée par le groupe d'espèces de mycobactéries appartenant au « complexe *tuberculosis* », représente la maladie infectieuse la plus répandue dans l'espèce humaine. En 1993, la prévalence de l'infection tuberculeuse avait été évaluée à 2,1 milliards d'individus, soit plus du tiers de la population humaine de l'époque. Depuis, le nombre de nouveaux cas annuels (surtout dans les pays en voie de développement) ne fléchit pas et est évalué à 7,5 millions. En France métropolitaine, il est de 7,3 cas pour 100.000 habitants pour les sujets de nationalité française et de 45,8 cas pour les sujets étrangers [42].

En 2007, plus d'un humain sur trois a déjà été en contact avec le bacille tuberculeux. Avec plus de 2 millions de morts par an depuis 2005, la tuberculose est redevenue l'une des trois maladies infectieuses les plus mortelles sur la planète avec le paludisme et le sida. En particulier, la proportion grandissante de souches multirésistantes aux principaux agents anti-antituberculeux fait craindre l'imminence d'une impasse thérapeutique. Parmi les mycobactéries appartenant au complexe « *tuberculosis* », plusieurs espèces sont retrouvées chez les animaux domestiques aussi bien que sauvages, tant sous forme d'infection latente qu'en maladie active (tableau 34) [173].

Mycobactéries du complexe *tuberculosis*	Hôtes majeurs connus historiques	Autres Hôtes
Mycobacterium tuberculosis	Homme	Prosimiens Primates de l'ancien monde
Mycobacterium bovis	Ruminants domestiques	Ongulés sauvages Carnivores
Mycobacterium africanum	Homme	
Mycobacterium microti	Campagnol	Camélidés
Mycobacterium pinnipedii	Pinnipèdes	Tapirs
Mycobacterium canetii	Homme	
Mycobacterium caprae	Chèvre	Mouton, Porc
« Dassie bacillus »	Daman	

Tableau 34 : Liste des espèces de mycobactéries du complexe tuberculosis et leurs principaux hôtes connus [173].

Le plus souvent, la transmission inter-humaine de *Mycobacterium tuberculosis* survient par voie aérienne, ce qui nécessite la présence d'une forme pulmonaire dite « ouverte » ou active chez le contaminateur. Cet aspect épidémiologique permet de définir des procédures claires pour réduire la contamination chez l'homme.

À l'inverse, les risques de transmission de **tuberculoses animales** sont plus complexes à cerner : les voies sont multiples (digestive, aérienne, cutanée,…) et la pathogénie varie suivant l'espèce animale hôte et l'espèce de mycobactérie. Les moyens de prévention de cette maladie sont donc plus difficiles à mettre en place et l'identification des animaux infectés devient alors cruciale.

La réceptivité des espèces animales pour une mycobactérie donnée dépend à la fois de l'espèce de la mycobactérie, de l'hôte et enfin de l'individu (âge, état immunitaire…). La probabilité qu'un animal développe une infection latente plutôt qu'une tuberculose active dépend aussi d'un très grand nombre de facteurs intrinsèques (récepteurs à l'interféron gamma, de la vitamine D,...) encore peu connus chez les espèces animales.

On reconnaît cependant des différences notables au sein des mêmes ordres de Mammifères : par exemple, les primates de l'ancien monde (babouins, macaques,...) sont beaucoup plus sensibles que les primates sud-américains : un seul bacille de *M. tuberculosis* inhalé est capable de déclencher une tuberculose active chez un macaque. La quasi-totalité des cas de tuberculose, recensés chez les Proboscidiens, sont diagnostiqués chez les éléphants d'Asie (*Elephas maximus*), aussi bien en captivité que dans le milieu sauvage, alors que l'espèce africaine (*Loxodonta africana*) est nettement moins affectée, bien que vivant aussi dans une région d'enzootie.

Le portage de mycobactéries par les espèces sauvages pose deux types de problèmes : d'une part elles agissent parfois comme réservoirs dans le milieu naturel, et d'autre part, elles sont sources de contamination du milieu naturel (germe tellurique) et des troupeaux domestiques [6]. En captivité, la proximité avec l'homme engendre un risque de transmission plus direct pour celui-ci. Que ce soit en milieu naturel ou en captivité, l'animal ou les animaux infectés peuvent menacer des populations animales entières, notamment lors de fortes prévalences (ex : prévalence supérieure à 12 % chez les éléphants d'Asie aux États-Unis) [96].

1.3 Mycobactéries autres que tuberculeuses susceptibles de manifester un pouvoir pathogène

1.3.1 Epidémiologie des mycobactéries non tuberculeuses

A la fin du XIXème siècle et pendant toute la première moitié du XXème, la tuberculose représentait un tel problème de santé publique que toutes les recherches se sont focalisées sur ce bacille et sur la tuberculose. Etaient reléguées au rang de simples saprophytes, les bactéries acido-résistantes ne présentant pas les caractéristiques de *M. tuberculosis* et qui étaient observées dans l'environnement ou dans des prélèvements d'origine humaine ou animale. Elles étaient considérées comme des bactéries sans importance. Ce n'est qu'à partir des années 1950 que des publications de plus en plus nombreuses ont attiré l'attention sur la responsabilité indiscutable de mycobactéries différentes du bacille de la tuberculose dans le déroulement d'un certain nombre de processus pathologiques [192]. S'ouvrait alors un nouveau chapitre important de la bactériologie, celui des mycobactérioses. Il verra son importance s'amplifier en proportion du nombre des immunodéprimés. Parallèlement, l'exploration de l'environnement permettait de retrouver ces mycobactéries dans des niches écologiques nouvelles, de mieux comprendre leur comportement et d'en déduire, le cas échéant, des mesures de prévention [24].

Il existe entre *M. tuberculosis* et les mycobactéries non tuberculeuses (MNT) des différences fondamentales. L'homme et les animaux sont les seuls réservoirs des germes du complexe *tuberculosis*. Par contre, les MNT qui colonisent une grande variété de niches écologiques ont pu être dépistées dans le sol, les poussières et surtout dans l'eau. Les animaux et l'homme, se contaminent à partir de cet environnement. Les sujets contaminés dont les défenses immunitaires sont conservées ne passent pas au stade d'infection, par contre si les défenses locales ou si l'immunité dans son ensemble est diminuée, les MNT sont susceptibles d'être à l'origine d'infections. Compte tenu de la diversité de leur habitat, il est vain d'espérer les supprimer.

De très nombreuses MNT ont donc été isolées des environnements hydrotelluriques. A partir de ceux-ci, compte tenu de leur grande résistance aux désinfectants, il y a passage des MNT de l'environnement au réseau de distribution de l'eau [25]. Dans les réseaux d'eau surtout si ceux-ci sont compliqués et présentent des ralentissements du flux et des bras morts, les MNT se fixent et entrent dans la composition de biofilms. A partir de ceux-ci, elles maintiennent une présence constante dans l'eau et, l'homme se contamine soit par aérosols soit par ingestion. Les mycobactéries les plus fréquemment retrouvées dans l'eau d'alimentation sont *Mycobacterium avium* Complex (MAC), *M. kansasii*, *M. scrofulaceum*, le groupe *fortuitum,* le groupe *chelonae abscessus*, *M. xenopi*... Des infections nosocomiales provoquées par l'eau des hôpitaux ont été décrites avec notamment la contamination par *M. xenopi* de matériel chirurgical rincé à l'eau du robinet, de bronchoscopes ou autres endoscopes contaminés par des mycobactéries à croissance rapide [185]. Rappelons enfin la formidable capacité d'adaptation des MNT aux conditions environnementales très variables. Surtout s'agissant des mycobactéries non tuberculeuses à croissance rapide, elles sont aussi capables que les *Pseudomonas* de métaboliser un nombre important de substances organiques, elles peuvent ainsi jouer un rôle de dépollution de l'environnement [158].

1.3.2 Principaux aspects des mycobactérioses autre que tuberculeuses

1.3.2.1 CHEZ L'HOMME

Les MNT pénètrent dans l'organisme par la voie respiratoire, par la voie digestive ou par inoculation directe dans la peau et le tissu sous cutané. Chez l'homme, il n'a pas été signalé de transmission de personne à personne.

En matière **d'infection pulmonaire** provoquée par les MNT, il n'existe pas de tableau clinique ou radiologique stéréotypé. Les infections sont habituellement indolores, chroniques et souvent masquées, chez l'immunocompétent, par la maladie sous-jacente sur laquelle elles surviennent, ce qui retarde souvent leur diagnostic. Plusieurs tableaux cliniques peuvent être identifiés. Le plus habituel est celui qui survient chez des hommes d'un certain âge ayant une maladie pulmonaire préexistante : pneumopathie interstitielle chronique, tuberculose ancienne, bronchectasie, souvent fumeurs et alcooliques. Les signes cliniques habituellement rencontrés sont la toux, la perte de poids, la fatigue, la fièvre et les hémoptysies dans 1/3 des cas. Radiologiquement sont observées des opacités nodulaires bilatérales apicales, des cavités peuvent se former. MAC, *M. kansasii* et *M. xenopi* sont les plus fréquents. Viennent ensuite le groupe *fortuitum*, le groupe *chelonae abscessus*, *M. szulgai*, *M. malmoense*, *M. simiae* [153].

Les **infections cutanées** provoquées par les MNT ont pour étiologie essentielle deux mycobactéries dont le pouvoir pathogène est spécifique : *M. marinum*, responsable du « granulome des piscines » ; *M. ulcerans*, responsable de l'ulcère de Buruli. Les mycobactéries des groupes *fortuitum* et *chelonae abscessus* se comportent davantage comme des bactéries opportunistes. Dans l'étiologie des **adénites** provoquées par les MNT, deux espèces arrivent largement en tête : MAC et *M. scrofulaceum*. Plus rarement on trouve *M. kansasii*, *M. malmoense*, *M. haemophilum*. Pour des infections moins fréquentes comme par exemple les **ténosynovites** et **les ostéomyélites**, on retrouve *M. marinum, M. ulcerans,* groupe *fortuitum*, groupe *chelonae abscessus*, MAC, *M. kansasii*[24].

Chez l'immunodéprimé en dehors des malades atteints de SIDA, il s'agit des transplantés, des malades avec lymphome, leucémies, maladies sévères du collagène et malades sous thérapeutique immunosuppressive. Chez ces patients, les MNT les plus fréquemment rencontrées sont MAC, *M. kansasii, M. fortuitum chelonae, M. scrofulaceum, M. hemophilum, M. malmoense.* Chez les séropositifs, pour le VIH, quand les CD4 deviennent inférieurs à 100, les infections disséminées à MAC sont fréquentes justifiant, chez ces malades, la recherche d'une colonisation et la mise en œuvre d'une antibioprévention.

Plus rarement, il s'agira de *M. kansasii, M. xenopi* ou encore de *M. genavense, M. malmoense, M. hemophilum, M. simiae, M. fortuitum...*[60]. Depuis la mise en œuvre de la polychimiothérapie antivirale incluant les antiprotéases ces infections disséminées sont devenues rares [24].

1.3.2.2 CHEZ L'ANIMAL

Les mycobactérioses autres que tuberculeuses ont été rapportées chez les Mammifères, Oiseaux, Reptiles, Amphibiens et Poissons, captifs ou dans le milieu naturel.

Les MNT ont également été isolées chez des animaux « cliniquement sains ». Aussi leur présence ne signifie-t-elle pas forcément « maladie ». La pathogénie est intimement liée à la susceptibilité de l'espèce, de son statut immunitaire, du nombre et de la virulence des germes et du mode d'exposition / contamination [172]. Si chez l'homme, il n'a pas été signalé de transmission de personne à personne lors d'infections avec des MNT, il n'en est pas de même chez l'animal. Lors d'infections chez les poissons par *M. marinum*, des contaminations d'animal à animal ont été rapportées [95].

Discuter des mycobactérioses non tuberculeuses animales reviendrait à établir un listing de cas cliniques rapportés sur différentes espèces qui ne serait obligatoirement jamais exhaustif. Mais pour donner un aperçu de la grande variabilité clinique, nous prendrons juste un exemple ici, le *M. avium Complex* (MAC).

Le MAC, observé la première fois en 1890 chez des poulets, a été décrit comme responsable d'infection naturelle chez une grande variété d'espèces autre que les oiseaux (mammifères carnivores, marsupiaux, ongulés et primates non humains) [63,90].
Les signes cliniques incluent habituellement un syndrome de dépérissement mais varient énormément en fonction d'une part de l'espèce et des organes touchés et d'autre part, du stade de l'infection. La transmission s'effectue par l'ingestion de fèces ou de terres contaminées. Des infections cutanées et par inhalations ont également été décrites [182]. Chez les Oiseaux, souvent après l'entrée par les voies digestives, l'absence de nœuds lymphatiques facilite la dispersion sanguine des germes. Chez certaines espèces aviaires, l'infection ne se traduit que par des lésions pulmonaires [63]. Chez les marsupiaux captifs, le MAC représente une cause majeure de mortalité, même si certains individus le portent de façon asymptomatique. Perte de poids, pneumonie, ostéomyélite, abcès, désordres neurologiques en constituent le principal tableau clinique [22]. Chez les primates non humains, la maladie se traduira généralement par des diarrhées chroniques et une perte de poids. Là encore, le MAC a été isolé chez des primates cliniquement sains [172].

1.4 Physiopathologie mycobactérienne type

La mycobactériose représente par excellence une maladie dont l'immunité protectrice est de type cellulaire. Elle fait intervenir des réactions qui évolueront selon deux axes principaux : la formation du granulome et la nécrose tissulaire [70]. **M. tuberculosis est l'espèce mycobactérienne la**

plus connue. Aussi, ses effets pathogènes seront-ils pris ici comme exemples types pour illustrer la physiopathologie classique des mycobactérioses. Nous verrons dans un autre chapitre qu'il existe certaines espèces de mycobactéries qui possèdent des effets pathogènes autres, notamment le petit groupe de Mycobactéries Produisant des Mycolactones (MPM).

1.4.1 Premier contact macrophage - *Mycobacterium*

Lors du premier contact, les macrophages de l'hôte ont à des degrés variables, selon les individus, la capacité de tuer ou d'empêcher la multiplication des bacilles. Ainsi, après leur phagocytose, si le nombre des mycobactéries n'est pas trop élevé, leur digestion et leur élimination suit la majorité des contaminations : l'organisme réagit à cette primo-infection et met en place une réponse immunitaire cellulaire efficace et rapide qui, en l'espace de quelques semaines, d'une part limite le processus infectieux grâce à l'activation des macrophages, et d'autre part crée, grâce à la nécrose tissulaire, des conditions défavorables à la multiplication des bacilles [40]. Si l'organisme ne parvient pas à mettre en place dans des délais suffisamment courts les défenses immunitaires cellulaires, la multiplication des bacilles entraîne, au niveau de la lésion, l'augmentation de la charge antigénique. Elle provoque un appel des monocytes circulants qui favorisent l'extension du foyer infectieux. Chez les sujets disposant d'une hypersensibilité de type retardé, les lymphocytes T cytotoxiques et les produits toxiques provenant de la multiplication intracellulaire des bacilles, tuent les macrophages qui libèrent leur contenu et sont à l'origine de la nécrose. Celle-ci est rapidement circonscrite par d'autres macrophages et par les cellules lymphocytaires T helper. L'ensemble contribue à former le granulome dont le centre sera occupé par le produit de nécrose. Quand les phénomènes de défense cellulaire évoluent normalement, le caséum est solide et s'oppose la multiplication des bacilles qui y sont enfermés. A l'inverse, si l'immunité cellulaire tarde à se mettre en place, le granulome ne se forme pas, les macrophages non activés se lysent et libèrent leur contenu enzymatique. La nécrose tissulaire se développe sous la forme de caséum liquide et constitue un bon milieu pour la multiplication des bacilles [70, 156].

1.4.2 Evolution cellulaire

1.4.2.1 Phagocytose du bacille par le macrophage

L'adhésion du bacille au phagocyte fait intervenir certains récepteurs du complément CR1, CR3, CR4, qui permettent, à la différence des autres récepteurs, la pénétration à bas bruit du bacille dans la cellule sans déclencher l'activation du macrophage [138].

Une fois le bacille fixé à la membrane cellulaire, celle-ci se déprime, cette invagination est l'ébauche du phagosome qui se forme et qui s'entoure sur sa face cellulaire d'une protéine particulière appelée TACO [13]. Cette protéine de revêtement n'est retrouvée ni dans les macrophages non infectés ni dans ceux infectés avec des mycobactéries tuées. Seuls les phagosomes contenant des mycobactéries vivantes sont revêtus de cette protéine. Elle empêcherait la fusion phagosome-lysosome. Une récente publication a montré que le système de sécrétions piloté par les gènes ESAT-6 et CFP-10 jouait un rôle important dans la prévention de cette fusion, apportant des éléments nouveaux pour expliquer la survie des Mycobactéries, du moins de tuberculosis dans les cellules macrophagiques. Ces gènes potentialisent donc la virulence pathogénique des mycobactéries [167].

Au cours de la croissance intra-phagosomiale, le métabolisme microbien donne naissance à des enzymes lytiques qui dégradent le phagosome, libèrent les mycobactéries dans le cytoplasme où elles vont continuer à se multiplier jusqu'à destruction de la cellule [41]. La réaction inflammatoire provoquée par cette lyse cellulaire attire d'autres phagocytes. Certains sont infectés et s'échappent avec leur charge bacillaire qu'ils transportent vers d'autres sites et en particulier au niveau du ganglion de drainage où sont réunis les différents types cellulaires susceptibles d'intervenir dans la réponse immunitaire. Ainsi, M. tuberculosis, bactérie à développement intracellulaire a pu, chez le sujet neuf qui n'a pas été au préalable en contact avec le bacille, tromper les défenses du phagocyte et l'utiliser comme « cheval de Troie » pour pénétrer, sans dommages, dans l'organisme hôte et s'y multiplier [24].

1.4.2.2 Reconnaissance de l'antigène

Dans la cellule phagocytaire infectée, en l'occurrence le macrophage, les déterminants antigéniques présentés proviennent soit du métabolisme microbien, soit des constituants bactériens prélevés à la surface des bacilles.

Ces déterminants, modifiés ou non par la cellule présentatrice d'antigène, sont présentés au moyen des antigènes d'histocompatibilité de classe I ou de classe II [109]. Une connaissance plus approfondie de la structure de ces molécules pourrait avoir des répercussions importantes dans la mise au point d'un vaccin synthétique [64]. La fonction principale de ces molécules du système HLA est d'assurer la sélection, la fixation et le transport des fragments antigéniques générés dans la cellule phagocytaire et de les présenter au niveau de la membrane cytoplasmique aux lymphocytes T.

Les **cellules lymphocytaires T** possèdent des récepteurs membranaires qui reconnaissent spécifiquement les épitopes mycobactériens combinés aux molécules d'histocompatibilité. En fonction de leurs marqueurs membranaires, les lymphocytes T vont réagir différemment. Les cellules portant les récepteurs CD8, reconnaissent les structures antigéniques liées aux antigènes d'histocompatibilité de classe I ; ce sont les cellules T cytotoxiques dotées d'une activité cytolytique. Elles sont activées par le contact avec des antigènes provenant des bacilles qui se multiplient dans le cytoplasme en dehors des phagosomes, elles provoquent alors la lyse de la cellule présentatrice de l'antigène. Les cellules lymphocytaires CD4 reconnaissent les complexes d'histocompatibilité de classe II et, ayant reconnu l'antigène provenant des bacilles qui se multiplient dans le phagosome, elles subissent une activation. Ces cellules lymphocytaires T élaborent diverses cytokines qui sont les médiateurs de la réponse immunitaire vis à vis des mycobactéries et autres bactéries à développement intracellulaire. Ce sont elles qui sont responsables de l'activation du macrophage.

C'est essentiellement sur ces deux populations lymphocytaires CD4 et CD8 que repose la protection antimycobactérienne. Leur apparition en nombre suffisant demande du temps car elle exige une multiplication suffisante du clone initial. Toutefois, dans les infections à Mycobactéries, d'autres cellules T apparaissent précocement après la contamination, pour réaliser un granulome de type corps étranger qui limite la multiplication des bacilles et permet d'attendre l'immunité spécifique acquise[70].

1.4.2.3 L'activation du macrophage est une conséquence de la reconnaissance de l'antigène par les cellules lymphocytaires T

Quand la cellule T a reconnu, par son site spécifique, l'antigène présenté par le macrophage, celui-ci élabore une monokine, l'interleukine 12 (IL12) qui se fixe sur un récepteur spécifique des lymphocytes CD4 et CD8 et provoque leur activation. Celle-ci a deux conséquences. D'une part, elle favorise la sécrétion de l'interféron γ (INFγ) cytokine majeure qui est un élément essentiel dans l'activation du macrophage et, d'autre part l'interleukine 2 (IL2) qui se fixe sur les lymphocytes et permet leur multiplication clonale.

Au sein des populations de lymphocytes T, CD4 et CD8, ont été reconnues des sous populations définies par leur propriété de sécréter des lymphokines particulières. C'est ainsi qu'au sein des CD4 on distingue, d'une part les lymphocytes **T/CD4/Th1** qui élaborent l'INFγ et IL2. Ils jouent un rôle activateur et favorisent la réponse immunitaire protectrice.

Les lymphocytes **T/CD4/Th2**, sécrètent l'interleukine 4 (IL4) qui exerce un effet modérateur sur la sécrétion des cytokines élaborées par des cellules Th1 (INFγ et IL2), ce qui retentit défavorablement sur l'activation des macrophages et sur la multiplication clonale des cellules T. Ces mêmes lymphocytes sécrètent l'interleukine 10 (IL10) qui diminue le nombre de molécules HLA de classe 2 à la surface des macrophages et, de ce fait, diminue la présentation de l'antigène aux cellules Th1. L'association IL10 et IL4 produit en plus une désactivation du macrophage. Les cellules Th2 ont donc un rôle freinateur de la réponse immunitaire protectrice. En pratique, dans l'obtention d'une réponse immunitaire harmonieuse, les populations Th1 et Th2 ne fonctionnent pas indépendamment mais ont des effets modulateurs croisés [57, 61, 129].

On a donc :

- Un système activateur : l'infection du macrophage par *M. tuberculosis* entraîne l'élaboration de IL12 qui active les cellules T4 et T8. Celles-ci élaborent INFγ et TNFα qui activent le macrophage.
- Les cellules T fabriquent IL2 qui provoque la multiplication clonale des deux populations lymphocytaires.
- Les cellules T8 secrètent le GMCSF qui contribue à l'activation du macrophage. Elle se traduit par une production augmentée de TNFα, la mise en œuvre du système oxydatif, la sécrétion de calcitriol, qui tue les BAAR.
- Un système freinateur élaboré par les lymphocytes : deux lymphokines IL4 et IL10 agissent conjointement pour éviter l'emballement du système activateur. IL10 élaborée par le macrophage et les lymphocytes T4, diminue la production d'INFγ et de TNFα.

Le macrophage activé acquiert des propriétés nouvelles qui se traduisent par :
* L'augmentation de l'activité métabolique.
* L'élaboration d'une hydroxylase qui transforme la vitamine D, en calcitriol actif, accélère l'activation du macrophage et, augmente la quantité de TNFα produite.
* La production du TNFα qui favorise la nécrose tissulaire et est l'origine de la caséification au centre des granulomes.
* La mise en place de différents systèmes antimicrobiens tels que le système oxydatif qui met en œuvre des dérivés toxiques de l'oxygène (H_2O_2, OH^-, O^-), l'élaboration de protéines cationiques de type défensines, la sécrétion des ions nitreux, la captation du fer le rendant indisponible pour la multiplication bacillaire.

Les patients atteints du VIH et de la tuberculose, voient leur réponse type Th1diminuée par rapport à des patients tuberculeux séronégatifs [199].

1.4.2.4 La formation du granulome empêche la dissémination des bacilles et réalise des conditions qui inhibent leur multiplication

Au centre du granulome se tient une suppuration d'un type particulier appelée nécrose caséeuse qui se forme sous l'influence de plusieurs facteurs : lyse cellulaire, ischémie par thrombose des petits vaisseaux... Le caséum est dense, il contient des acides gras, son pH est acide, l'oxygène n'y pénètre pas. Dans cet état, le caséum solide possède un pouvoir inhibiteur sur les bacilles de la tuberculose qui, placés dans cet environnement défavorable meurent en grand nombre. Chez certains sujets, l'action bactéricide est complète, ils sont guéris. Chez d'autres, quelques bacilles survivent en mettant en œuvre des voies métaboliques particulières qui leur permettent de persister dans un état métabolique hypo-actif. Cette hypothèse permet d'expliquer les tuberculoses tardives du vieillard ou celles qui surviennent chez l'immunodéprimé par réactivation de ces bacilles quiescents endogènes quand les potentialités immunitaires de défense diminuent. Pour la plupart des sujets, l'évolution de l'infection sera favorable. Le granulome qui s'est formé empêche la diffusion des bacilles qui sont maintenus dans une zone de nécrose caséeuse qui leur est tout à fait défavorable. La diffusion du processus infectieux est stoppée au stade de primo-infection [70].

1.4.2.5 La nécrose tissulaire

Chez ceux qui entreront dans la phase clinique de la tuberculose, l'évolution s'oriente vers une nécrose importante. Tout semble se passer comme si les macrophages tardaient à être activés. La masse bacillaire devient importante et apporte de grandes quantités de substances antigéniques. La réaction d'hypersensibilité de type retardé se manifeste à plein et favorise le développement d'une nécrose tissulaire importante. Sous l'influence d'enzymes hydrolytiques (protéases, nucléases, lipases) provenant des macrophages qui se lysent, le caséum solide se liquéfie. Cette liquéfaction du matériel nécrotique caséeux est un événement très important pour le patient car il détermine l'évolution vers la tuberculose clinique. En effet, à la différence du caséum solide, le caséum liquide est bien oxygéné et permet, par sa composition, une bonne multiplication des bacilles. La nécrose s'étend de proche en proche, elle intéresse les bronches et les vaisseaux, les bacilles peuvent alors diffuser dans d'autres territoires. Chez les malades du SIDA le déficit en cellules lymphocytaires T ne permet ni la formation du granulome ni l'activation du macrophage, les bacilles transportés par les macrophages essaiment dans tout l'organisme, la tuberculose se généralise [36, 70].

1.5 Les mycobactéries produisant des mycolactones

Les mycolactones sont des toxines lipidiques, hautement pathogènes, produites par des certaines mycobactéries : *M. ulcerans*, *M. liflandii*, *M. pseudoshottsii*, et certaines souches de *M. marinum* [145].

Contrairement à ce que nous venons de voir précédemment, les phases cliniques des mycobactérioses dues à ces espèces ou souches revêtent des aspects particuliers par l'absence ou l'apparition très tardive de granulomes d'une part et d'autre part par la présence constante de nécrose tissulaire importante et ce, due à la présence de mycolactones.

1.5.1 *Mycobacterium ulcerans*

Mycobacterium ulcerans, pathogène émergent à l'origine de l'ulcère de Buruli qui cause des lésions cutanées chroniques et nécrosantes, s'avère être une cause importante de morbidité à travers le monde. Sa prévalence en Afrique de l'Ouest a considérablement augmenté depuis les années 1980. L'ulcère de Buruli est considéré comme la troisième maladie mycobactérienne la plus répandue chez les sujets immunocompétents, après la tuberculose et la lèpre [8].

1.5.1.1 Caractéristiques biologiques

M. ulcerans est une mycobactérie atypique, fortement alcoolo-résistante après coloration de Ziehl-Neelsen. La culture est lente (2 à 4 mois) et difficile ; la température de croissance optimale se situe entre 30 et 32 °C sur des milieux de culture solide pour mycobactéries type Löwenstein-Jensen ou Coletsos. La culture sur milieu liquide type 7H11 ou BACTEC est également possible. Les échecs sont fréquents, en raison de la diminution de la viabilité des bacilles après décontamination. Celle-ci est néanmoins nécessaire pour isoler *M. ulcerans* en primoculture, à partir d'échantillons souvent surinfectés par d'autres micro-organismes [24].

Un des éléments caractéristiques du génome de *M. ulcerans* est la présence d'un plasmide circulaire de 174 kb, pMUM001. Ce plasmide porte un ensemble de gènes codant pour des enzymes géantes, les polykétides synthases (PKS), dont la fonction biologique est la production de mycolactone [160]. Parmi ces gènes, on peut en citer trois, important : mlsA1, mlsA2 et mlsB. D'autres gènes accessoires ont été identifiés dont la MUP053, codant la p450 monooxygenase. Enfin, on trouve sur ce plasmide, chez *M. ulcerans*, plus de 300 copies des séquences d'insertion : IS2404 et IS2606 [162].

Malgré une certaine homogénéité du groupe de *M. ulcerans*, il est possible de distinguer des souches régionales notamment par le nombre de répétitions des séquences en tandem. Ainsi en Afrique 3 génotypes ont été identifiés [77,163]. Puis l'étude du polymorphisme de longueur des fragments de restriction a permis de différencier 6 sous types liés à 6 régions du monde : Afrique, Asie, Asie du Sud, Mexique, Amérique du Sud et Australie [28].

A l'heure actuelle, on distingue trois types de mycolactones produites par ces différents groupes [28, 77, 163] :

- Mycolactone A/B (*M. ulcerans* d'Afrique, Malaysie)
- Mycolactone C (8 souches de *M. ulcerans* isolées d'Australie)
- Mycolactone D (*M. ulcerans* isolées d'Asie)

Nous reviendrons sur les effets pathogènes de la mycolactone dans la partie physiopathologie.

1.5.1.2 Épidémiologie

La majorité des cas sont rapportés en Afrique. Les premiers cas ont été signalés en Ouganda, dans la région de Buruli, en 1961, puis d'autres foyers ont été observés en Afrique centrale, Ouganda, Angola, Cameroun, Congo, Gabon, Soudan, en Afrique de l'Ouest, Bénin, Côte-d'Ivoire, Ghana, Libéria, Nigeria, Togo, Guinée, Sierra Leone. L'Amérique intertropicale est également touchée : Bolivie, Guyane Française, Mexique, Pérou, Surinam. En Océanie, quelques foyers sont répertoriés en Australie, en Papouasie-Nouvelle-Guinée. En Asie, on la retrouve en Indonésie, en Malaisie, à Ceylan, à Sumatra, au Sri Lanka et en Inde. La maladie sévit dans les régions tropicales et subtropicales à climat chaud et humide, exception faite de l'Australie, et apparaît par foyers endémiques circonscrits géographiquement en association avec un écosystème aquatique. Elle fait suite à la modification de l'environnement naturel aquatique : au Nigeria, une épidémie est survenue après la formation d'un lac artificiel ; au Libéria, après la création de terrains marécageux et de canaux d'irrigation pour la riziculture ; en Côte-d'Ivoire, dans la région de Bouaké, après le déboisement et la construction de barrages ; enfin, en Australie, après la construction d'un terrain de golf arrosé par des eaux usées [8].

L'épidémiologie de l'infection à *M. ulcerans* en Afrique se divise en 2 périodes : avant et après 1980. Avant les années 1980, les cas étaient surtout rapportés en Afrique Centrale, Ouganda et Congo principalement. Depuis le début des années 1980, de nouveaux foyers sont apparus en Afrique de l'Ouest. Au Bénin, le nombre de cas cumulés de 1988 à 1997 étaient de 2 300, dont 1 000 cas déclarés pour la seule année 1997. En Côte-d'Ivoire, les premiers cas ont été rapportés en 1976. Une première épidémie à Daloa en 1989 a touché 50 malades. Le nombre de cas cumulés depuis 10 ans est de 10 000 avec actuellement 2000 nouveaux cas par an. Dans la province de Bouaké, la prévalence de l'infection dans cette région est estimée à 200 pour 100 000 habitants. Ces chiffres sous-évaluent probablement la réalité en raison de la méconnaissance de la maladie par les personnels de santé, un dépistage passif de l'infection, un accès aux soins médicaux difficile. Les infections à *M. ulcerans* sont en passe de devenir un problème de santé publique préoccupant en Afrique de l'Ouest, ce dont témoigne le développement récent d'un programme de lutte contre l'infection à *M. ulcerans* sous l'égide de l'OMS [8, 114].

Comme on l'a vu, les infections à *M. ulcerans* se rencontrent principalement à proximité d'un écosystème aquatique (fleuve, cours d'eau, lacs naturels ou artificiels, zones marécageuses ou sols irrigués), supposant donc que l'homme se contaminerait dans l'environnement hydro tellurique.

Marsollier a montré que des punaises aquatiques (les *Naucoris*) pouvaient être un vecteur de *M. ulcerans*, seule mycobactérie pouvant se multiplier dans les glandes salivaires de ces punaises d'eau sans créer de dommages tissulaires apparents [110]. Cette hypothèse avait été avancée pour la première fois en 1999 [140]. Afin d'élucider les processus de colonisation des glandes salivaires des punaises par *M. ulcerans*, une étude à l'échelle cellulaire a été réalisée. Elle a permis de montrer que les bacilles colonisent les punaises lors de l'ingestion de proies hébergeant des bacilles. Une fois dans la cavité du tube digestif, les bacilles franchissent la muqueuse digestive et sont phagocytés par les plasmatocytes de l'hémolymphe. Ceux-ci transportent les bacilles jusqu'aux glandes salivaires, lieu de la multiplication bacillaire. La mycobactérie ne provoquant pas de dégâts dans les glandes salivaires, il est donc supposé que les enzymes présentes dans la salive inactivent la mycolactone [110]. Inversement, le rôle de la mycolactone dans cette colonisation semble primordial, puisqu'un mutant dépourvu de cette toxine est incapable de se maintenir dans les glandes salivaires de l'insecte [110]. Après une étude sur un modèle murin, il semblerait que les souris à qui on a injecté du broyat de glandes salivaires de *Naucoris* développent moins d'ulcères que les souris témoins [114]. De plus, lorsque les Naucoridae infectés piquent une souris, on voit apparaître des lésions comparables à celles de l'ulcère de Buruli [110].

Marsollier a également démontré que la mycobactérie colonisait des plantes aquatiques (algues) sur lesquelles elle forme des biofilms à leur surface [111]. Ce biofilm joue un rôle important dans le développement de la bactérie, et peut représenter en soit un réservoir de l'agent pathogène [113]. Par ailleurs, il a été démontré que les escargots aquatiques étaient des hôtes passifs de *M. ulcerans* : ils peuvent héberger la bactérie sans toutefois lui offrir de bonnes conditions pour sa croissance et sa réplication [112]. Ces escargots aquatiques se contaminent en broutant ces algues et deviennent porteurs.

Ils sont ensuite à leur tour attaqués par les insectes carnivores présents dans les marécages qui non seulement s'infectent et mais aussi permettent à la mycobactérie de se développer dans leurs glandes salivaires comme vu précédemment. Très agressifs, ces insectes sont capables de piquer l'homme qui fréquente ces milieux.

Le cycle épidémiologique de la transmission semble ainsi être établit avec comme vecteur les punaises d'eau et comme réservoir des plantes aquatiques. D'autres pistes ne sont pas pour autant écartées. La bactérie a été identifiée dans des Tilapias au Bénin et au Ghana. La bactérie se concentre dans les branchies par filtration et dans l'intestin des poissons [51]. Ces dernières pourraient représenter une forme de réservoirs mais aucune preuve de la contamination directe à l'homme n'existe à l'heure actuelle. Expérimentalement des lézards (*Anolis carolinensis*) ont pu être contaminés par des aliments infectés [115].

1.5.1.3 Clinique

Si toutes les catégories d'âge peuvent être touchées par la maladie, il semblerait que les 2-15 ans soit plus sensibles. Peu de facteurs de risques sont à ce jour identifiés, une étude a montré que le variant S ou C de l'hémoglobine ne semble pas modifier la sensibilité de l'individu à l'ulcère de Buruli en revanche, il semblerait que les patients qui présentent une ostéomyélite ont plus fréquemment une hémoglobinopathie HbSS/SC que les patients qui ne développent pas d'ostéomyélite [125]. Néanmoins, l'utilisation de la Small Heat Shock Proteine de 18 kiloDalton comme marqueur sérologique montre que beaucoup de patients qui n'ont jamais présenté d'ulcère de Buruli, ont des anticorps contre cette protéine dans les régions d'endémie. En revanche, dans les régions où l'on ne rencontre pas l'ulcère de Buruli, on retrouve peu de sérum présentant des anticorps anti-18 kDA-SHSP. Cela montre que seule une petite proportion de personnes infectées par *M. ulcerans* développerait la maladie [46].

La maladie chez l'homme évolue en 3 phases [8, 24].

La phase pré-ulcérée ou nodulaire est caractérisée par une tuméfaction sous-cutanée papulo-nodulaire ferme, non adhérente aux plans profonds, indolore, à extension centrifuge, habituellement asymptomatique, parfois prurigineuse. Après un délai variable de quelques jours à 4 mois, la lésion devient fluctuante avant de s'ulcérer. Dans certains cas, la lésion initiale se limite à un œdème localisé, inconstamment inflammatoire mimant une cellulite infectieuse.

La phase ulcérée est annoncée par l'élimination du sphacèle cutané qui laisse place à un ou plusieurs ulcères profonds, atteignant l'aponévrose, avec un décollement caractéristique des bords. La nécrose peut s'étendre en périphérie, de proche en proche, ou dans les plans profonds aux fascias, aux muscles, aux nerfs ou aux os. Les lésions sont indolores. Le fond de l'ulcère est fibrineux et inflammatoire, recouvert de fausses membranes gris jaunâtre. Les ulcères sont de taille variable, ils peuvent parfois intéresser tout un membre.

Enfin, *la phase de cicatrisation* démarre à partir des bords. La coexistence de lésions d'âges différents confère à ces ulcères un aspect bigarré caractéristique. Les délais de cicatrisation peuvent atteindre plusieurs mois, voire années en cas d'ulcères étendus, alourdissant dans ces derniers cas les séquelles. Celles-ci mettent en jeu le pronostic fonctionnel et esthétique. Dans d'autres cas, les lésions évoluent de façon chronique avec de fréquentes rechutes.

Les formes cliniques avec atteinte ostéo-articulaire (ostéites, ostéo-arthrites, ostéomyélytes) ne sont pas rares. S'il est facile d'expliquer ces infections qui se développent à proximité d'une ulcération, il est en revanche plus surprenant d'observer des ostéomyélites primitives. La diffusion par voie hématogène ou par voie lymphatique sont incompatibles avec la température de croissance de *M. ulcerans*. Nous ne sommes, semble-t-il, pas à l'abri d'une éventuelle adaptation de la souche à des températures plus élevées [24]. Néanmoins, aucune forme septicémique n'a pour l'instant été rapportée.

1.5.1.4 Physiopathologie de *M. ulcerans*

Contrairement aux autres pathogènes mycobactériens, *M. ulcerans* est majoritairement extracellulaire, bien que des modèles d'infection dans la souris suggèrent l'existence d'une vie intracellulaire transitoire. L'aspect histologique de l'infection à *M. ulcerans* est caractéristique, avec une prédominance des lésions nécrotiques au sein de l'hypoderme. La réaction cellulaire est discrète, sans granulome, et surtout les zones de nécrose s'étendent à distance des zones colonisées par *M. ulcerans*. Le granulome apparaît à la phase tardive de cicatrisation. Cet aspect particulier pour une mycobactérie est dû à la mycolactone, cette toxine lipidique évoquée plus haut.

Comme d'autres mycobactéries, *M. ulcerans* connaît une phase intra-cellulaire dans les macrophages : la bactérie est phagocytée, se multiplie dans le macrophage puis entraîne la lyse de la cellule infectée [177]. La mycolactone a toujours été soupçonnée de jouer un rôle important dans la pathogénicité de l'ulcère de Buruli. En effet, son inoculation en intra dermique chez le cobaye entraîne une lésion très comparable à celle de l'ulcère de Buruli. Alors que l'inoculation de *M. ulcerans* mutantes non productives de mycolactones se révèle non pathogène [62]. Les récentes publications confirment son rôle primordial dans la pathogénicité de *M. ulcerans* [32, 176].

Les mycolactones induisent une apoptose *in vivo* et *in vitro*. Cet effet cytopathogène est observé dès des concentrations aussi basses que 2 pg/ml [62]. L'apoptose s'accompagne également d'un rapide changement de la perméabilité et de la nécrose des cellules touchées [176].

Les mycolactones inhibent la phagocytose par les macrophages de *M. ulcerans*. Elles provoquent une infection extracellulaire avec une très faible réaction inflammatoire. En l'absence de cellules inflammatoires, les réplications locales (*M. ulcerans* ne semble pas mobile) conduisent à la formation de micro colonies apportant alors des concentrations importantes de mycolactones. Par apoptose et nécroses cellulaires locales, notamment des adipocytes, il s'ensuit une libération d'acides gras, créant un environnement hydrophobe et facilitant la diffusion des mycolactones. De fait, les cellules inflammatoires sont d'autant plus rapidement tuées (par apoptose et nécrose) qu'elles rencontrent des concentrations élevées de mycolactones. Ceci permet de limiter voire d'empêcher l'amplification d'une réponse immunitaire initiale. A l'inverse, sans mycolactone, M. ulcerans se comporterait comme n'importe qu'elle autre mycobactérie avec un développement intracellulaire au milieu d'une forte réaction inflammatoire [160].

L'action de la mycolactone sur les cellules dendritiques a par ailleurs été démontrée : elle bloque leur maturation, leur migration vers les nœuds lymphatiques, leur capacité à activer les lymphocytes T et à produire des médiateurs de l'inflammation, ainsi elle perturbe l'initiation de la réponse inflammatoire et le recrutement des cellules de l'inflammation [32]. De plus, elle inhibe la production de Tumor Necrosis Factor par les macrophages que la bactérie infeste ce qui empêche le contrôle de l'infection [176]. Tout ceci contribue à son action immunosuppressive.

M. ulcerans est donc à l'origine d'une grave infection, il est donc important de développer des techniques diagnostiques sures. La caractérisation génétique peut servir de base au diagnostic. En parallèle, deux techniques de PCR multiplex ont été développées [59].

Le traitement est aujourd'hui essentiellement chirurgical mais une association rifampicine, streptomycine donne de bons résultats [27, 97].

1.5.2 *M. liflandii*, *M. pseudoshottsii* et *M. marinum* produisant une mycolactone

Récemment encore, la production de mycolactone était attribuée spécifiquement à *M. ulcerans*. Cependant en 2004, une nouvelle mycobactérie, ulcerans-like, contenant les deux séquences IS2404 et IS2606 a été isolée lors d'une épizootie chez des *Xenopus tropicalis* dans un laboratoire aux Etats-Unis. Elle a également été décelée chez des *X. laevis* [178]. Cette mycobactérie ulcerans-like possédait une version du plasmide pMUM d'ulcerans avec tous les gènes codant pour une mycolactone, à l'exception de MUP053 codant pour la p450 monooxygénase.

La bactérie fut baptisée *M. liflandii* et une nouvelle mycolactone, la quatrième, nommée « **mycolactone E** » caractérisée [124, 178].

M. liflandii, à l'instar de *M. ulcerans* chez l'homme, provoque des lésions ulcératives, œdémateuses à localisation cutanée. En revanche, à la différence de *M. ulcerans*, elle a été décrite comme provoquant des maladies systémiques fatales chez les Amphibiens [124, 178].

De plus on remarque que la prévalence des granulomes est plus importante chez *liflandii* que chez *ulcerans*. Pour *M. ulcerans*, rappelons son action immunosuppressive. Signalons aussi l'absence chez la plupart des souches d'ulcerans des gènes *esxA* et *esxB* codant respectivement pour les protéines hautement antigéniques ESAT-6 et CFP-10. Les études de Mve-Obiang et de ses collaborateurs ont démontré justement la présence de ces gènes chez *M. liflandii*. D'après les auteurs, cette présence pourrait expliquer la formation de granulomes chez les Amphibiens avec *M. liflandii* [178].

En 2005, *M. liflandii* a de nouveau été identifié comme l'agent causal de l'épizootie d'une colonie *Xenopus tropicalis* dans un laboratoire belge, celui que nous avions visité en 2004 [164]. Les auteurs suggèrent que les animaux importés étaient déjà infectés avant leur arrivée en Europe. Les lésions observées étaient similaires à ceux décrits par Trott et al[178] : ascite, ulcères cutanés. Lors de cette épizootie, tous les animaux autopsiés présentaient une culture positive pour les mycobactéries sur au moins un organe (incluant les ovaires). De nombreux BAAR étaient présents dans les reins, la surface de l'épithélium de la vésicule biliaire et l'oviducte. Les BAAR étaient en revanche absents dans les poumons, le foie, le squelette appendiculaire [164].

Toujours en 2005, juste une année après la découverte de *M. liflandii*, une nouvelle mycobactérie a été isolée lors d'une épizootie de mycobactériose chez des bars d'Amérique (*Morone saxatilis*) capturés dans la baie de Chesapeake ou dans certaines des rivières qui s'y jettent (York River et Rappahannock River). La bactérie présentait également les séquences IS2404 et IS2606 et partageait plus de 98% d'homogénéité des séquences des nucléotides avec *M. ulcerans*, *M. marinum* et *M. shottsii*. De plus, des analyses approfondies ont révélé la présence d'un plasmide pMUM-like avec les gènes *mls* codant pour les mycolactones. La mycobactérie fut baptisée **M. pseudoshottsii** et la mycolactone, « **mycolactone F** » [145].

Plus surprenant, parmi les nombreux cas reportés de mycobactérioses chez les poissons dues à *M. marinum*, des épizooties particulières ont été décrites dans la Mer Rouge et en Méditerranée. La souche de *M. marinum* isolée dans la Mer Rouge est observée dans l'environnement marin d'Israël et présente une inhabituelle importante virulence. Il a été démontré que ces souches (Méditerranée et Mer Rouge) produisaient une toxine, une mycolactone identique à la mycolactone F. Ces **M. marinum produisant une mycolactone** (MMPM) et *M. pseudoshottsii* présentent après analyse PCR, tous les gènes codant pour les mycolactones à l'exception, comme pour *M. liflandii*, de MUP053. Tous également possèdent la séquence IS2404. Comme les autres mycolactones, la mycolactone F induit une apoptose et nécrose [145].

Nous voyons qu'en quelque années seulement la problématique « mycobactériose » révolutionne 25 ans de croyance où seul *M. ulcerans* produisait une mycolactone et que la séquence IS2404 était spécifique de l'espèce. Ainsi, la production de mycolactone ne serait pas une caractéristique de *M. ulcerans*, mais d'un ensemble de bactéries dérivées de *M. marinum*. L'analyse génétique comparative de toutes ces mycobactéries produisant une mycolactone suggérerait effectivement un ancêtre *M. marinum* commun. L'acquisition du plasmide avec la capacité qui en découle : la production de mycolactone, est certainement un élément clef de la différenciation de ces espèces [196].

Il n'y a pas pour l'instant de cas décrits de pathologie humaine due aux mycolactones E et F. La barrière de la température interdit des infections massives chez les Mammifères. Cependant, ces mycobactéries aquatiques produisant une mycolactone pourraient représenter un important réservoir de gènes pour de nouveaux pathogènes humains.

Les épizooties que nous avons suivies et que allons aborder dans les chapitres suivants, illustrent les différents processus pathologiques précédemment décrits. Nous réalisons à la lumière de cette introduction, l'importance de notre investigation de l'épizootie causée par *M. liflandii*, un exemple concret de l'émergence d'une nouvelle pathologie.

II - Epizootie de *M. szulai* dans l'animalerie *tropicalis* du Museum – RDDM

2.1 Contexte

Suite à la demande du Pr. Amaury De Luze, vers le début mars 2003, nous avons effectué plusieurs examens cliniques sur des *Xenopus laevis* et *Xenopus tropicalis*.

Les animaux, soit étaient atteints d'un syndrome général (amaigrissement, baisse de forme), soit présentaient un symptôme particulier (nodule sous cutané, dépigmentation…).

Ces examens rentraient également dans le cadre d'un bilan sanitaire de « routine » en vu d'une future réorganisation des locaux du service.

2.2. Matériel et Méthodes

Début mars 2003, 2 *Xenopus laevis* et 12 *Xenopus tropicalis* ont ainsi été expertisés. Les animaux ont tous subi un examen clinique « classique » : palpation, auscultation, examen des différents organes.

Certains ont fait l'objet d'examens complémentaires avec anesthésie générale préalable : prise de sang avec frottis, endoscopie. Enfin, elles ont été autopsiées et les lésions trouvées montées en coupes histologiques. Une partie des prélèvements ont également fait l'objet de recherche bactériologique.

2.3. Résultats

2.3.1 *Xenopus laevis*

Les deux *X. laevis* vivaient dans des aquariums à température ambiante (< 20°C). Cachectiques, ils présentaient à l'examen endoscopique des granulomes sur la muqueuse gastrique, le parenchyme hépatique et sur le péritoine.

L'examen histologique s'est intéressé aux organes suivants : foie, péricarde, myocarde, rate, estomac et revêtement cutané. Les prélèvements de péricarde, ou de myocarde et de rate ne présentaient pas de lésion histologique notable. Le foie était le siège d'une surcharge glycogénolipidique diffuse, marquée, tous les hépatocytes paraissant munis d'un cytoplasme très clair. On n'observait pas toutefois d'images de dégénérescence hépatocytaire. L'examen du prélèvement d'estomac révélait, au niveau de la séreuse gastrique, plusieurs sections d'éléments parasitaires. Il s'agissait de parasites de type vermineux pourvus d'une cuticule assez épaisse et possédant une cavité cœlomique peu importante, visible en périphérie des sections du tube digestif. Ces parasites sont environnés par une épaisse coque fibreuse, fortement collagénisée et focalement imprégnée de sels de calcium.

Il s'agissait de nématodes (photos 56, 57 et 58). Leur morphologie pourrait correspondre au parasite du genre *Contracaecum*, pouvant s'observer au niveau de la paroi gastrique chez certaines espèces d'amphibiens. On observait également, au sein de la musculeuse de l'estomac, une lésion nodulaire, bien circonscrite contenant un matériel nécrotique focalement imprégné de sels de calcium. Il s'agissait probablement d'un vestige parasitaire. La muqueuse ne présentait pas de caractère inflammatoire.
Le dernier prélèvement intéressait le revêtement cutané. On observait, focalement, une zone de fibrose probablement cicatricielle, du derme. Ce territoire était dépourvu de structures glandulaires et était occupé par un tissu fibreux par endroit discrètement œdémateux. Il s'agissait très certainement d'une lésion cicatricielle, pouvant faire suite à un traumatisme.
Donc pour les *X. laevis*, nous étions surtout en présence d'une parasitose. Nématodes observés au niveau de la séreuse ou de musculeuse de l'estomac qui pouvaient correspondre à des parasites du genre *Contracaecum*. Les sujets comportaient par ailleurs un territoire de fibrose cicatricielle au niveau cutané, probablement d'origine traumatique.
Un frottis sanguin a révélé des éléments intra érythrocytaires *a priori* sans signification pathologique.

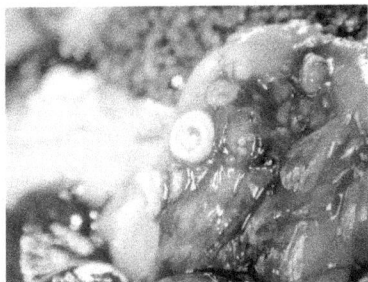

Photo 56 : Nombreux nématodes sur la paroi de l'estomac d'un *X. laevis*

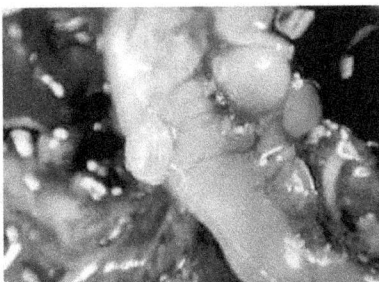

Photo 57 : Nématodes sur la paroi digestive d'un *X. laevis.*

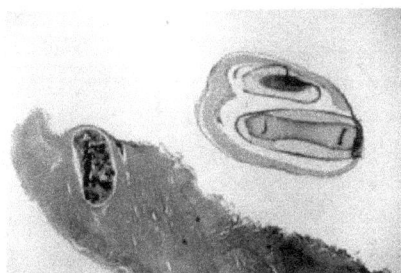

Photo 58 : Aspect histologique du nématode, genre *Contracaecum* se logeant surtout au niveau de la muqueuse gastrique d'un *X. laevis*

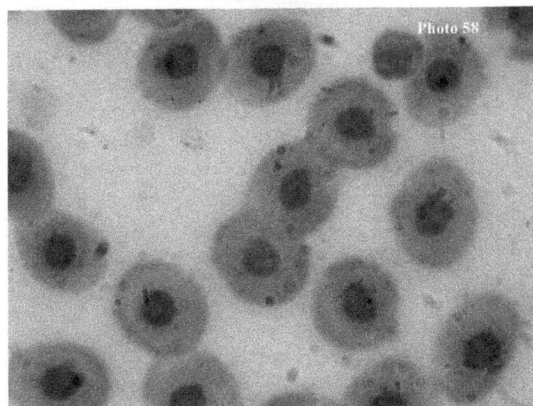

Photo 59 : Un frottis sanguin d'un *X. laevis* a révélé des éléments intra érythrocytaires *a priori* sans signification pathologique.

2.3.2 *Xenopus tropicalis*

2.3.2.1 RESULTATS CLINIQUES

Les deux *X. tropicalis* ne possédaient aucune historique clinique. Ils perdaient du poids et étaient émaciés. Le stock de *X. tropicalis* était élevé sous des conditions artificielles (avec un rythme nycthéméral respecté, 12/12) et séparé

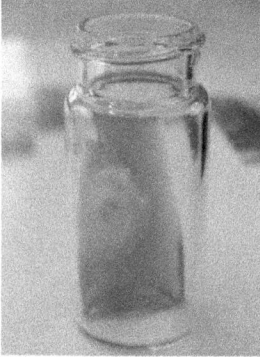

en deux groupes de 55 spécimens. Chaque groupe était maintenu dans des grands bacs de 300 litres. L'eau était maintenue entre 26 - 28°C. L'examen clinique révélait des signes de traumas, assez rares mais néanmoins présents. On peut citer, les lésions des pattes et du rostre. Le diagnostic du traumatisme a été posé suite à des résultats négatifs sur les recherches d'agents infectieux. L'un présentait une lésion dermique. L'origine mycologique a été suspectée suite à des cultures positives sur milieu spécifique. Mais les plus notables signes cliniques étaient une cachexie avec atrophie musculaire. L'un des *X. tropicalis* présentait également une masse intracœlomique

Photo 60 : L'origine mycologique a été suspectée suite à des cultures positives sur milieu spécifique.

facilement palpable. L'examen laparoscopique de la cavité cœlomique des deux spécimens s'est effectué sous anesthésie avec l'isoflurane. Sur les deux, nous découvrons plusieurs granulomes hépatiques.

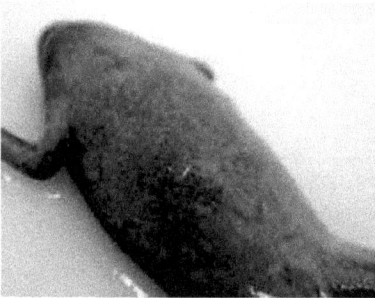

Photo 61 : L'un des *tropicalis* présentait également une masse intracœlomique facilement palpable.

2.3.2.2 Diagnostic de la mycobacteriose

Sur les deux sujets, plusieurs granulomes hépatiques sont notés. Les animaux ont été euthanasiés avec du tricaine méthanesulfonate (MS-222). A l'autopsie, on observait pour l'un, une masse, solitaire, large (5 mm de diamètre), pédonculée, attachée à la surface de foie avec une extension dans le parenchyme hépatique. Le nodule était pale, jaunâtre et ne pouvait se distinguer d'un néoplasme.

A l'inverse, l'autre présentait de multiples nodules sur la séreuse du foie et des intestins.

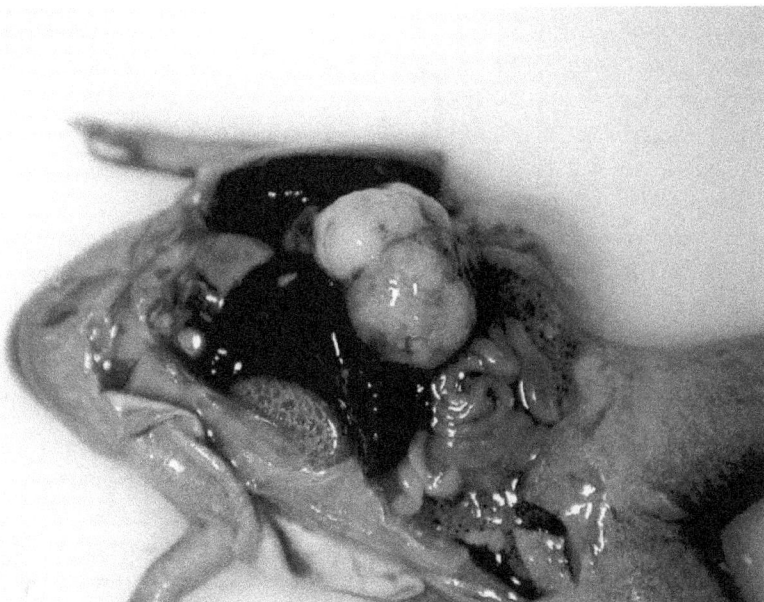

Photo 62 : Présence d'une importante masse, attachée à la surface de foie avec une extension dans le parenchyme hépatique.

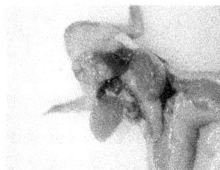

Photo 63 : Multiples nodules sur la séreuse du foie et des intestins sur l'autre *tropicalis*.

Des échantillons de foie, poumon et peau ont été envoyés pour des analyses histologiques. Sur le premier sujet, aucune lésion histologique notable n'était visible au niveau du poumon ou du revêtement cutané. Le foie était le siège d'une surcharge glycogénolipidique diffuse assez marquée. On observait par contre une lésion nodulaire d'assez grande taille. Elle résultait de la coalescence de multiples granulomes, certains possédant un centre nécrotique. Ces granulomes comportaient exclusivement des cellules macrophagiques. Ils étaient parfois délimités par une fine capsule fibreuse modérément infiltrée par de petits lymphocytes bien différenciés, associés à de rares plasmocytes (photo 64).

Après coloration de Ziehl, ont pu être identifiés de très nombreux bacilles acido-alcoolo-résistants au sein de ces lésions granulomateuses, y compris en dehors des territoires de nécrose (photo 65). Il s'agissait donc d'une mycobactériose.

Sur le second sujet, le poumon ne présentait pas non plus de lésion notable. On retrouvait en revanche au niveau hépatique, un large territoire d'inflammation granulomateuse. On observait ici d'assez rares granulomes, mais plutôt un infiltrat diffus de cellules macrophagiques. Mais on retrouvait, au sein de ces territoires, de très nombreux bacilles acido-alcoolo-résistants.

Sur les deux autres sujets, ont donc été identifiés une hépatite granulomateuse d'origine mycobactérienne.

Des endoscopies sur 6 autres *Xenopus tropicalis*. Ces examens révèleront des lésions granulomateuses sur la grappe ovarienne et les poumons. Les animaux ont ensuite été euthanasiés et des prélèvements envoyés à l'histologie pour confirmation de la suspicion de mycobactériose.

Deux prélèvements hépatiques, deux fragments de sacs aériens, et deux prélèvements d'ovaires ont été envoyés. Ces deux derniers prélèvements intéressaient strictement des territoires nécrotiques et inflammatoires et ne comportaient pas de tissu normal. Sur le premier prélèvement hépatique examiné, ne sont plus identifiés que de rares travées hépatocytaires ainsi que des amas de cellules pigmentées. Le parenchyme était remplacé par de multiples granulomes, coalescents. Ces granulomes correspondaient à un assemblage de macrophages à morphologie épithélioïde. Après coloration de Ziehl on retrouvait, au sein de ces granulomes, d'assez nombreux bacilles acido-alcoolo-résistants. Les granulomes étaient beaucoup moins nombreux sur le second prélèvement hépatique. Ils offraient toutefois un aspect histologique similaire et comportaient aussi des bacilles acido-alcoolo-résistants après coloration de Ziehl.

Sur les deux prélèvements intéressant strictement des territoires nécrotiques ou inflammatoires des ovaires : l'un d'eux présentait de larges plages de nécrose focalement imprégnées de sel de calcium et en périphérie des plages nécrotiques, on retrouvait des granulomes. Sur le second prélèvement sont identifiés uniquement des granulomes coalescents. Sur ces deux prélèvements de nouveau, y compris au sein des territoires nécrotiques, des bacilles acido-alcoolo-résistants plus nombreux que ceux précédemment observés au niveau hépatique étaient notés. L'un des deux sacs aériens examinés ensuite ne présentait pas de lésion notable. Sur le second sont identifiés de place en place de petits amas de macrophages à cytoplasme spumeux. On retrouvait dans le cytoplasme de ces cellules macrophagiques de rares bacilles acido alcoolo-résistants après coloration de Ziehl. Nous avions bien la confirmation de la présence de mycobactéries sur la plupart des prélèvements transmis à l'exception d'un seul prélèvement de sac aérien qui n'offrait pas de lésion notable. Le diagnostic de mycobactériose était confirmé. Mais à ce stade, l'espèce de mycobactérie n'avait pas encore été identifiée.

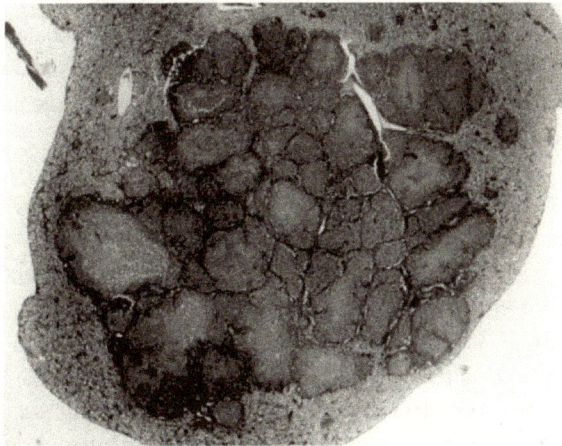

Photo 64 : Hépatite granulomateuse avec un centre nécrotique sur un *X tropicalis*.

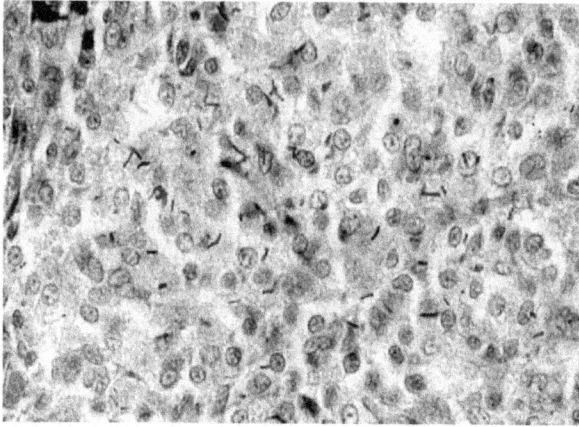

Photo 65 : On visualise dans le parenchyme hépatique d'un *X. tropicalis* des bacilles acido alcoolo-résistants après coloration de Ziehl.

2.3.2.3 IDENTIFICATION DE LA SOUCHE MYCOBACTERIENNE

Trois *X. tropicalis* (xt1, xt2, xt3) apparemment en bonne santé, sans historique clinique, vivant dans le même aquarium que les individus cliniquement atteints, ont été prélevés au hasard et euthanasiés. Les autopsies ont été effectuées dans les locaux du service de bactériologie de l'Ecole Nationale Vétérinaire d'Alfort avec le Pr. Boulouis. Nous y découvrons de multiples nodules de 1 à 3 mm de diamètre sur la rate (xt1), le foie et la rate (xt2) et seulement un petit nodule sur le foie (xt3).

Des échantillons d'organes lésés ont été prélevés et envoyés au Service de bactériologie de l'hôpital Henri Mondor pour une recherche de bacilles de Koch et autres mycobactéries. Ils ont subi à leur arrivée un traitement fluidifiant et décontaminant à la N acétyl-cystéine soude à 2% puis concentrés par centrifugation. Ensuite, le culot est remis en suspension dans 1 ml d'une solution tamponnée stérile additionnée d'albumine bovine à 0,1%. Une goutte de cette suspension est étalée sur une lame porte objet. Les frottis sont ensuite colorés avec la coloration de Ziehl Neelsen. On retrouve de nombreux bacilles acido-alcoolo-résistants pour xt1 et xt2. Mais pour xt3, l'examen microscopique est resté négatif.

Les culots de chaque xénopes sont ensuite ensemencés sur d'une part des milieux de culture liquide contenant de la polymyxine B, amphotericine B,

136

acide nalidixique, trimethoprime, azlocilline et vancomycine (Mycobacterial Growth Indicator Tubes— MGIT, Becton Dickinson) et d'autre part, sur milieux solides Löwenstein-Jensen et Coletsos.

Les milieux de Löwenstein-Jensen et Coletsos contiennent des œufs ou extraits d'œufs, qui apportent des vitamines et sont inhibiteurs de diverses substances toxiques, de l'amidon de pomme de terre, des sels minéraux, du glycérol et du vert de malachite, colorant qui inhibe la croissance d'éventuels contaminants. Ils sont sensibles à la plupart des espèces de mycobactéries et en particulier les bacilles de la tuberculose qui s'y développent facilement. Le milieu de Coletsos est un milieu enrichi. Il contient davantage d'œuf, du pyruvate de sodium, de la cendre d'anthracite et une solution d'oligo-éléments. Il est particulièrement indiqué pour la croissance des mycobactéries exigeantes : *M. bovis*, *M. africanum* ainsi que celle de certaines mycobactéries atypiques également exigeantes : *M. xenopi*, *M. malmoense*, *M. triplex*... Les techniques sur milieux liquides ont été élaborées pour pallier la lenteur du développement des colonies sur milieux solides. Placée en atmosphère confinée, la croissance microbienne est mise en évidence, soit par la mesure de la consommation d'oxygène, soit par la mesure de la production d'anhydride carbonique. Seulement, l'utilisation des milieux liquides ne permet ni l'observation, ni le dénombrement des colonies. Les deux types de milieux sont complémentaires et la sensibilité du résultat final est améliorée [154].

Les cultures étaient incubées à 22°C, 30°C, 37°C et 42°C. Toutes les croissances étaient contrôlées tous les 3 jours pendant 6 semaines.

De nombreuses colonies scotochromogènes poussent lors des contrôles à J0 + 12 jours sur milieux solides à 30°C et 37°C pour xt1 et xt2. On observe la croissance d'une seule colonie pour xt3 au bout de 17 jours, dans les mêmes conditions.

Des extractions d'ADN ont été réalisées à partir des cultures. Des identifications moléculaires par hybridations avec des sondes ADN de complexe *tuberculosis*, complexe *avium*, *Mycobacterium xenopi*, *M. kansasii*, *M. gordonae* ont toutes été négatives (AccuProbes, Gen-Probe Inc, USA). De nouveau, à partir des cultures, l'ADN mycobactérien a été extrait. La région d'ADN codant pour l'espace 16S-23S ribosomal (ARNr) des espèces du genre *Mycobacterium* a été amplifiée par PCR selon la technique Inno-LiPA Mycobacteria assay (Innogenetics, USA) puis hybridée avec 13 sondes spécifiques d'espèces de mycobactéries. Toutes les hybridations ont été négatives.

A ce stade, la conclusion partielle était que nous étions en présence d'une mycobactérie du groupe II probablement proche de l'espèce *M. gordonae*. La souche a été envoyée au service bactériologique du Groupe Hospitalier Pitié-Salpêtrière pour une identification par séquençage du gène codant pour l'ARNr16S.

Ce séquençage a permis de déterminer la séquence du nucléotide de 500 bp du gène codant pour l'ARNr16S. Cette séquence a ensuite été comparée les bases de données RIDOM [73], BIBI [45] et NCBI gènes banque et a montrée une concordance parfaite (100%) avec le gène codant pour l'ARNr16S de *M. szulgai*.

Vu le caractère zoonotique potentiel et le fait qu'il n'existe pas de traitement efficace contre les mycobactérioses des amphibiens, l'euthanasie de tout le stock de *X. tropicalis* a été proposé et effectué fin 2003.

Recherche de BK et autres mycobactéries	
Examen direct :	Nombreux bacilles acido-alcoolo-résistants
Culture milieux solides (broyat) :	Assez nombreux
Culture milieu liquide (broyat) :	Positive
Identification moléculaire par hybridation (GeneProbe)	
Complexe *tuberculosis* :	Négatif
Complexe *avium*	Négatif
Mycobacterium xenopi	Négatif
Mycobacterium kansasii	Négatif
Mycobacterium gordonae	Négatif
Identification moléculaire par PCR + Hybridation (INNO-LIPA – INNOGENETICS)	Hybridation avec la sonde genre *Mycobacterium* Absence d'hybridation avec les sondes spécifiques
Séquençage du gène codant pour l'ARNr16S.	Concordance parfaite avec le gène codant pour l'ARNr16S de *M. szulgai*.

Tableau 35 : Processus d'identification spécifique de la souche mycobactérienne

2.4 Discussion

2.4.1 *Mycobacterium szulgai*

M. szulgai est une mycobactérie atypique encore méconnue. Quelques cas sont décrits chez l'Homme. En revanche, ce rapport constitue la première description de cette mycobactérie chez un amphibien.

C'est en 1972 que cette espèce a été identifiée par Jenkins, Marks, Schaeffer au cours d'une étude des lipides de souches scotochromogènes par chromatographie en couche mince [86]. Au sein de souches appartenant aux espèces *M. scrofulaceum, M. xenopi, M. aquae, M. gordonae, M. flavescens*, un profil original se dégageait qui prit le nom de *M. szulgai* (du nom d'un microbiologiste polonais Cr. Szulgai).

Il n'y a pas eu d'études systématiques pour identifier les niches écologiques de *M. szulgai*. En 2002, une augmentation importante des isolements de *M. szulgai* a été observée au Texas [200]. Le germe a été isolé d'une citerne d'eau servant à l'alimentation de l'hôpital.

Mais d'une façon générale, on peut dire que *M. szulgai* est une mycobactérie de l'environnement comme la centaine d'espèces mycobactériennes autres que les bacilles de la tuberculose et de la lèpre. Ces germes sont très fréquemment retrouvés dans le sol, la végétation, l'eau douce et l'eau de mer, mais aussi l'eau traitée (piscines, eau potable). On les isole également de biofilms, aérosols et poussières. Finalement, ces mycobactéries sembleraient représenter la flore normale de l'eau (même traitée) et du sol. Non seulement elles persistent dans ces environnements mais s'y multiplient.

L'aspect morphologique après coloration de Ziehl est peu évocateur. Bacilles modérément longs avec quelques granulations rappelant les rayures de *M. kansasii*. Il pousse en deux semaines sur milieu à l'œuf. Les colonies sont lisses ou rugueuses, parfois à bords irréguliers. Bien qu'un certain nombre de souches soient non pigmentées, une des caractéristiques essentielles de *M. szulgai* est liée à sa pigmentation. Photochromogène après culture à 25°C, scotochromogène à 37°C. La croissance se fait de 25°C à 37°C, il ne pousse pas à 42°C. Les séquences de l'ARN 16 S de *M. szulgai* sont voisines de celles de *M. malmoense* [24].

2.4.2 *Mycobacterium szulgai*, les risques pour l'Homme et notamment pour les animaliers

Parmi la centaine d'espèces décrites à ce jour, une trentaine (dont *M. szulgai*) est plus fréquemment impliquée en clinique humaine. *M. szulgai* est ainsi susceptible de manifester un pouvoir pathogène chez l'Homme. Les lésions pulmonaires sont les plus fréquemment observées, notamment chez des sujets immunodéprimés [54, 80, 106, 108].

Les autres sites affectés par *M. szulgai* sont les testicules, les tendons, les os (avec ostéomyélites), les tissus lymphoïdes, la peau et les yeux [81, 84,107].

Si les infections pulmonaires sont les plus fréquentes, elles sont aussi associées à des facteurs pulmonaires prédisposant (séquelles de tuberculose, silicose, pneumoconiose, etc.). Il n'a jamais été démontré de transmission de personne à personne. Des cas groupés familiaux ont été rapportés mais leur étude a mis en évidence des mutations génétiques accroissant la sensibilité aux infections mycobactériennes et dont le mécanisme commun est la détérioration de l'immunité dépendante de l'IL12 et médiée par l'interféron [24].

L'acquisition des infections pulmonaires s'effectuerait au contact de l'environnement, *via* des aérosols. La paroi mycobactérienne riche en lipides confère une forte hydrophobicité aux cellules et la capacité de former facilement des aérosols. Des études effectuées dans l'environnement ont mis en évidence la présence de mycobactéries dans les aérosols générés naturellement par une rivière. La formation d'aérosols mycobactériens, leur dessiccation dans l'air et leur transport par le vent expliqueraient l'incidence élevée d'infections à mycobactéries dans les régions où l'isolement de ces mêmes espèces est fréquent dans l'environnement (Catherine Vincent, Com. Pers.).

A l'inverse de ce qui est observé en tuberculose, l'isolement d'une mycobactérie chez un individu ne signe pas un diagnostic de mycobactériose. L'omniprésence des mycobactéries dans l'environnement a pour conséquence des colonisations fréquentes des voies aériennes supérieures, du tractus digestif et de la peau. Des mycobactéries potentiellement pathogènes ont été isolées de la peau ou de selles de volontaires sains. L'isolement de mycobactéries sans rôle étiologique à partir de prélèvements broncho-pulmonaires est fréquent. De tels isolements peuvent représenter des événements transitoires ou une colonisation, définie comme l'établissement d'une mycobactérie dans la flore d'un patient sans pathologie associée ni invasion tissulaire. La colonisation des voies aériennes supérieures peut entraîner des intradermo-réactions positives à la tuberculine. Ces réponses restent généralement faiblement positives et sont dues aux réactions croisées entre espèces mycobactériennes.

Le diagnostic de mycobactériose pulmonaire est exigeant en termes de critères cliniques, radiologiques et bactériologiques. Il ne peut être porté que chez des patients symptomatiques présentant soit des images radiologiques avec des lésions cavitaires, nodulaires ou d'infiltrat soit des images tomographiques mettant en évidence une dilatation des bronches multifocale et/ou de multiples petits nodules. De plus, au moins 3 prélèvements broncho-pulmonaires doivent être effectués pour chaque patient, avec des résultats de culture et/ou d'examen microscopique positif (consulter le détail des critères de l'American Thoracic Society). Enfin, les autres causes étiologiques possibles doivent être éliminées et un expert doit être consulté [24].

A partir de ces généralités sur les mycobactéries de l'environnement, comment évaluer le risque d'exposition à M. szulgai pendant la période où l'élevage de xénopes de la Ménagerie du Jardin des Plantes était contaminé par M. szulgai ?

Pour le personnel en charge des aquariums, on peut retenir 2 sortes de risque, par contact et par inhalation d'aérosols potentiellement infectieux.

Le risque d'infections cutanées existe pour les personnes qui manipulent les aquariums, lavent les parois et présentent un contact cutané avec l'eau souillée. La voie d'entrée est alors une effraction cutanée préexistante ou une blessure/égratignure occasionnée pendant la manipulation. La plupart des cas se développent de 4 à 8 semaines après la contamination potentielle de la plaie cutanée.

En conclusion, aucune attitude alarmiste ne doit prévaloir. Le risque d'infection pulmonaire est faible comme cela a été exposé précédemment chez les personnes qui ne présentent pas d'immunodépression marquée soit systémique soit pulmonaire. Compte-tenu de l'exposition, il semble peu probable que des infections pulmonaires à M. szulgai se développent chez un personnel en bonne santé. Ce dernier point pourrait être vérifié, à savoir qu'aucun diagnostic d'immunodépression n'a été porté depuis la période d'exposition potentielle à *M. szulgai*.

Enfin pour mémoire, en ce qui concerne le traitement chez l'homme. *M. szulgai* est habituellement sensible, *in vitro*, aux antibiotiques suivants: rifampicine, rifabutine, kanamycine, éthambutol, clarithromycine, amikacine ; montre une résistance à pyrazinamide, streptomycine, cyclosérine. Il est résistant à bas niveau à l'isoniazide. Le traitement associant rifampicine, cyclosérine, éthambutol s'est montré efficace [24]. La cyclosérine est remplacée par la clarithromycine. Les atteintes osseuses ostéo-articulaires et tendineuses sont justiciables du traitement chirurgical.

2.4.3 *Mycobacterium szulgai* chez les Amphibiens

Le réservoir naturel de cette espèce est, nous le rappelons encore inconnu mais, concernant le monde animal, le germe a été cultivé chez un escargot, un poisson tropical et très récemment des éléphants [1, 93]. Le cas présent représente la première description d'une infection à *M. szulgai* chez des amphibiens.

Les formes cliniques et les lésions histopathologiques associées aux infections à *M. szulgai* chez les amphibiens sont de fait encore inconnues. Dans l'étude de cette épizootie, la lésion la plus importante était un large granulome solitaire hépatique. Tous les animaux présentaient de multiples nodules de tailles différentes sur différent organes et ce, avec absence de signes cutanés importants. L'infection semble donc essentiellement asymptomatique avec des granulomes sur un certain nombre d'organes.
La prévalence de la mycobactériose due à *M. szulgai* au niveau de toute la colonie n'a pas été déterminée précisément. Mais on peut penser qu'elle devait être élevée. Tous les animaux qui ont été prélevés au hasard dans l'aquarium présentaient une culture positive.
Les aquariums à *X. tropicalis* étaient près de plusieurs aquariums de *X. laevis*. Cinq *X. laevis* ont été prélevés au hasard mais n'ont présenté aucune lésion.

Le stress et la surcharge animale importante, le tout associé à un environnement captif et des activités de recherche contribuent à un terrain favorable pour une mycobactériose.

Ainsi, le déclenchement de l'épizootie ici pourrait-il être la conjonction de plusieurs facteurs :

> Les *X. tropicalis* sont des animaux particulièrement sensibles au stress
> Les manipulations régulières sur les individus augmentent le stress.
> La température élevée des bacs.
> D'autres conditions environnementales à décrire et à discuter (hygiène, vétusté des locaux attribués à cette première colonie...)

Ceci reste une supposition car les déclenchements d'épizooties ou le passage du commensalisme à une mycobactériose restent encore incomplètement élucidés.

L'absence de lésions chez les *X. laevis* peut trouver son explication dans les paramètres zootechniques. *X. laevis* est maintenu à des températures inférieures à 19°C alors que la température de l'eau des aquariums des *tropicalis* est constamment supérieure à 26°C. La très grande majorité des mycobactéries dont *M. szulgai* ne se développe qu'à partir de températures supérieures à 22°C. Par ailleurs, durant la période allant de 1999 à 2003, les *tropicalis* subissaient des fluctuations de températures oscillant de 25°C à parfois 30°C. Il est donc légitime de penser que la température puisse représenter dans cette épizootie un paramètre déterminant.

III - Epizootie de *M. gordonae* dans l'animalerie Xénope du CNRS/ Université Rennes 1

3.1 Contexte et examens précédemment effectués

Depuis que le centre étudie l'évolution des taux de mortalité chez ses xénopes, des solutions sont cherchées et des traitements sont essayés pour diminuer la mortalité chez les *X. tropicalis*. Suite à un pic de mortalité en février 2001, puis à une rechute en juillet 2001, différents examens ont été effectués.

Différentes bactéries ont été isolées (*Aeromonas hydrophila*, *Proteus vulgaris* et *Citrobacter freundii*) en faible quantité, d'animaux malades envoyés pour expertise en Allemagne. Un laboratoire d'analyses d'Isle et Vilaine a trouvé des *Aeromonas hydrophila* en grande quantité après raclage cutané sur quatre *X. tropicalis* en mai 2002.

Une Mycobactérie à croissance rapide a été découverte sur un autre spécimen en août 2003. Cette souche a été identifiée par l'AFSSA Alfort comme étant *Mycobacterium aureum*, de signification pathologique inconnue chez les amphibiens. Enfin le laboratoire d'anatomie pathologique vétérinaire de l'Ouest a fait une recherche de *Batrachochytridium dendrobatidis* sur des lésions pustuleuses disséminées sur le corps et des lésions des griffes, sans toutefois en trouver.

Quelques traitements antibiotiques ont été effectués et une nouvelle animalerie a été créée, dans le but d'optimiser les conditions d'élevages des *X. tropicalis*. Malgré une mortalité très réduite au démarrage de cette animalerie (fin 2003), les *X. tropicalis* recommencent à mourir. Les mortalités sont brutales, avec ou sans historique. La clinique lorsqu'elle est présente, varie d'une simple anorexie ou amaigrissement à des symptômes cutanés importants (pustules, décolorations, plaies et griffes manquantes).
En juillet 2004, cinq *X. tropicalis* ayant des lésions dermatologiques nous ont été confiés pour recherche de mycobactéries. Lorsque le diagnostic a été établi, les 170 *X. tropicalis* restants nous ont été amenés pour être euthanasiés.

Liste des morts dans la nouvelle animalerie du 18/03/04 au 11/01/05

18/03/04 : 1 mort jeune mâle bac 3 Rs031203

24/03/04 : 1 mort femelle bac I Sr160403 (problème injection HCG)

05/04/04 : 1 mort jeune mâle bac 3 Rs031203

25/03/04 : vente lot femelle bac 5 Sr160403

23/06/04 : manipulation Y.H vente 2 mâles bac 4 Sr160403

25/06/04 : 1 mort jeune mâle bac 1 Rs031203

27/07/04 : 1 mort bac 3 Rs031203

12/08/04 : 1 mort bac 3 Rs031203

09/09/04 : 1 mort bac 1 mâle Rs031203

20/10/04 : MNHN 2 femelles RcMV050404

20/10/04 : MNHN 2 femelles Rs031203

20/10/04 : 1 mâle euthanasié pour manipulation Rs16040

03/11/04 : 1 mort mâle bac 1 Rs031203

17/11/04 : 1 mort femelle bac III Rs031203

29/11/04 : 2 têtards morts bac C

07/12/04 : 1 mort jeune mâle retrouvé au sol

13/12/04 : 1 mort jeune mâle

14/12/04 : 1 mort femelle bac III Rs031203

21/12/04 : 1 mort femelle bac III Rs031203

29/12/04 : 1 mort bac III Rs031203

30/12/04 : 1 mort bac III Rs031203

30/12/04 : 2 morts bac I Sr000103

31/12/04 : 3 morts bac III Rs031203

03/01/05 : 1 mort mâle bac I Sr000103

08/01/05 : 1 mort jeune mâle bac 2 Rs131004

10/01/05 : 1 mort mâle bac I Sr000103

11/01/05 : 1 mort bac III Rs031203

3.2 Matériels et méthodes

Les cinq premiers *X. tropicalis* qui nous ont été confiés ont été euthanasiés (MS222 à 2g/L), autopsiés, et des prélèvements ont été envoyés au laboratoire de bactériologie de l'hôpital Henri Mondor (Créteil).

Les prélèvements ont fait l'objet :

- d'un examen direct après étalement et coloration à l'auramine.

L'examen s'est fait sous microscope à fluorescence.
- d'une culture après décontamination.

Les souches isolées ont subi une identification moléculaire par hybridation (GeneProbe), puis une identification moléculaire par PCR et hybridation (INNO-LIPA-INNOGENETICS).
Les 170 X. *tropicalis* restant ont été euthanasiés avec la même technique que les cinq premiers et une trentaine de prélèvements adéquats effectués et sont en attente d'être analysés.

3.3 Résultats

Les cinq premiers X. *tropicalis* présentaient des lésions cutanées (photo 66).
Un était déjà mort en arrivant. A l'autopsie, nous avons retenu :
-Une rate volumineuse chez le premier xénope, qui a été prélevée (t1).
-Une hépatite granulomateuse et des abcès dans les poumons chez le xénope qui était mort. Le foie a été prélevé (t2).
-Rien d'anormal chez les trois derniers xénopes en dehors des lésions cutanées, qui ont été prélevées (t3, t4 et t5).

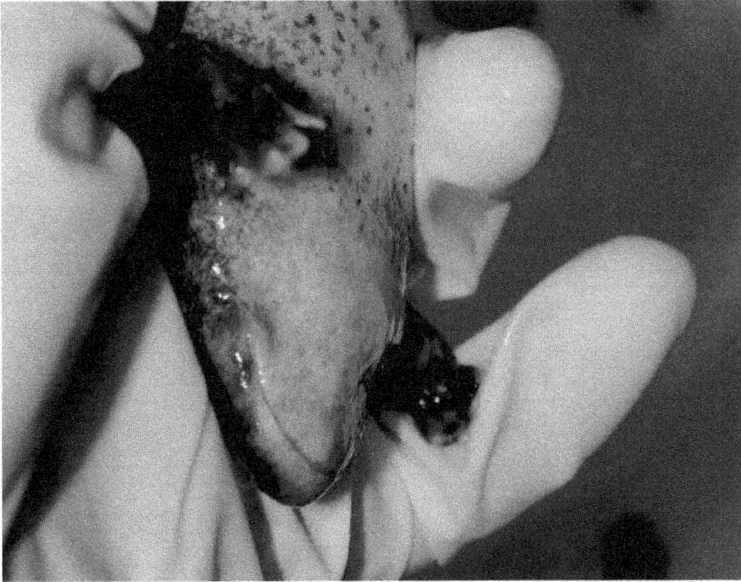

Photo 66 : Les X. *tropicalis* présentaient tous des lésions cutanées comme celles-ci : hémorragiques avec pertes tissulaires.

Les résultats chez ces xénopes étaient tous les mêmes pour les différents prélèvements et sont regroupés dans le tableau 36.

Recherche de BK et autres mycobactéries	
Examen direct :	Nombreux bacilles acido-alcoolo-résistants
Culture milieux solides (broyat) :	Assez nombreux
Culture milieu liquide (broyat) :	Positive
Identification moléculaire par hybridation (GeneProbe)	
Complexe *tuberculosis* :	Négatif
Complexe *avium*	Négatif
Mycobacterium xenopi	Négatif
Mycobacterium kansasii	Négatif
Mycobacterium gordonae	Positive
Identification moléculaire par PCR + Hybridation (INNO-LIPA – INNOGENETICS)	Hybridation avec la sonde genre *Mycobacterium* Hybridation avec la sonde spécifique *M.gordonae.*

Tableau 36 : Résultats des examens effectués sur les prélèvements t1, t2, t3, t4, et t5 au service de bactériologie de l'hôpital Henri Mondor.

Les cinq spécimens étaient tous infectés par une mycobactérie atypique, *M. gordonae.*

Les 170 spécimens autopsiés en novembre 2004. Les résultats des autopsies sont regroupés dans le tableau 37. Les xénopes semblaient globalement sains.

Le type de lésions rencontrées et leur fréquence sont rapportés dans le tableau 38.

Numéro d'autopsie	Poids (g)	Sexe	Notes de l'autopsie	Remarques
1	6	M	RAS	
2	7	F	RAS	
3	7	M	abcès mésentérique	Prélèvement 1
4	11	F	RAS	
5	8	M	splénomégalie, abcès hépatiques	Prélèvement 2
6	10	F	nodule cutané, colite hémorragique	frottis contenu intestinal et contenu stomacal Prélèvement 3
7	15	F		
8	61	F	vésicule biliaire ++	anorexie
9	11	F	foie pâle	Prélèvement 4
10	11	F	RAS	
11	11	F	nodule cutané	Prélèvement 5
12	11	F	estomac rempli de mucus	
13	14	F	RAS	
14	13	F	vésicule biliaire +	Prélèvement 6
15	13	F	RAS	
16	11	F	RAS	
17	14	F	tache cutanée	Prélèvement 7
18 à 20	10 à 11	F	RAS	
21	11	F	vésicule biliaire +	
22 à 30	10 à 14	F	RAS	
31	16	F	nodules cutanés	Prélèvement 8
32	12	F	Nodules rostres, adhérence hépatique	Prélèvement 9
33	14	F	RAS	
34	7	M	taches cutanées	Prélèvement 10
35 à 37	10 à 14	F	RAS	
38	12	F	tache cutanée	Prélèvement 11
39 à 42	11 à 14	F	RAS	
43	10	F	tache cutanée	Prélèvement 12
44	3	M	RAS	
45	8	M	RAS	
46 à 50	10 à 14	F	RAS	
51	15	F	ulcère dos	Prélèvement 13
52	12	F	RAS	
53	15	F	RAS	
54	13	F	RAS	
55	13	F	nodule cutané	Prélèvement 14
56	12	F	RAS	
57	13	F	RAS	
58	7	M	RAS	
59	13	F	RAS	
60	14	F		
61	13	F	taches cutanées	Prélèvement 15
62	13	F	abcès myocardique	Prélèvement 16
63	9	F	RAS	
64	12	F	RAS	
65	14	F	RAS	
66	11	F	RAS	
67	6	M	nodule cutané	pas de frottis, mort dans le bac Prélèvement 17
68	7	M	RAS	
69	9	F	abcès hépatique (1cm), splénomégalie	Prélèvement 18
70	9	F	RAS	
71	13	F	RAS	
72	12	F	adhérences hépatiques	Prélèvement 19
73 à 84	8 à 14	F&M	RAS	
85	5	M	abcès hépatique+++	Prélèvement 20
86	6	M	RAS	
87	6	F	abcès hépatiques x3	Prélèvement 21
88	7	M	RAS	
89	8	F	RAS	

90	9	F	RAS	
91	7	M	RAS	
92	11	F	RAS	
93	8	M	RAS	
94	11	F	RAS	
95	10	F	RAS	
96	11	F	abcès hépatiques, splénomégalie	Prélèvement 22
97	10	F	RAS	
98	10	F	RAS	
99	5	M	RAS	
100	6	M	nodules cutanés	Prélèvement 23
101	6	F	RAS	
102	7	F	RAS	
103	8	F	RAS	
104	7	F	abcès hépatiques, splénomégalie	Prélèvement 24
105	9	F	abcès hépatique+++	Prélèvement 25
106	10	F	RAS	
107	9	F	RAS	
108	10	F	RAS	
109	10	F	RAS	
110	6	M	RAS	
111	10	F	RAS	
112	15	F	RAS	
113	18	F	RAS	
114	13	F	tache cutanée	Prélèvement 26
115	15	F	RAS	
116	14	F	tache cutanée	
117	12	F	RAS	
118 à 129	de 12 à 23	F	RAS	
130	12	F	RAS	
131	44	F	vésicule biliaire ++	anorexie
132	33	F	RAS	anorexie
133	62	F	lipidose hépatique	anorexie
134	17	F	taches cutanées	Prélèvement 27
135 à 160	9 à 23	F	RAS	
161	10	F	tache cutanée	Prélèvement 28
162	12	F	tache cutanée	
163	10	F	RAS	
164	9	M	masse au dessus du testicule gche	Prélèvement 29
165	10	F	RAS	
166	9	M	tache cutanée	
167	10	F	RAS	
168	8	F	RAS	
169	10	F	RAS	
170	9	F	abcès hépatique	Prélèvement 30

Tableau 37 : Liste des 174 xénopes de « Rennes » autopsiés

Lésions cutanées : nodules, ulcères, plaies	Tâches cutanées	Lésions organiques : hépato-spléniques et myocardiques
8 (4,7 %)	11 (6,5 %)	13 (7,6 %)

Tableau 38 : Nombre et fréquence des différentes lésions rencontrées chez les 170 *X. tropicalis* autopsiés.

Sur les 170 *X. tropicalis*, nous avons donc relevé 21 lésions chez 18 animaux, soit 10,6 % des xénopes autopsiés présentant des lésions visibles à l'autopsie.

3.4 Discussion

3.4.1 Discussion générale sur l'épizootie

A l'autopsie, deux des cinq *X. tropicalis* présentaient des lésions internes et trois des lésions dermatologiques pouvaient orienter vers un diagnostic de mycobactériose (confirmé suite à des analyses bactériologiques). Les 170 xénopes suivants ont été autopsiés pour connaître la prévalence des mycobactérioses dans cet élevage. Les résultats visibles à l'autopsie ont été décevants, car le taux de lésions pouvant orienter vers un diagnostic de mycobactériose était bien inférieur à celui attendu. Néanmoins, tous les animaux ont été autopsiés, sans connaître leur statut sanitaire, alors que les cinq premiers étaient tous malades. Cependant, un diagnostic de mycobactériose ne peut être établi qu'à l'issue d'une analyse histologique et d'une analyse bactériologique toutes les deux positives. Le manque de sensibilité des analyses histologiques pour détecter une mycobactériose est un obstacle (il est facile de ne pas prélever de mycobactérie chez un animal atteint).

Les résultats des analyses bactériologiques permettent d'évaluer la puissance de l'implication des mycobactéries dans les épisodes pathologiques de cet élevage. Seulement les principaux freins sont la disponibilité des partenaires (en l'occurrence le CHU de Mondor) et le budget que veut bien mettre le commanditaire pour effectuer d'une façon exhaustive ou non les analyses bactériologiques. Nous avions supposé, suite aux résultats des analyses des cinq premiers *X. tropicalis*, que la majorité des lésions observées, seraient dues à la présence de mycobactéries qui, combinées avec un environnement d'élevage non optimal, fragilisaient les xénopes.

L'étude des mycobactérioses à mycobactéries non tuberculeuses chez les amphibiens devient une nécessité, car elles sont présentes et pathogènes chez les *X. tropicalis*. Résoudre ce problème favoriserait l'étude de l'importance des conditions d'élevage et de la sélection des animaux en tant que facteurs de risque de mortalité.

La dynamique des infections à mycobactéries est connue pour certaines espèces (cf. *M. marinum*) dans des élevages piscicoles où elles ont fait des ravages. Leur contagiosité n'y faisait aucun doute. Face à un manque de connaissances réel de l'épidémiologie de ces mycobactérioses, l'intérêt serait de trouver une méthode permettant d'éviter l'euthanasie totale d'un élevage. Les expériences menées dans le Centre de Rennes sur l'isolement d'une ponte issue d'un élevage infecté auraient pu être une solution. Seulement, la source étant inconnue, on ne peut pas exclure la présence de biofilms mycobactériens dans les canalisations.

Les futurs amphibiens sains nouvellement introduits se trouveraient alors exposés et le problème ne serait pas résolu. Donc il faudrait pouvoir intervenir soit sur le pouvoir pathogène de la souche mycobactérienne, soit sur la sensibilité des xénopes. Des moyens de désinfection contre les mycobactéries sont connus. L'exposition aux UV dans certaines conditions pourrait «diluer» la charge bactérienne de l'eau (mais agit sur toutes les bactéries). On constate néanmoins que ce moyen est remis en cause dans les hôpitaux pour désinfecter les surfaces en contact avec des mycobactéries tuberculeuses. On peut enfin modifier les paramètres de l'eau pour rendre le développement de mycobactéries moins probable. Les modifications de pH sont moins faciles à mettre en œuvre et à maintenir durablement que les modifications de températures dans le cadre d'un élevage.

3.4.2 *M. gordonae*

Bien que considéré comme non pathogène, *M. gordonae* est très fréquemment isolé à titre de contaminant des prélèvements d'origine humaine. *M. gordonae* est extrêmement fréquent dans l'environnement. Aux Etats-Unis, en 1980, sur un total de 19.977 isolements de mycobactéries potentiellement pathogènes de l'environnement, *M. gordonae* est identifié 6.007 fois (30 % du total). Une fréquence d'isolement aussi importante contraste étrangement avec le faible nombre de cas d'infections véritables provoquées par ce germe qui manifeste un pouvoir pathogène extrêmement réduit chez l'homme [24]. Germe très présent dans l'eau, il contamine fréquemment les eaux de distribution.

Historique

Les "Tap Water scotochromogen" ont été reconnus par Maie et par Galli-Valerio en 1922 à partir d'analyses d'eau par l'aspect jaune de leurs colonies. Ils les baptisent *M. aquae*. Les caractères décrits par ces auteurs en font une entité originale non assimilable aux espèces précédemment décrites. En 1955, Gordon trouve que la souche isolée par Maie a les caractères de *M. smegmatis*. Bonicke en 1961 étudie des bacilles scotochromogènes à croissance lente des robinets et les appelle *M. aquae*. Bojalil applique aux mycobactéries scotochromogènes les méthodes de classification adansonienne et introduit l'espèce *M. gordonae*, c'est cette dénomination qui est actuellement retenue [30].

Caractéristiques cliniques chez l'homme

Bien que *M. gordonae* soit très répandu dans la nature, et en dépit d'une grande exposition à ce germe, les infections provoquées chez l'homme par *M. gordonae* sont rares. Rattacher *M. gordonae* à une infection même chez l'immunodéprimé doit faire l'objet d'un examen critique approfondi. Dans une revue générale portant sur 24 cas Weinberger rapporte 8 infections pulmonaires, 7 infections des tissus mous et des téguments, 5 infections disséminées, trois infections péritonéales et une infection cornéenne [186]. Les infections pulmonaires sont survenues chez des hommes âgés et ayant une maladie pulmonaire sous jacente. Les infections cutanées et des tissus mous surviennent chez les malades qui avaient une infection systémique ou une maladie sous jacente. Dans trois cas sur sept analysés, une notion traumatique avec effraction tissulaire est notée. Les infections disséminées sont survenues chez 4 malades immunocompétents et la cinquième chez un sidéen. Les 4 patients non immunodéprimés avaient un corps étranger: valve cardiaque, cathéter. Le 5ème avait eu une voie profonde avec maintien d'un cathéter pendant six mois. Les trois cas de péritonite sont plus difficiles à systématiser et à rattacher à une étiologie précise. La dialyse péritonéale est une cause possible d'infections provoquées par *M. gordonae* [74]. La contamination d'une solution anesthésique a été à l'origine de contaminations de prélèvements réalisés sous bronchoscopie [157].

Pour mémoire, en ce qui concerne les traitements chez l'homme :

In vitro, la plupart des souches sont sensibles à l'éthambutol (72%), à la rifampicine (61%), à la cyclosérine (88%) et aux aminosides. 75% des souches sont résistantes à l'Isoniazide[24].

VI - DECOUVERTE D'UNE MYCOBACTERIE « ULCERANS-LIKE » DANS L'ANIMALERIE TROPICALIS DU CNRS/ UNIVERSITE PARIS SUD

4.1 Historique et contexte

Dans la Partie I – chapitre 2.3.2, sont détaillés les paramètres de l'élevage d'Orsay en 2004 - début 2005. Il n'y avait jusqu'en 2006 pas de véritables épizooties, seulement des cas de « Red legs » ou des cas cliniques isolés. Il n'existait pas de prophylaxie médicale, mais des traitements médicaux empiriques étaient instaurés. Les prélèvements effectués n'étaient pas toujours pertinents et le responsable de l'élevage ne désirait pas, à l'époque, investir dans l'analyse des prélèvements.

En février 2006, il y a eu une panne d'un des moteurs de circulation d'eau dans l'animalerie. L'eau a stagné pendant un temps indéterminé. Consécutif à cet incident, il a été observé l'apparition dans différents bacs de *Xenopus tropicalis*, de pathologies infectieuses dès les premières 24 h après réparation de la panne. Les animaux ont été traités avec un antiseptique général avec un relatif succès. Vers fin juillet, on a observé de nouveau une apparition de lésions cutanées dans différents bacs, se traduisant par des ulcères évoluant en plaies très délabrantes et induisant une hémorragie parfois très importantes (l'animal pouvait se vider de son sang). Aucune cicatrisation spontanée n'a été notée. La morbidité semblait importante et la mortalité proche de 100%. Malgré la clinique importante, le comportement alimentaire est resté inchangé.

Début septembre 2006, 50% des animaux sont touchés avec un rythme de 3 à 4 animaux trouvés morts par jour. Une bactériologie avec antibiogramme a été effectuée sur un spécimen, positive à *Pseudomonas*, sensible à la marbofloxacine. Un traitement basé sur des bains de marbofloxacine (0,3 mg/ml X 30 min bain/24h X 15 j) n'a pas donné de résultats satisfaisant.

Fin septembre 2006, un second traitement à la marbofloxacine combinée avec la gentamycine (marbofloxacine (même dosage) et gentamycine (0,2 mg/l X 1 h bain /24h) a été effectué pendant 15 jours. Depuis, on note une morbidité toujours importante mais la létalité semble diminuée avec un animal mort trouvé tous les 2 jours environ. Les plaies importantes se font plus rares.

La clinique est dominée par des ulcères cutanés uniformément distribués sur tout le corps. Parfois, il y a une véritable lyse (ou perte) des tissus, surtout des membres antérieurs. On trouve des animaux avec des doigts en moins, voire totalement démembrés parfois. Les animaliers observent également de la «mousse» sur les membres postérieurs (hypersécrétions localisées de mucus ou mycoses ?).

Les animaux ne pondent plus et sont maigres voire cachectiques. L'alimentation et le comportement général (locomotion, distance de fuite...) restent pour la plupart paradoxalement normaux. La mort est précédée par un état d'abattement intense. Les animaux restent immobiles et meurent en quelques heures. Les quelques autopsies effectuées par l'animalier ont révélé des petits nodules blancs sur le foie et le poumon (dans son extrémité caudale).

4.2 Matériels et méthodes

En novembre 2006, 4 spécimens *Xenopus tropicalis* (X1, X2, X3, X4) nous ont été confiés.

- X1 : femelle *Xenopus tropicalis Uyéré*, 10 ans, provenant d'un bac où les symptômes étaient très prononcés. Depuis le 30 août, l'animal a commencé par présenter une décoloration des pattes postérieures, sous forme de petites plaques décolorées blanches. Ensuite les lésions ont progressé vers le dos, pour se généraliser. Depuis octobre, les taches se transforment en ulcères (ou l'ont toujours été) et en certains endroits plaies. Animal cachectique.
- X2 : femelle *Xenopus tropicalis* transgénique, 10 ans, provenant d'un bac où les symptômes étaient très prononcés. Petits ulcères cutanés généralisés. Animal cachectique.
- X3 : femelle *Xenopus tropicalis* transgénique, 3 ans, provenant d'un bac où les symptômes étaient modérés. Petits ulcères cutanés seulement sur le dos.
- X4 : femelle *Xenopus tropicalis* transgénique, 3 ans, provenant d'un bac où les symptômes étaient modérés. Petits « points blancs » cutanés seulement sur le dos.

Après un examen clinique, ils ont été euthanasiés (MS222 à 2g/L), autopsiés. Les lésions ont été notées et ont fait pour certains l'objet d'une analyse bactériologique et/ou histologique. Les analyses histologiques de ces quatre xénopes ont été effectuées par le laboratoire d'anatomie pathologique vétérinaire à Amboise. Plusieurs colorations ont été utilisées, dont le Fite-Faraco pour la recherche de BAAR. Les analyses bactériologiques ont été effectuées par le laboratoire Marcel Mérieux – Biologie Médicale Spécialisée à Lyon.

Sur tous les spécimens envoyés, après décontamination, il y a eu deux niveaux d'analyses :

- Un examen microscopique avec deux colorations : Auramine et Ziehl-Nielsen
- Une culture sur deux milieux : milieu liquide Bactec MGIT et milieu solide de Coletsos.
- Les cultures étaient incubées à 22°C, 30°C, 37°C et 42°C. Toutes les croissances étaient contrôlées tous les 3 jours pendant 6 semaines. L'examen bactériologique est jugé négatif si les cultures sont restées négatives au bout de 6 semaines. En deçà, aucune hypothèse n'est émise.

La **caractérisation de l'espèce mycobactérienne** s'est initialement reposée sur le kit commercial « HAIN - Genotype MTBC, Genotype *Mycobacterium* ».

La technique repose sur une PCR suivie d'une hybridation à des sondes ADN sur bandelette. HAIN comprend donc deux kits. Genotype MTBC, pour l'identification au sein du complexe tuberculosis, est fondé sur le polymorphisme du gène *gyrB*. Genotype *Mycobacterium* cible l'ADNr 23S pour l'identification de mycobactéries atypiques et du complexe tuberculosis. HAIN identifient donc les mycobactéries du complexe tuberculosis et 12 espèces de mycobactéries atypiques. De plus, HAIN identifie les espèces au sein du complexe tuberculosis. Ce qui représente un potentiel d'identification de 95% des mycobactéries. Les souches isolées ont subi ensuite pour confirmation une identification moléculaire par séquençage du gène de l'ARNr 16S et du gène de l'HSP65. Cette séquence a ensuite été comparée les bases de données RIDOM [73], BIBI [45] et NCBI gènes banque.

Ensuite, des **recherches par PCR des différents gènes suivants** ont été effectuées : *IS2404*, *IS2606*, *esxA* (ESAT-6), *esxB* (CFP-10), *mlsA* (gène entrant dans la production de mycolactone : corelactone), *mlsB* (gène entrant dans la production de mycolactone : chaine d'acides gras), *MUP045* (gène entrant dans la production de mycolactone : *FabH-like type III KS*), *MUP53* (gène entrant dans la production de mycolactone : p450 mono oxygénase).

4.3. Résultats

A l'examen clinique, tous les animaux ont présenté des lésions cutanées ulcératives (photos 67, 68 et 69). En revanche, les résultats d'autopsie sont plus mitigés.

- Autopsie de « X1 » : ulcères hépatiques (photo 70). Rate très hétérogène avec de micros nodules (photo 71). Prélèvements effectués sur X1 : foie, peau, rate, rein
- Autopsies de « X2 » : RAS. Prélèvements de X2 : foie, peau, rate, rein
- Autopsies de « X3» : RAS. Prélèvements de X3 : foie, peau, rate, rein
- Autopsies de « X4 » : ulcères hépatiques, micro nodules sur la rate. Prélèvements de X4 : foie, peau, rate, rein

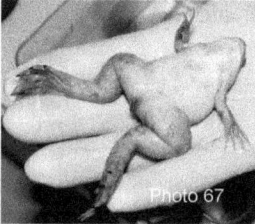

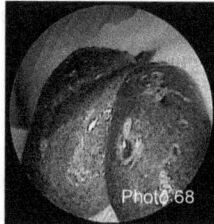

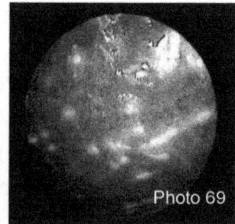

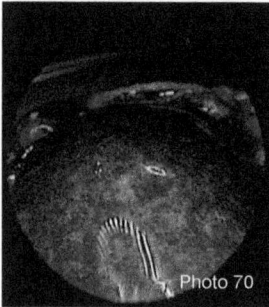

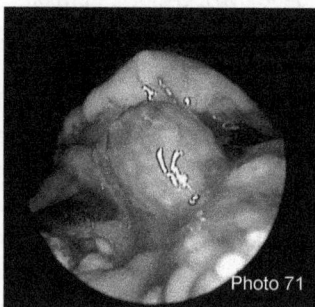

Photo 67 : Femelle X1 avec des lésions cutanées ulcérées généralisées.

Photo 68 : Vue rapprochée des ulcères cutanés de X2 grâce à une optique d'endoscopie.

Photo 69 : « Points blancs » sur la peau de X4, qui sont en fait des lésions pré-ulcératives.

Photo 70 : Foie de X1 où l'on peut voir des ulcères.

Photo 71 : rate de X1, complètement dégénérée, remplie de nodules.

Les résultats histologiques confirment une origine commune.

- X1 : Hépatite chronique périportale mononucléée avec lipidose diffuse modérée et granulome contenant des BAAR. Nécrose et hémorragie splénique, extensive, sévère avec BAAR intralésionnels (photos 72 et 73). Minéralisation intratubulaire modérée et néphrite interstitielle chronique minime. Dermatite ulcéreuse hyperplasique chronique, focale, modérée avec inflammation granulomateuse modérée sous-cutanée avec BAAR.

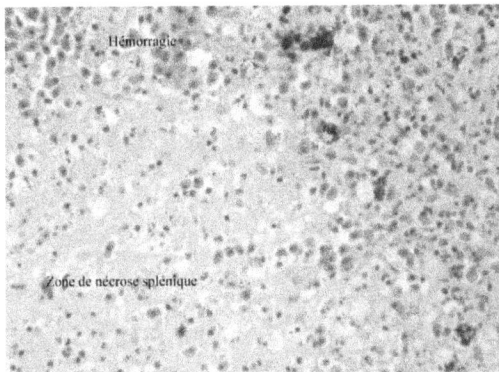

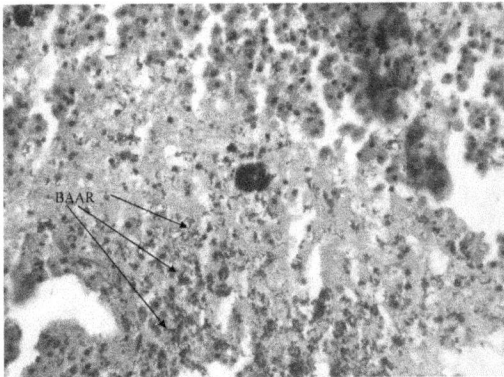

Photo 72 et Photo 73 : L'architecture de la rate chez ce *X. tropicalis* a totalement disparue sur la biopsie, remplacée par des zones de nécrose et d'hémorragie. Dans ces zones, on observe des bâtonnets éosinophiliques (granulocytes hétérophiles) et de nombreuses bactéries (BAAR), fortement colorées par le Fite-Faraco.

- X2 : Hépatite chronique périportale mononucléée. Hépatite granulomateuse multifocale avec présence de quelques BAAR intra-monocytaires. Lipidose diffuse modérée. Splénite granulomateuse multifocale modérée avec présence de rares BAAR. Dermatite ulcéreuse hyperplasique chronique, focale, modérée avec inflammation granulomateuse modérée avec BAAR (photos 74 et 75).

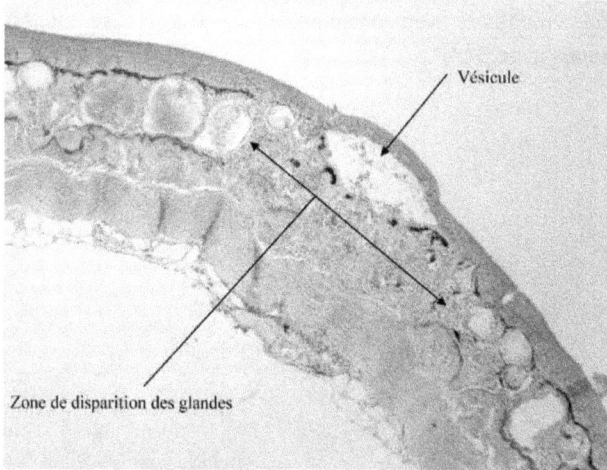

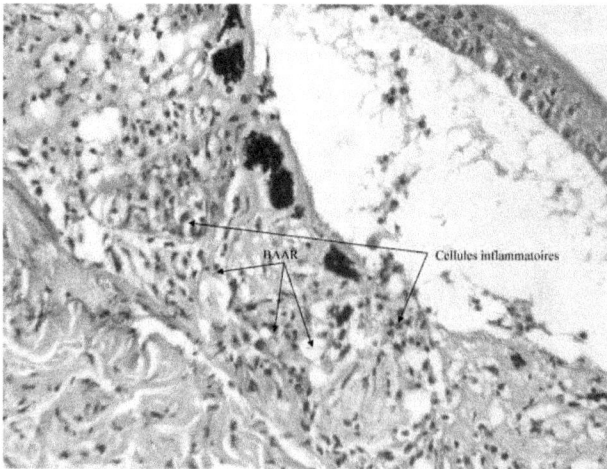

Photo 74 et photo 75 : Peau de X2. On note des zones où les glandes sont raréfiées. Au dessus, l'épiderme est légèrement hyperplasique avec quelques images d'acantholyse. Parfois les glandes sont totalement absentes avec présence à leur place de quelques cellules inflammatoires dont certaines contiennent quelques BAAR.

- X3 : Lipidose hépatique minime. Dermatite ulcéreuse hyperplasique chronique, focale, modérée avec très rare BAAR. Rate et rein dans les limites histologiques de la normale.
- X4 : Splénite granulomateuse multifocale modérée avec nombreux BAAR (photo 76). Néphrite interstitielle mononuclée, diffuse, minime à modérée avec quelque BAAR. Hépatite chronique péri portale mononuclée. Hépatite granulomateuse à centre nécrotique, multifocale avec innombrables BAAR (photos 77 et 78).

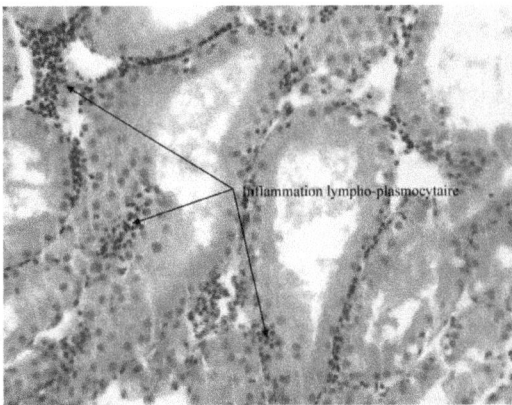

Photo 76 : Le rein X4 montre une infiltration mononuclée (lymphocytes) interstitielle, diffuse, d'intensité modérée. Une zone hémorragique est également présente. Quelques monocytes sont parfois présents, contenant parfois des BAAR. Il y a également présence de rares sphéroïdes.

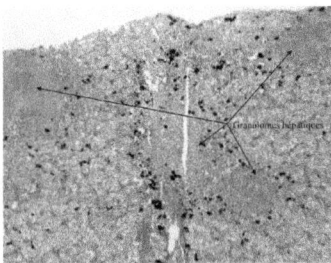

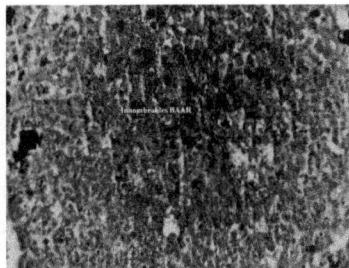

Photo 77 et photo 78 : Les hépatocytes de X4 sont de grandes tailles, avec un cytoplasme abondant et clair. Cet organe est également caractérisé par la présence de cellules mononuclées à noyau réniforme (monocytes) en zone périportale, de même que par plusieurs lésions de distribution aléatoire. Ces lésions, assez bien délimitées dans le parenchyme, sont constituées de cellules inflammatoires (monocytes et cellules granuleuses à granulations allongées : hétérophiles) ou par une zone de nécrose contenant ces mêmes granulations (hétérophiles dégénérés ?) entourés d'un liseré hémorragique ou de monocytes. Ces lésions contiennent d'innombrables BAAR, colorés au Fite-Faraco.

159

Donc, quel que soit l'organe et l'intensité des lésions (même X3 où les lésions sont très discrètes), l'association systématique de l'inflammation avec la présence de BAAR, conduit à considérer une mycobactériose comme étiologie. La porte d'entrée est généralement par effraction de la peau avec dissémination à tous les organes au moment du décès.

Les résultats bactériologiques sont également unanimes. De nouvelles colorations (auramine et Ziehl) effectuées au laboratoire Mérieux confirment la présence de BAAR. Tous les ensemencements sur milieu BACTEC MGIT et milieu solide Colestos après 100 jours d'incubation à 30°C permettent le développement de colonies bactériennes. Les Kits HAIN isolent *M. ulcerans*.

Le séquençage du gène de l'ARNr 16S a permis l'obtention d'une séquence de 1128 pb. Alignement et correction sur 650 pb montrent une homologie avec les séquences des banques de données et alignement : 100% d'identité avec la séquence de *M. liflandii* (AN : AY845224), 99,9% avec *M. pseudoshottsi* (AN : AY570988), et 99,9% avec *M. marinum* (AN : AF456238). Le séquençage du gène de l'HSP65 a permis l'obtention d'une séquence de 362 pb. Alignement et correction sur 300 pb montrent une homologie avec les séquences des banques de données et alignement : 100% d'identité avec la séquence de *M. liflandii* (AN : AY500839), 100% avec *M. pseudoshottsi* (AN : DQ987722), et 100% avec *M. marinum* (AN : DQ066746). Résultats des recherches par PCR :

- Des séquences insertions spécifiques *IS2404* et *IS2606* sont positives.
- Des gènes *esxA* (ESAT-6) et *esxB* (CFP-10) sont positifs. Ce résultat exclut *a priori*, l'espèce *M. ulcerans*.
- Parmi la recherche des gènes participant à la synthèse des mycolactones : *mlsA*, *mlsB*, *MUP045* sont présents mais *MUP53* est négatif.

Dans l'état d'avancée des ces travaux on peut supposer que cette souche correspond à l'espèce *M. liflandii*.

4.4 Discussion

Nos premiers résultats bactériologiques ont donné *Mycobacterium ulcerans* comme responsable de l'épizootie. Devant ce résultat d'extrême importance bactériologique et zoonotique, nous sommes allés plus loin dans la caractérisation pour vraiment confirmer la présence de cette espèce en France et dans une colonie d'amphibiens au contact quotidien avec des animaliers et chercheurs. La caractérisation nous « rassurera » en identifiant *Mycobacterium liflandii*. Il n'en reste pas moins que nous avons donc décrit ici le premier cas en France d'une épizootie à *Mycobacterium liflandii* dans une colonie de *Xenopus tropicalis*. Une mycobactérie produisant une mycolactone découverte seulement en 2004 comme nous l'avons vu lors de l'introduction de cette deuxième partie.

Cette découverte est d'importance. Elle suit et confirme l'émergence d'une nouvelle génération de mycobactéries, celles qui produisent des mycolactones et qui semblent montrer une extrême virulence. Ces dernières étaient encore inconnues en 2004. Aujourd'hui elles possèdent une répartition mondiale. Les échanges incontrôlés d'animaux prennent bien sûr une part importante dans la dispersion de ces maladies. Mais s'ils peuvent expliquer le déclenchement d'épizootie, ils ne sauraient expliquer à eux seuls l'émergence de nouvelles espèces mycobactériennes. Nous sommes peut être témoins à l'heure actuelle d'un remaniement génétique voire mutation, évolution de certaines espèces mycobactériennes. Il serait extrêmement intéressant d'étudier les liens voire la phylogénie de la souche que nous avons isolé en France avec celle décrite aux Etats Unis et en Belgique entre elles d'une part, et avec *M. marinum* d'autre part.

V – ETUDE DE L'EPIZOOTIE DE *MYCOBACTERIUM LIFLANDII* DANS L'ANIMALERIE TROPICALIS DU CNRS/ UNIVERSITE PARIS SUD

5.1 Problématique et contexte

Suite au diagnostic de mycobactériose au sein de son animalerie, le laboratoire « Orsay » a décidé, à juste titre, de sacrifier toute la population. Selon la bibliographie existante, l'infection mycobactérienne chez les anoures adultes est maintenant bien décrite. En revanche, l'existence d'une infection chez les jeunes anoures et chez les spécimens à l'état larvaire reste floue.

Les spécimens à ces stades de développement larvaire portent-ils la bactérie dans les mêmes conditions d'élevage ? Si oui, existerait-il donc un portage asymptomatique ? Si non, comment expliquer l'absence d'infection sur les post métamorphiques ? Est-ce que seule l'eau des élevages est responsable des mycobactérioses ?

Avant même les résultats du génotypage, nous avons voulu aller plus loin dans la description de cette mycobactériose. Les objectifs des études qui suivent sont initialement de hiérarchiser les signes cliniques et lésions histologiques de l'affection, puis d'apporter des éléments épidémiologiques nouveaux.

Des reproductions expérimentales ont été lancées. Il s'agit d'infirmer ou de confirmer la présence de mycobactéries dans les différents stades de développement.

5.2 Matériels et méthodes

5.2.1 Animaux

Tous les animaux de cette étude proviennent de l'animalerie « Orsay ». Le cheptel est constitué aux temps initiaux de l'étude de 200 spécimens.

5.2.2.1 ADULTES *X. tropicalis*

Cinq groupes de *X. tropicalis* adultes ont été expertisés :

▶ G1 (n=5) : animaux « témoins » issus de croisement *in vitro* de femelle « adio » par un mâle « Uyéré », ponte naturelle du 7 avril 2005. Les mâles ont 1 an. Dans ce groupe, aucun symptôme ni lésion n'ont été observés. La population est considérée comme cliniquement saine. Ici, 5 animaux seront sacrifiés. Parallèlement, un couple témoin (C1) a été mis en reproduction par injection de 150 UI de HCG pour la femelle et 40 UI pour le mâle, ponte naturelle. C1 a été isolé dans un petit aquarium avec fond quadrillé (repères de 4 cm de côté), en plastique de 25 cm de longueur par 15 cm de largeur et 15 cm de hauteur, rempli avec 10 cm d'eau à 22°C. Les adultes ont ensuite été retirés du bac, juste après la ponte (dans les 24 h après l'injection), laissant les œufs se développer seuls. Le couple reproducteur a été sacrifié pour recherche de mycobactéries.

▶ G2 (n=8) : animaux malades issus de croisements de plusieurs populations, croisement d'un mâle « adio » avec une femelle « tga », ponte naturelle du 6 avril 2006. Il y a eu 50 métamorphosés sur une centaine d'œufs. Le premier animal malade a été observé le 8 octobre 2006. Depuis, il y a eu 40 morts sur 50 (80%). Les traitements à base de quinolones n'ont donné aucune efficacité. Dans ce groupe, 8 animaux ont donc été sacrifiés et une paire (C2) a été isolée et mise à la reproduction dans les mêmes conditions que C1.

▶ G3 (n=31) : animaux malades issus de croisements *in vitro* femelle « adio » par un mâle « Uyéré », ponte du 5 mai 2006. Depuis le 20 novembre 2006, il y a eu 14 de morts sur 50 (28%).
Dans ce groupe, 31 animaux ont donc été sacrifiés et une paire (C3) a été isolée et mise à la reproduction dans les mêmes conditions que C1 et C2.

▶ G4 (n=17) : animaux malades issus de croisements *in vitro* femelle « adio » par un mâle « Uyéré », ponte du 8 septembre 2006. Depuis le 27 novembre 2006, 27 morts sur 45 (60%) ont été observés.
Dans ce groupe, 17 animaux ont donc été sacrifiés et une paire (C4) a été isolée et mise à la reproduction dans les mêmes conditions que C1, C2 et C3.

▶ G5 (n=21) : animaux malades issus de croisements *in vitro* de femelle « tga » par un mâle « adio », ponte du 15 avril 2006. Depuis le 10 novembre 2006, 29 morts sur 50 (58%) ont été observés. Dans ce groupe, 21 animaux ont donc été sacrifiés et une paire (C5) a été isolée et mise à la reproduction dans les mêmes conditions que C1, C2, C3 et C4.

5.2.2.2 COMPARAISON DES PONTES, TETARDS ET JUVENILES *Xenopus tropicalis*

Les pontes de C1, C2, C3, C4 et C5 ont été isolées dans des bacs séparés avec fond quadrillé et comparées les unes avec les autres. Le développement des œufs s'effectue seul sans aucune autre manipulation.

A partir de chaque bac, à :

- T0 (injections du couple) + 48 h : prises de photos pour évaluer qualitativement et quantitativement la portée
- T0 + 1 mois : 5 têtards sont pris au hasard, puis sont congelés à - 80°C pour recherche ultérieure de mycobactéries.
- T0 + 2 mois : 5 métamorphosés sont pris au hasard, puis sont congelés à - 80°C pour recherche ultérieure de mycobactéries.

5.2.2 Environnement

Nous avons analysé plusieurs échantillons d'eau de bacs infectés et apparemment non infectés, non seulement dans l'animalerie tropicalis mais aussi l'animalerie laevis qui n'a apparemment pas été touchée par l'épizootie due à *M. liflandii*.

5.2.2.1 ANIMALERIE *tropicalis*

▶ Eau des bacs de G2, G4 et G5 (où il y a eu le plus de mortalités)

▶ Eau des bacs de stabulation

▶ Eau de bacs d'autres parties de l'animalerie tropicalis où il n'y a pas eu de mortalité excessive et/ou des cas cliniques n'ont pas été déclarés.

- « Animalerie transgénique » : trois bacs seront analysés : Bac de stabulation, Bac 21 (aucun mort en 8 mois sur 33 animaux), Bac 32 (5 morts en 8 mois sur 33 animaux)

- « Animalerie de conservation » : deux bacs seront analysés : Bac de stabulation, Bac 56 (7 morts en 8 mois sur 77 animaux)

- « Pièce Albert » : Bac de stabulation

▶ Eau dans les purées d'orties, utilisés dans l'alimentation des têtards.

5.2.2.2 ANIMALERIE LAEVIS

Dans cette animalerie, trois bacs seront pris au hasard :

- Bac de stabulation
- Bac 21 animaux sains : 2 morts en 8 mois sur 8 animaux
- Bac 12 animaux malades : 1 mort en 8 mois sur 21 animaux

5.2.3 Analyses histologiques et bactériologiques

La totalité (n=81) des animaux des groupes G1, G2, G3, G4 et G5 ont été euthanasiés (MS222 à 2g/L), autopsiés. Les lésions ont été notées et ont fait pour certains l'objet d'une analyse bactériologique et/ou histologique.

Les analyses histologiques ont été effectuées par le laboratoire d'analyse Vet Diagnostics.

Les analyses bactériologiques, que ce soit pour les échantillons provenant des animaux ou de l'environnement ont été réalisées par le laboratoire Marcel Mérieux – Biologie Médical, avec les mêmes méthodes décrites dans le chapitre précédant.

5.3 Résultats

5.3.1 Clinique et pathologie de la mycobactériose due à *M. liflandii* observée à « Orsay »

5.3.1.1 ANIMAUX

Au total, nous avons étudié 77 animaux visuellement affectés ou visuellement non affectés provenant de bacs présentant une épizootie où l'on cherchera à confirmer une mycobactériose.

Parallèlement, nous avons examiné 5 animaux visuellement non affectés provenant d'un bac qui ne présente pas de cas clinique (cf. Tableau 39). L'examen clinique s'est effectué d'une manière générale sans anesthésie. Une prise de sang a été tentée sur tous les animaux sous une anesthésie « flash » pour une étude qui sera décrite ultérieurement dans ce document.

Ensuite tous les spécimens ont été euthanasié avec du MS222.

Groupe	poids (g)	taille (cm)	sexe	Clinique	Résultats d'autopsie
G1	7,02	4,2	1	-	-
G1	1,63	2,5	1	-	-
G1	6,4	4	1	-	-
G1	8,58	4,5	2	-	-
G1	3,921	3,5	2	-	-
G2	11,32	4,8	2	-	Foie lipidosique, dégénératif, un petit nodule. Rate décolorée et dégénérée, à la coupe, présence de pus liquide. Rein semble dégénéré.
G2	6,63	4	1	Ulcère mandibule et épaule gauche, petits ulcères répartis de façon aléatoire sur tout le corps	Foie dégénératif. Rate totalement prise par des nodules.
G2	13,97	5,5	2	Ulcère cuisse gauche, et droite	-
G2	11,26	5	2	Ulcère cuisse droite	Foie atrésique avec un seul nodule. Rate totalement prise par des nodules.
G2	7,88	4,5	1	Erythème cloaque	-

G2	8	4,5	1	Maigre	-
G2	7,95	4,5	1	Erythème cloaque	Foie atrésique. Rate décolorée et dégénérée, à la coupe, présence de pus liquide. Poumons inflatés et noirs.
G2	7,02	4,2	1	-	-
G3	10,46	5	2	Ulcères flanc droit, érythème pattes ant droit,	Foie lipidosique avec nodules. Rate décolorée et dégénérée, à la coupe, présence de nodules. Rein jaunâtre.
G3	13,23	5	2	Décoloration des pattes arrières	Rein semble avoir dépôt d'urate. Dépôts d'acide urique sur le péricarde.
G3	9,58	4,8	1	Ulcère cuisse gauche	
G3	9,74	5	2	Ulcères pattes dorsales, décoloration rostre	Foie granulomateux, lipidosique. Rate décolorée et dégénérée avec nodules.
G3	5,13	4	2	Ulcère mandibule	Rate décolorée et dégénérée avec nodules.
G3	7,67	4,8	1	Ulcère patte gauche	
G3	5,48	4,5	1	Ulcère mandibule inférieur, décoloration rostre	
G3	6,43	4	1	Ulcères pattes arrière et sur le dos	
G3		4,4	1	Ulcère dorsale	
G3	6,63	4	1	Ulcère ventrale et dorsale, patte arrière gauche	
G3	9,54	4,5	2	Décoloration rostre	
G3	8,92	5	2	Ulcères sur la face dorsale et les pattes post	
G3	4,5	3,5	2	Décoloration rostre	
G3	9,5	4,4	1	ulcères pattes et flanc	Rate avec un nodule blanc.
G3	6,62	3,9	1	ulcères dos et pattes	
G3	8,01	4,5	1	Décoloration rostre	
G3	8,12	4,4	2	Ulcères dorsaux	Hépatite dégénérative
G3	8,41	4,5	1	Ulcère pattes, décoloration rostre	
G3	6,32	4	1	Ulcères dorsaux et pattes	
G3	10,5	4,8	2	Ulcères pattes, décoloration rostre	
G3	8,85	4,5	2	Ulcères dorsaux	
G3	10,01	4,7	2	Ulcères pattes, décoloration rostre, ulcère mandibule inférieure	
G3	6,12	4,2	2	Un peu maigre	
G3	12,22	4,9	2	Ulcère pattes, décoloration rostre	
G3	8,8	4,5	2	Décoloration rostre	
G3	8,37	4,5	1	Ulcères, patte avants et sur le dos	Rein avec un nodule.
G3	8,52	4,5	1	Ulcères épaule droite et cuisse gauche	
G3	12,64	5	2	Décoloration rostre, érythème mâchoire inférieure, ulcères bas du dos et cuisse	-
G3	9,63	5	2	Ulcère coude et pattes, bas du dos	Foie totalement dégénéré, friable, avec des nodules uniformément répartis. Rate avec un petit nodule, couleur et taille normale. Reins semblent dégénérés.
G3	7	5	2	Ulcères cuisse droite, décoloration rostre	
G3	10,28	5	2	Ulcères cuisse, bas de la tête, patte avant	
G4	3,67	3,5	1	Ulcère dorsal postérieur et mandibule supérieur boutons	-
G4	1,96	2,5	1	Ulcère épaule droite	-
G4	3,18	3,5	1	dépigmentation rostre	-
G4	1,63	2,5	1	-	-
G4	9,5	4,4	1	-	Rate avec un nodule blanc.
G4	6,62	3,9	2	-	-
G4	8,01	4,5	2	Ulcère mandibule inférieure, animal maigre, granulome peau dorsale	hépatite dégénérative
G4	8,12	4,4	1	Décoloration rostre, érythème mandibule supérieur gauche, point mélanique face ventrale	hépatite dégénérative avec lipidose et atrésie
G4	8,41	4,5	1	-	-
G4	6,32	4	2	-	Foie avec micronodules, poumon avec un nodule et granulome ovarien.
G4	10,5	4,8	2	Ulcère patte gauche et mandibule supérieure gauche	Rate hétérogène.
G4	2,3	3	2	Léger gonflement	-
G4	6,4	4	2	Décoloration rostre	Vésicule biliaire transparente
G4	5,22	3,5	1	Petit nodule dorsal médial	Poumons hémorragiques

				crâniale	
G4	5,73	4	2	Maigre	-
G4	3,5	3	1	Ulcère mandibule inférieure droite, point hyper mélanique dorsal	Foie lipidosique. Rate décolorée avec nodules.
G4	5,28	4	1	ulcère dorsal	Foie avec granulome. Rate dilatée.
G5	3,67	3,5	2	Décoloration rostre, ulcère cuisse gauche, bas du dos, érythème dur mandibule inférieure.	-
G5	1,96	2,5	1		Rate aspect hétérogène.
G5	3,18	3,5	1		
G5	1,63	2,5	1	Ulcère patte droite	Rate aspect hétérogène.
G5	4,7	3,5	2	Ulcères rostre et mâchoire	
G5	6,55	4	2		
G5	5,96	4	2	Maigre, décoloration rostre	
G5	6,72	4	2	Maigre, décoloration rostre, ulcère mandibule inférieur	
G5	6	4	2	Ulcère patte gauche avec un red legs unilatérale, ulcère mach inférieur	
G5	5,7	3,5	1	Décoloration rostre	
G5	5,77	4	1	Maigre	
G5	2,3	3	1		
G5	6,4	4	1		
G5	5,22	3,5	1	Légèrement gonflée, micro-ulcère cuisse gauche	
G5	5,73	4	1	Ulcères cuisse droites	
G5	3,5	3	1		
G5	5,28	4	1		Foie dégénératif
G5	7,38	4,5	1	Ulcères cuisse droite	Foie lipidosique
G5	4,5	3,5	2	Décoloration du rostre	
G5	5,63	4	1	Ulcères mandibule inférieure	
G5	6,3	3,5	1	Erythème cloaque	

Tableau 39 : Résultats des examens cliniques et nécropsiques des 82 *Xenopus tropicalis* d' « Orsay »

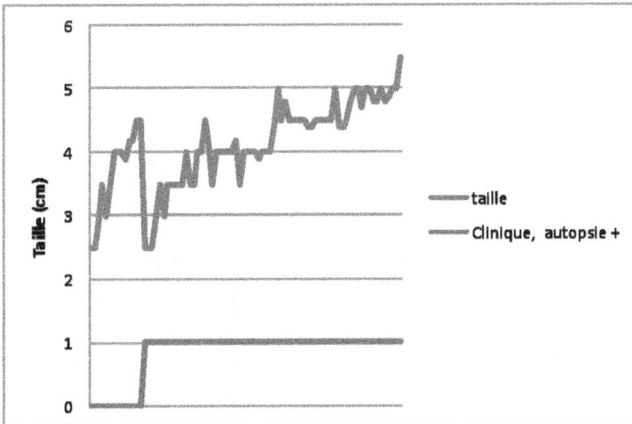

Figure 12 : Présence (valeur = 1) ou absence (valeur = 0) de lésions à l'examen clinique et/ou nécropsique en fonction de la taille de l'animal.

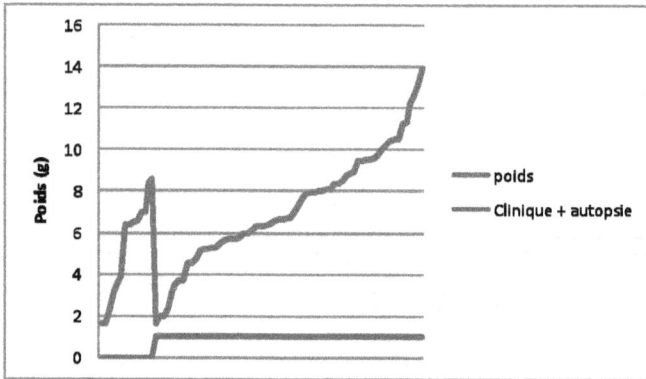

Figure 13 : Présence (valeur = 1) ou absence (valeur = 0) de lésions à l'examen clinique et/ou nécropsique en fonction du poids de l'animal.

Avec les figures 12 et 13, nous voyons que la prévalence n'est pas fonction, ni de la taille, ni du poids.

5.3.1.2 CLINIQUE ET NECROPSIE

Aucun symptômes, ni lésions n'ont été observés sur les animaux du groupe G1.

Pour les autres spécimens des groupes G2, G3 et G4, 78 % présentaient des symptômes cliniques (cf tableaux 39 et 40 et photos de 79 à 82).

Les différentes formes cliniques des ulcères variaient de simple "points blancs" en de véritables cratères, mesurant de 1 à 4 mm de diamètre, localisés ou multiples, pouvant toucher les tissus sous cutanés, voire au-delà.

Le rostre semblait représenter le site de prédilection avec les surfaces dorsales. Les atteintes du rostre étaient telles que parfois l'on pouvait apercevoir les os maxillaires.

Beaucoup présentaient de légers épanchements des extrémités mais finalement très peu ont montré de l'ascite. Très peu également ont présenté des lésions de « Red Legs ».

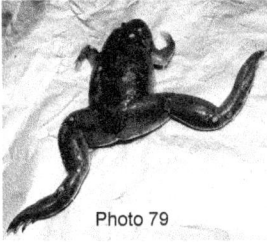 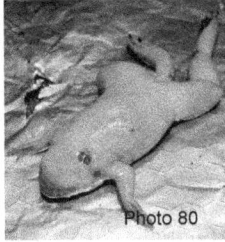 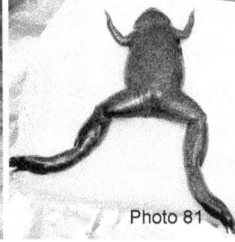

Photo 79   Photo 80   Photo 81

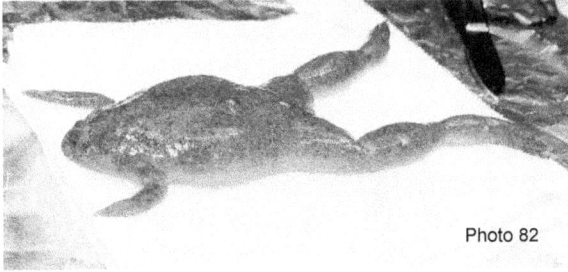

Photo 82

Photo 79 : *X. tropicalis* du groupe G2. Lésions types de cette épizootie avec des ulcères répartis sur le corps. L'animal reste en bon état général.

Photo 80 : Parfois les ulcères sont moins nombreux mais plus profonds.

Photo 81 : Les érythèmes ou autres syndromes « Red legs » associés étaient peu fréquents.

Photo 82 : Encore moins fréquent étaient les ascites. L'ascite accompagnant les ulcères est à peine perceptible.

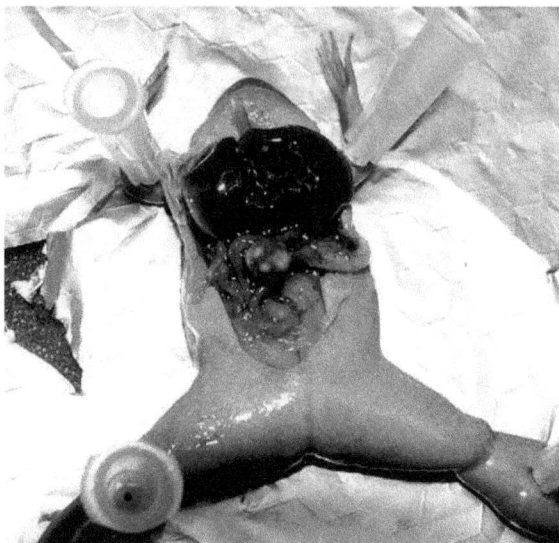

Photo 83 : Ici une rate ponctuée de nodules. En revanche les autres organes sont normaux.

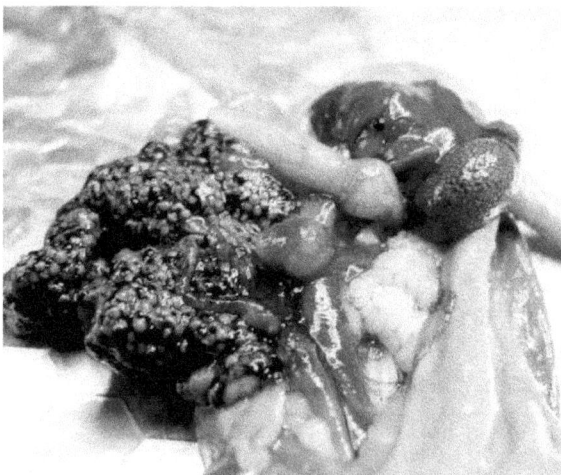

Photo 84 : Ici une forme septicémique sans pour autant avoir des granulomes internes généralisés. La rate est totalement décolorée et rempli d'un pus (étrangement liquide). Les reins sont congestionnés.

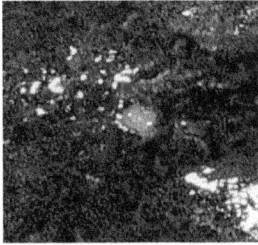
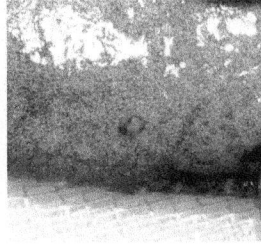
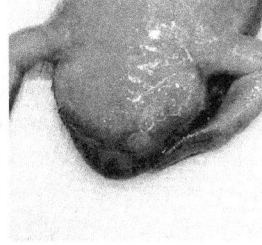

Photo 85   Photo 86   Photo 87

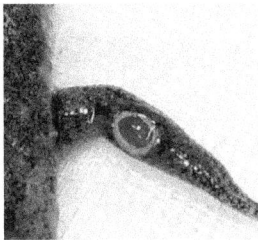
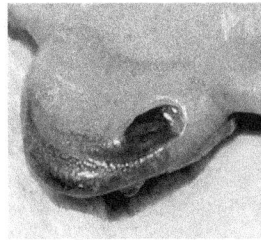
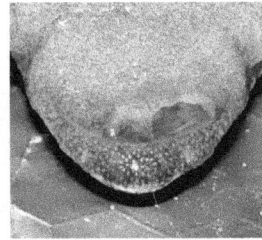

Photo 88   Photo 89   Photo 90

Evolution possible de la phase clinique : Au début apparaît un « point blanc », lieu d'inflammation localisé de l'épiderme et du derme (**photo 85**), c'est la phase pré-ulcérative. La lésion se creuse et devient hémorragique légèrement (**photo 86**). La lésion peut progresser superficiellement en s'étendant (photo 87), ou bien se creuser davantage dans vers les tissus sous épidermiques (**photo 88**). Le rostre et les mandibules sont particulièrement touchés (**photo 89**). L'ulcère peut encore s'étendre ou bien peut se marier avec un autre ulcère pour former une plus large lésion (**photo 90**).

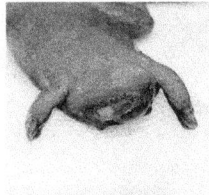

Photo 91 : Ici les lésions locales sont si avancée, que outre l'ulcère profond mandibulaire, qu'on ne voit même plus les doigts des pattes antérieures.

171

Les 82 animaux ont subi un examen nécropsique (cf Tableau 39). Sur les animaux présentant des symptômes à l'examen clinique (N = 60), seulement 33 % (n=20) ont présenté des lésions à l'autopsie. Les lésions observées lors d'autopsies des animaux atteints touchaient essentiellement le foie, la rate et les reins. Mais les granulomes en tant que tels, n'ont été observés quasiment que sur le foie et la rate. Sur 77 animaux susceptibles d'être atteints, nous avons seulement observé des nodules sur le rein sur seulement 1 cas. Un autre cas et seulement un, présentait des nodules sur les poumons et les grappes ovariennes.

Population totale	N = 77	%
Clinique +	60	77,92
Clinique -	17	22,08

Tableau 40 : Présence de lésions à l'examen clinique des spécimens des 4 groupes provenant de bacs atteints.

Les principales manifestations cliniques sont décrites dans le tableau 41.

Clinique +	N = 60	%
Ulcères	43	71,67
Décoloration	19	31,67
Erythème	7	11,67
Papules, granulomes	3	5,00
Ascite	2	3,33

Tableau 41 : Principales manifestations observées à l'examen clinique

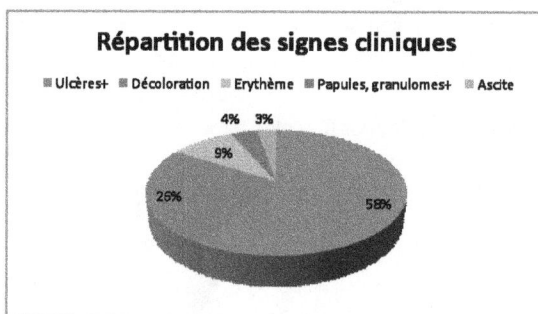

Figure 14 : Répartition des signes cliniques observés à l'examen clinique.

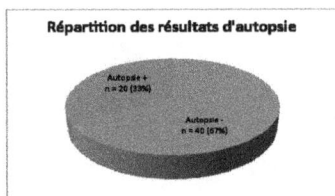

Figure 15 : Répartition de la présence ou non de lésions observées à l'autopsie chez les animaux cliniquement atteints.

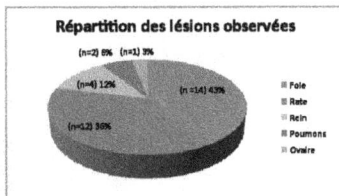

Figure 16 : Répartition des lésions observées lors d'autopsies des animaux atteints.

Ensuite, nous nous sommes plus spécifiquement intéressés à la manifestation clinique « ulcères ». Nous voyons que sur les animaux présentant des ulcères (N = 43), 49 % (n=21) présentent des lésions à l'autopsie. Ces lésions ne sont pas systématiquement des nodules ou granulomes macroscopiquement visibles et on découvre seulement 11 cas (25%) avec des nodules à l'autopsie (tableau 42).

Ulcères +	N = 43	%
autopsie +	21	48,84
nodules	11	25,58

Tableau 42 : Présence de lésions à l'autopsie et notamment de nodules sur les animaux présentant des ulcères.

Enfin, l'absence de signe clinique ne signifie pas systématiquement absence de lésion observée à l'autopsie. Sur 17 animaux ne présentant aucun symptôme à l'examen clinique, 5, ont montré des lésions à l'examen nécropsique, dont 4, des nodules (tableau 43).

Clinique -	N = 17	%
autopsie -	12	70,59
autopsie +	5	29,41
nodules	4	23,53
autres	1	5,88

Tableau 43 : Résultats d'autopsie sur des animaux non visuellement atteints.

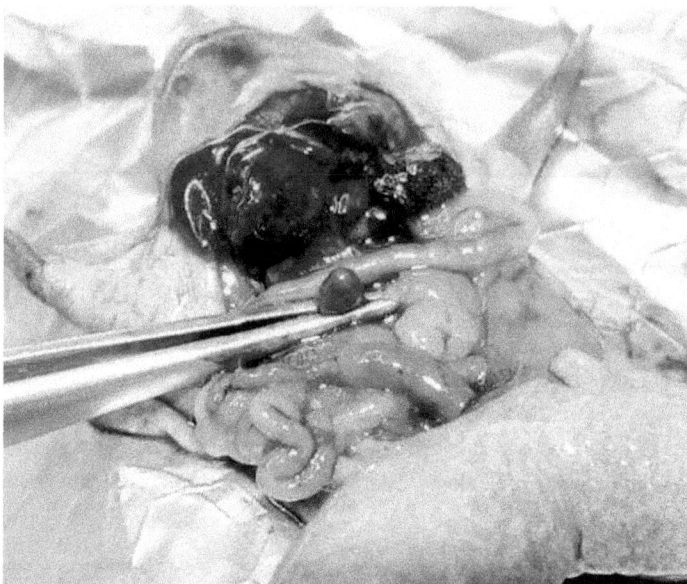

Photo 92 : Unique nodule sur la rate chez cet animal qui ne présentait aucun signe clinique.

5.3.1.4 Histologie

Nous avons effectué des analyses histologiques sur des échantillons provenant de 27 animaux (soit 35% de la population étudiée).

Groupe	Clinique et Autopsie	(Prélèvements) Résultats histologiques
G2	Ulcère mandibule et épaule gauche, petits ulcères répartis de façon aléatoire sur tout le corps. Foie dégénératif. Rate totalement prise par des nodules.	(foie, rate, peau, rein) Granulomes spléniques multifocaux à coalescents ; adénocarcinome cutané ; congestion hépatique modérée ; dégénérescence tubulaire rénale modérée multifocale. Rares BARR dans le granulome splénique ; BARR circulants dans la peau, foie et rate. Mycobactériose splénique avec septicémie mycobactérienne.
G2	Erythème cloaque. Foie atrésique. Rate décolorée et dégénérée, à la coupe, présence de pus liquide. Poumons inflatés et noirs.	(foie, rate, poumon) Granulomes spléniques multifocaux à coalescents ; zone de dégénérescence hépatique focale. Nombre modéré de BARR dans les granulomes spléniques. Mycobactériose splénique.
G2	Examen clinique RAS. Foie lipidosique, dégénératif, un petit nodule. Rate décolorée et dégénérée, à la coupe, présence de pus liquide. Rein semble dégénéré.	(foie, rein, rate) Large granulome splénique. Présence de rares BARR dans le granulome. Mycobactériose splénique.
G2	Ulcère cuisse droite. Foie atrésique avec un seul nodule. Rate totalement prise par des nodules.	(peau, foie, rate, rein) Larges granulomes dans la rate, ulcération cutanée avec dermatite granulomateuse localement extensive, congestion hépatique modérée, dégénérescence tubulaire rénale modérée multifocale. Nombreux BARR dans les granulomes spléniques ; rares BARR dans le derme. Mycobactériose splénique et cutanée.
G2	Ulcère cuisse gauche, et droite. Autopsie RAS.	(peau) Ulcération cutanée sévère avec dermatite nécrosante et granulomateuse localement extensive. Rares BAAR dans la lésion dermique. Mycobactériose
G3	Décoloration des pattes arrières. Rein semble avoir dépôt d'urate. Dépôts d'acide urique sur le péricarde.	(foie, rate, rein) Dégénérescence tubulaire rénale modérée multifocale, léger infiltrat mononucléé interstitiel, congestion hépatique modérée, hyperplasie réticulo endothéliale splénique modérée. Absence de lésion compatible avec une mycobactériose. Lésions compatibles avec une stimulation antigénique chronique non spécifique.
G3	Ulcères, patte avants et sur le dos. Rein avec un nodule.	(rein) Dégénérescence tubulaire rénale modérée multifocale. Absence de lésion compatible avec une mycobactériose. Lésions rénales non spécifiques pouvant être corrélées à un mauvais état général.
G3	Décoloration rostre, érythème mâchoire inférieure, ulcères bas du dos et cuisse. Autopsie RAS.	(peau x2) Dermatite et cellulite localement extensive subaigüe avec tissu de granulation. Absence de lésion compatible avec une mycobactériose. Lésions cutanées et sous-cutanées pouvant être secondaires à une injection intracœlomique ou à une migration de corps étranger.
G3	Ulcère coude et pattes, bas du dos. Foie totalement dégénéré, friable, avec des nodules uniformément répartis. Rate avec un petit nodule, couleur et taille normale. Reins semblent dégénérés.	(foie, rate, rein) Granulomes hépatiques et spléniques multifocaux à coalescents, dégénérescence tubulaire rénale modérée multifocale, léger infiltrat mononucléé interstitiel. Faible nombre de BARR dans les granulomes hépatiques et spléniques. Mycobactériose hépatique et splénique.
G3	Ulcères flanc droit, érythème des pattes antérieures droites. Foie lipidosique avec nodules. Rate décolorée et dégénérée, à la coupe, présence de nodules. Rein jaunâtre.	(foie, rate, rein) Granulomes spléniques de grande taille, granulomes hépatiques multifocaux, dégénérescence tubulaire rénale modérée multifocale. Nombreux BARR dans les granulomes spléniques, quelques BARR dans les granulomes et sinusoïdes hépatiques. Mycobactériose splénique et hépatique avec septicémie mycobactérienne.
G3	Ulcères pattes dorsales, décoloration du rostre. Foie granulomateux, lipidosique. Rate décolorée et dégénérée avec nodules.	(foie, rate) Granulomes spléniques multifocaux à coalescents, petits granulomes hépatiques, infiltrat mononuléé portal minime. Faible nombre de BARR dans les granulomes hépatiques e spléniques. Mycobactériose hépatique et splénique.
G3	Ulcères dorsaux. Hépatite dégénérative	Hyperplasie et spongiose cutanée sévère avec vésicules intra épidermiques multifocales remplies de matériel

		protéique. Absence de lésion compatible avec une mycobactériose ; lésions cutanées suggestives d'un phénomène d'irritation locale.
G3	Ulcère mandibule. Rate décolorée et dégénérée avec nodules.	(rate) Large granulomes spléniques. Grand nombre de BARR dans le granulome splénique. Mycobactériose splénique.
G3	Ulcères pattes arrière et sur le dos. Autopsie RAS.	(peau) Légère hyperplasie épidermique, inflammation sous cutanée granulomateuse subaigue localement extensive. Absence de lésion compatible avec une mycobactériose. Lésions cutanées pouvant être secondaires à une injection intra cœlomique ou à une migration de corps étranger.
G3	Ulcères sur la face dorsale et les pattes postérieures. Autopsie RAS.	(peau) Ulcération cutanée avec dermatite nécrosante et hétérophilique localement extensive et dysplasie épidermique. Absence de lésion compatible avec une mycobactériose ; lésions cutanées suggérant un phénomène d'irritation locale.
G4	Léger gonflement Autopsie RAS.	(peau) Absence de lésion compatible avec une mycobactériose. Lésion sous cutanée pouvant être compatible avec une réaction à une injection cœlomique.
G4	Petit nodule dorsal médial crânial. Poumons hémorragiques.	(peau) Cœlomite granulomateuse et fibrineuse localement extensive avec débris végétaux intra lésionnels et colonisation bactérienne. Absence de lésion compatible avec une mycobactériose. Lésion sous cutanée secondaire à la migration intracœlomique de débris végétaux.
G4	Ulcère mandibule inférieure droite, point hyper mélanique dorsal. Foie lipidosique. Rate décolorée avec nodules.	(peau (x2) foie) Granulomes multifocaux à coalescents dans le foie et la rate, ulcération cutanée avec dermite granulomateuse localement extensive. Petits nombre de BAAR dans le derme, foie et rate. Mycobactériose cutanée, hépatique et splénique.
G4	Examen clinique RAS. Foie avec micronodules, poumon avec un nodule et granulome ovarien.	(foie, poumon, granulome) Hépatite nécrosante multifocale à coalescente avec granulomes de taille variable. Pneumonie interstitielle histiocytaire et hétérophilique chronique. Nombreux BAAR. Mycobactériose hépatique et pulmonaire. Cœlomite granulomateuse et fibrineuse localement extensive avec débris végétaux intra lésionnels et colonisation bactérienne.
G4	Ulcère mandibule inférieure, animal maigre, granulome peau dorsale ; Hépatite dégénérative.	(foie et rate) Hyperplasie modérée des centres de mélano macrophages spléniques ; congestion hépatique et splénique marquée. Présence de rares BARR dans le parenchyme splénique. Mycobactériose splénique.
G4	Examen clinique RAS. Rate avec un nodule blanc.	(rate) Hyperplasie réticuloendothéliale splénique modérée. Absence de lésion compatible avec une mycobactériose. Compatible avec une stimulation antigénique chronique non spécifique.
G4	Décoloration rostre, érythème mandibule supérieur gauche, point mélanique face ventrale. Hépatite dégénérative avec lipidose et atrésie.	(foie) Lésions non spécifiques agoniques
G4	Ulcère dorsal. Foie avec granulome. Rate dilatée.	(peau, rate, foie) Ulcération cutanée avec dermatite granulomateuse localement extensive. Congestion splénique marquée. Rare BAAR dans le derme. Mycobactériose cutanée.
G4	Ulcère patte gauche et mandibule supérieure gauche. Rate hétérogène.	(rate, foie, peau) Ulcération cutanée avec dermatite granulomateuse localement extensive. Hyperplasie modérée des centres mélano-macrophages hépatiques et spléniques. Rare BAAR dans le derme. Mycobactériose cutanée.
G4	Maigre Autopsie RAS.	(peau) Ulcération cutanée avec dermatite granulomateuse localement extensive. Rares BAAR dans le derme. Mycobactériose cutanée.
G5	Examen clinique RAS. Foie dégénératif	(foie) Infiltrat portal mononucléée minime. Absence de lésion compatible avec une mycobactériose. Infiltrat pouvant être attribué à une stimulation antigénique chronique non spécifique.
G5	Ulcères rostre et mâchoire	(peau) Ulcération cutanée massive avec hémorragies et inflammation s'étendant jusqu'à l'os mandibulaire sous jacent. Nombreux BARR dans le derme. Mycobactériose cutanée.

Tableau 44 : Résultats des examens histologiques avec rappels des commémoratifs.

Les ulcères cutanés se traduisent histologiquement par le plus souvent une dermatite granulomateuse, nécrosante, hétérophilique.

Pour le foie et la rate, les deux organes les plus touchés, on note des hépatites et splénites granulomateuses, souvent nécrosantes, associées à une hyperplasie des centres mélanomacrophages et des infiltrats mononucléés portaux pour le foie ou des hyperplasies réticulo-endothéliales pour la rate.

Il est cependant important de noter que lorsque la rate présentait un aspect macroscopique anormal, si les lésions granulomateuses étaient absentes, l'hyperplasie réticulo-endothéliale était quant à elle toujours présente. Ceci traduit une prolifération lymphoïde réactionnelle à l'affection. L'hyperplasie des centres mélanomacrophages était normalement attendue car les granulomes sont composés essentiellement de macrophages épithéloïdes et d'histiocytes. Nous reviendrons sur la réaction inflammatoire ultérieurement dans la discussion.

Les reins, lorsqu'ils étaient atteints ne présentaient que rarement des lésions granulomateuses. L'anapathologie de ces organes résidait surtout en une dégénérescence tubulaire rénale modérée à sévère, multifocale.

On trouve une faible prévalence de la septicémie mycobactérienne, objectivée sur 2 cas seulement dans notre lot envoyé pour analyse histologique.
Il est intéressant de noter que pour l'un, la clinique se traduisait par un ulcère sur la mandibule, l'épaule gauche, et des petits ulcères répartis de façon aléatoire sur tout le corps. Le foie macroscopiquement dégénératif, se traduisait au niveau histologique par une congestion hépatique modérée. La rate en revanche était totalement prise par des nodules qui représentaient des granulomes spléniques multifocaux à coalescents avec contre toute attente de rare BAAR. Enfin les reins présentaient une dégénérescence tubulaire modérée multifocale avec absence de BAAR. On note sur ce cas, l'absence d'ascite.
L'autre cas présentait des ulcères sur le flanc droit et un érythème des pattes antérieures droites. Le foie était lipidosique avec des nodules, la rate décolorée et dégénérée avec à la coupe, présence de nodules. Les reins semblaient jaunâtres. De nombreux BARR étaient présents dans les granulomes spléniques, quelques BARR dans les granulomes et sinusoïdes

hépatiques et aucun dans le parenchyme rénal. Là encore, aucune ascite n'avait été observée.

On note sur le tableau 42, 11 résultats négatifs pour la mycobactériose sur 27 animaux (40,7%). Certains résultats négatifs à l'histologie seront infirmés par des résultats bactériologiques positifs.

5.3.1.5 BACTERIOLOGIE

Pour des raisons budgétaires, nous avons effectué des analyses bactériologiques sur des échantillons provenant de 10 animaux, soit seulement 13% de la population étudiée, mais représentant près de 40 % des analyses histologiques.

Les cultures bactériologiques sont restées longtemps stériles, signant une croissante très lente de la mycobactérie. Au niveau macroscopique, les colonies étaient très homogènes et se présentaient comme des pousses de couleur crème, lisses, bombées. Au niveau microscopique, les Mycobactéries étudiées se présentaient comme des BAAR petits, très épais, de coloration hétérogène et regroupés en amas denses.

Malgré la diversité des signes cliniques et la non-confirmation au niveau histologique de mycobactériose, on note une quasi-uniformité des résultats d'analyses bactériologiques. Seule un prélèvement est demeuré stérile après 6 semaines d'incubation. L'homogénéité des résultats ne réside pas seulement dans la positivité des cultures bactériennes mais aussi dans la caractérisation de l'espèce mise en cause.

Comme précédemment, nos premiers résultats bactériologiques donnent *Mycobacterium ulcerans* comme responsable de l'épizootie (tableau 45). Mais la caractérisation génotypique avec les séquençages génétiques décrits précédemment nous confirmera la présence de *Mycobacterium liflandii.*

Groupe	Rappels cliniques conclusions histologiques	Densité des BAAR sur prélèvements	Kit HAIN
G2	Erythème cloaque. Mycobactériose splénique.	(foie, rate, poumon) Assez nombreux BAAR : 2 - 5/champs	M. ulcerans
G3	Ulcères. Mycobactériose hépatique et splénique.	(foie) Rare BAAR : 1/ plusieurs champs	M. ulcerans
G3	Ulcères. Absence de lésion compatible avec une mycobactériose	(Peau) Rare BAAR : 1/plusieurs champs	M. ulcerans
G3	Ulcères. Absence de lésion compatible avec une mycobactériose.	(Peau et muscles sous jacent) Absence de BAAR.	négatif
G3	Ulcères, décoloration rostre. Mycobactériose hépatique et splénique.	(Rate) Très nombreux BAAR : 2 - 5/champs	M. ulcerans
G3	Ulcères. Mycobactériose splénique et hépatique avec septicémie mycobactérienne.	(rate, foie) Présence de nombreux BAAR : 20 - 100/champs	M. ulcerans
G3	Ulcères. Absence de lésion compatible avec une mycobactériose. Lésions rénales non spécifiques pouvant être corrélées à un mauvais état général.	(Rein) Rare BAAR : 1 /plusieurs champs	M. ulcerans
G4	Clinique RAS. Absence de lésion compatible avec une mycobactériose. Compatible avec une stimulation antigénique chronique non spécifique.	(rate) Rare BAAR : 1/plusieurs champs	M. ulcerans
G5	Clinique RAS. Mycobactériose splénique.	(rate) Présence de nombreux BAAR : 5 - 20/champs	M. ulcerans
G5	Ulcère. Absence de lésion compatible avec une mycobactériose. Compatible avec une stimulation antigénique chronique non spécifique.	(rate, peau) Rare BAAR : 1/plusieurs champs	M. ulcerans

Tableau 45 : Résultats des examens bactériologiques avec rappels des conclusions histologiques.

5.3.2 Portées des couples sains/malades et leurs environnements

5.3.2.1 DIFFERENCES ENTRE LES PORTEES

- A T0 + 48 h, il ne semble pas y avoir de différences entre animaux sains et malades en termes de quantité de ponte pour les différents groupes.
- A T0 + 1 mois : on observe un développement normal des œufs pondus.
- A T0 + 2 mois : on observe un taux de métamorphose normal des têtards.

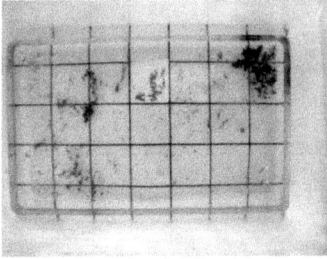

Photo 93 : ponte du groupe G1   **Photo 94 :** ponte du groupe G2

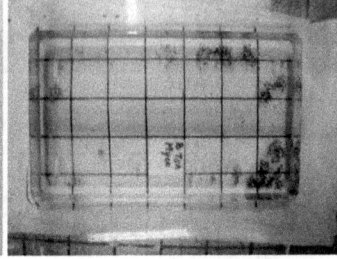

Il n'y a donc aucune différence dans la vie de reproduction des 3 pontes des couples malades et le couple sain.

Au jour d'aujourd'hui, les descendants sont adultes. Les spécimens nés du couple C2, mâle « adio » et femelle « tga », où a été observé 80% de mortalité dans le bac d'origine se portent bien et ne présente aucun symptôme.

Les spécimens nés du couple C3, mâle «Uyéré » et femelle «adio », où a été observé 28% de mortalité dans le bac d'origine se portaient bien. Au cours de cet hiver 2007-2008, il y a eu une coupure d'électricité pendant 48 h. Cette portée comme beaucoup d'autres fait partie des victimes de cette défaillance zootechnique. Avant cette défaillance, les animaux se portaient bien.

Dans le groupe des spécimens nés du couple C4, mâle «Uyéré » et femelle «adio », où a été observé 60% de mortalité dans le bac d'origine, sur 200 métamorphosés, restent aujourd'hui (16 avril 2008) environ 20 femelles adultes et 15 mâles. On a donc observé une très forte mortalité sans pour autant avoir une forte prévalence de signes cliniques. Les symptômes, lorsqu'ils sont présents, se résument en un « point blanc » (généralement 1) sur le corps sans plaies flagrantes ou extensives. Les animaux malades sont euthanasiés au fur et à mesure qu'ils présentent ces signes. Il n'y a pas eu d'investigations récentes plus avancées à ce jour sur les adultes de notre part.

Les spécimens nés du couple C5, mâle «adio » et femelle «tga », où a été observé 58% de mortalité dans le bac d'origine se portent bien. Il y a eu 7 morts d'un coup dues à la coupure d'électricité en décembre 2007. Mais à part cela, aucun cas clinique n'est noté.

5.3.2.2 Recherche de mycobacteries sur les tetards et les juveniles post-metamorphoses

Nous avons suivi les profils bactériologiques des stades de développement des différentes portées. La mycobactériose a été confirmée chez les 4 couples d'adultes ; l'espèce mycobactérienne a été également déterminée. Nous nous sommes arrêtés aux résultats des Kit HAIN qui nous ont donné *M. ulcerans*. Nous en avons déduit implicitement qu'il s'agissait de *M. liflandii*.

Les analyses bactériologiques des différentes portées donnent des résultats hétérogènes et pour certains, relativement surprenant (tableau 46).

On rappellera ici que les œufs se sont développés de façon indépendante dans un bac neuf.

Les spécimens nés du **couple C2** se portent bien et ne présentent aucun symptôme. Chez les post-metamorphosés, nous avons néanmoins isolé ***Mycobacterium peregrinum***. La contamination n'a pu se faire que par le milieu. De fait, nous pouvons dire que cette espèce semble être présente de façon endémique dans l'animalerie ou du moins ses canalisations. Dans ce cas isolé, l'isolement de la mycobactérie est une découverte fortuite mais néanmoins d'importance. Ces juvéniles sont donc considérés comme porteurs asymptomatiques. Un suivi de ces animaux est préconisés pour voir s'ils développeront ou non une mycobactériose. On ne trouve en revanche pas de trace de *M. liflandii* ou du moins, d'une *M. ulcerans*-like.

Les résultats des analyses bactériologiques concernant les spécimens nés du **couple C3** sont en revanche d'une extrême importance. Car nous avons ici observé la présence de BAAR chez les têtards. L'analyse de l'eau étant négative, on peut légitimement suggérer que les BAAR observés proviennent bien des spécimens et non d'une contamination par l'environnement.

En revanche, les analyses sur les post métamorphosés sont restées négatives.

A notre connaissance, la présence de mycobactérie chez les têtards d'anoures n'avait jamais été décrite. Par nos résultats nous avons montré que ces derniers pouvaient porter, *a priori*, de façon latente les mycobactéries.

Les résultats des analyses bactériologiques concernant les spécimens nés du **couple C4** sont encore plus intéressants et finalement confortent les données

181

cliniques. Ici, contrairement aux autres portées, une très forte mortalité est observée sans pour autant avoir une forte prévalence de signes cliniques.

Cela étant la flore semble ici très hétéroclite. Les PCR et hybridations qui suivent l'examen direct positif sur les têtards n'ont réussi à bien identifier l'espèce. Nous savons juste que la souche appartient au genre Mycobacterium mais ne fait pas partie des espèces : *complexe tuberculosis, complexe avium-intracellulare, kansasii, xenopi, gordonae, marinum, ulcerans, scrofulaceum, interjectum, malmoense, peregrinum, chelonae, abscessus* et *fortuitum*. La forte contamination de la culture a empêché l'identification précise de l'espèce. Sur les post-métamorphosés on trouve du *Mycobacterium fortuitum* complex et dans l'eau du bac, du *Mycobacterium chelonae*, différents donc de celui qui a été trouvé sur les têtards.

Les spécimens nés du **couple C5** se portent bien et ne présentent aucun symptôme pouvant suspecter une origine infectieuse. Nous eu ici l'idée « opportuniste » d'examiner des excréments et contre toute attente, l'examen directe après coloration était positif avec en plus d'assez nombreux BAAR (2 à 5 par champs). Mais les cultures sont restées stériles et nous ne pourrons diagnostiquer l'espèce mise en cause.

Si l'on écarte l'hypothèse de la contamination par l'environnement (tout à fait possible), on peut penser que les animaux présents sont porteurs asymptomatiques de mycobactéries, pour l'instant, simple commensales.

Couple	Echantillons	Clinique	Histologie et/ou colorations	Culture - identification
C1	Progéniteurs	RAS	Négative	Négative
	Têtards	RAS	non effectuée	non effectuée
	Post métamorphosé	RAS	non effectuée	Négative
	Eau du bac			Négative
C2	Progéniteurs	Ulcères	Mycobactériose	*M. ulcerans*
	Têtards	RAS	Négative	Négative
	Post métamorphosé	RAS	Négative	*Mycobacterium peregrinum*
	Eau du bac			Négative
C3	Progéniteurs	Ulcères	Mycobactériose cutanée	*M. ulcerans*
	Têtards	RAS	rares BAAR observés (1 pour plusieurs champs)	Négative
	Post métamorphosé	RAS	Négative	Négative
	Eau du bac			Négative
C4	Progéniteurs	Ulcères	Mycobactériose	*M. ulcerans*
	Têtards	RAS	colorations positives	Après PCR et hybridation, il s'avère que la souche appartient au genre *Mycobacterium* mais ne fait pas partie des espèces : complexe tuberculosis, complexe avium-intracellulare, kansasii, xenopi, gordonae, marinum, ulcerans, scrofulaceum, interjectum, malmoense, peregrinum, chelonae, abcessus et fortuitum. La forte contamination de la culture empêche l'identification précise de l'espèce.
	Post métamorphosé	RAS	Négative	*Mycobacterium fortuitum complex*
	Eau du bac			*Mycobacterium chelonae*
C5	Progéniteurs	Ulcères	Mycobactériose	*M. ulcerans*
	Têtards	RAS	Négative	Négative
	Post métamorphosé	RAS	Négative	Négative
	Excréments		Assez nombreux BAAR (2 à 5 par champs)	Négative
	Eau du bac			Négative

Tableau 46 : Résultats des examens bactériologiques sur les têtards, les post métamorphosés ainsi que leur environnement

5.3.3 Recherche de mycobactéries de l'environnement

Les différents résultats des analyses de l'eau sont réunis dans les deux tableaux qui suivent (tableaux 47 et 48). L'ensemencement sur milieu liquide Bactec MGIT et milieu solide de Colestos a été systématique. En revanche, pour (malheureusement) des raisons budgétaires, nous n'avons pas pu effectuer l'analyse génétique sur toutes les cultures positives. Concernant le génotypage, nous nous sommes arrêtés aux résultats des Kits HAIN sans aller sur le séquençage lorsque cela était éventuellement nécessaire.

Animalerie tropicalis	Evènements dans le bac	Ensemencement	Identification
Animalerie "épizootique"			
Bac de stabulation		Positif	*Mycobacterium chelonae*
Bac de G2	40 morts en 8 mois sur 50	Positif	*Mycobacterium ulcerans*
Bac de G4	27 morts en 8 mois sur 45	Positif	*Mycobacterium ulcerans*
Bac de G5	29 animaux morts en 8 mois sur 50	Négatif	
Animalerie transgénique	**Evènements dans le bac**	**Ensemencement**	**Identification**
Bac de stabulation		Positif	non effectué
Bac 21	aucun mort en 8 mois sur 33	Positif	*Mycobacterium*
Bac 32	5 morts en 8 mois sur 33	Positif	non effectué
Animalerie de conservation	**Evènements dans le bac**	**Ensemencement**	**Identification**
Bac de stabulation		Positif	*Mycobacterium gordonae* et *Mycobacterium fortuitum complexe*
Bac 56	7 morts en 8 mois sur 77 animaux	Positif	non effectué
Bac 10	1 mort en 8 mois sur 15 animaux	Négatif	
Pièce "Albert"		Négatif	

Tableau 47 : Recherche de mycobactéries dans les échantillons d'eau des animaleries tropicalis

Animalerie laevis	Evènements dans le bac	Ensemencement	Identification
Bac de stabulation		Positif	
Bac 21 animaux sains	2 morts en 8 mois sur 8 animaux	Négatif	
Bac 12 animaux malades	1 mort en 8 mois sur 21 animaux	Négatif	

Tableau 48 : Recherche de mycobactéries dans les échantillons d'eau de l'animalerie laevis

Avec ces résultats, nous voyons que l'environnement immédiat et proche du site de l'épizootie est relativement riche. Les résultats ici présents sont d'importance car nous avons réussi à isoler du *M. ulcerans*-like dans l'environnement et ce, sur deux échantillons d'eau de deux bacs différents, signifiant d'une part sûrement une charge mycobactérienne très importante dans les bacs et d'autre part que la transmission ne semblerait pas nécessiter obligatoirement un contact direct entre individus.

Sur les bacs des autres animaleries *X. tropicalis*, nous voyons qu'il y a une flore toujours présente de mycobactéries, variées mais pour l'instant simple commensales.

Les animaleries *Xenopus laevis* devraient également être systématiquement analysées. Même si les rares publications sur *Mycobacterium liflandii* ont été décrites essentiellement chez le *X. tropicalis*, un cas d'infection avec manifestation clinique due à *M. liflandii* a été décrit chez un *X. laevis*, collecté en Afrique du Sud et importé dans un laboratoire de recherche. Cet animal n'avait jamais été en contact avec des *X tropicalis* [124]. Les auteurs de la publication supposent une origine africaine à *M. liflandii*.

5.4 Discussion

5.4.1 Aspects cliniques et pathologiques de l'épizootie de *M. liflandii* chez les *X. tropicalis* d'Orsay

D'une façon générale, *M. liflandii* apparaît comme étant hautement pathogène chez le *X. tropicalis* avec une forte mortalité dans les colonies.

Sur les 77 animaux pris dans 4 groupes présentant une forte mortalité, 60 spécimens montraient des signes cliniques. Même si l'agent causal n'a pas été confirmé pour tous les cas, on peut penser néanmoins à un facteur déterminant commun.

Les animaux présentaient un état général allant de moyen à bon. On a observé que très peu de spécimens cachectiques. Cela corrobore avec l'anamnèse et les commémoratifs qui précisaient que les animaux gardaient un comportement alimentaire normal malgré leurs symptômes cliniques allant de discrets à très important.

Plus de 71% des symptômes correspondaient à des ulcères, de superficiels à profonds.

Ces premiers éléments indiquent que cette affection, contrairement aux autres mycobactérioses rencontrées chez les amphibiens, est d'une part surtout cutanée et d'autre part, ne se manifeste pas systématiquement par des granulomes macroscopiquement visibles.

Les lésions observées lors d'autopsies des animaux atteints touchaient essentiellement le foie, la rate et les reins. Le fait que les granulomes n'étaient observés quasiment que sur le foie et la rate (seulement un cas avec des nodules sur le rein et un cas avec des nodules sur les poumons et les grappes ovariennes) montre que dans cette épizootie, la forme septicémique étaient peu présente et encore une fois, confirme le tropisme essentiellement cutané du germe mise en cause.

Ce qui par ailleurs pourrait aussi expliquer la prévalence extrêmement faible des ascites. Cela ne correspond pas aux observations des précédentes publications ou ces lésions étaient décrites comme prédominantes [178].

Ce propos est encore argumenté par le fait que sur les animaux présentant des ulcères, seulement la moitié présente des lésions à l'autopsie (49%). De plus, les lésions observées ne sont pas systématiquement des nodules ou granulomes qui ne sont macroscopiquement visibles que sur 11 cas (25%) seulement.

En revanche, la présence de lésions observées à l'autopsie de spécimens cliniquement non atteints (5 sur 17) se rapproche plus de la mycobactériose atypique classique où le processus pathologique est insidieux avec une longue phase non clinique.

Le foie et la rate sont les deux organes les plus touchés et des BAAR étaient presque toujours détectés. En revanche, les reins ne présentaient que rarement des lésions granulomateuses et les BAAR étaient très rarement présents.

Ce tableau pathologique est très différent de la description dans la littérature de l'épizootie due à *M. liflandii* touchant l'élevage de *X. tropicalis* en Belgique. Les reins, la vésicule biliaire, le tube digestif et l'oviducte étaient systématiquement touchés avec la présence de nombreux BAAR et où le foie était normal et exempt de BAAR [164].

En revanche dans les deux cas, on trouve la prédominance des hétérophiles.

La faible prévalence de la septicémie mycobactérienne observée ici, ne correspond pas aux dernières observations décrites dans la littérature, où sont décrites systématiquement des lésions internes disséminées [178].

En revanche pour le foie et la rate, on retrouve les images histopathologiques typiques rencontrées « classiquement » lors de mycobactérioses [69]. C'est à dire des lésions granulomateuses.

Il a été noté lors de l'épizootie en Belgique la présence de BAAR chez tous les animaux atteints. Ce n'est pas le cas ici. Tous les animaux visuellement atteints ne présentent pas forcément de résultats positifs [164]. Déjà au niveau histologique, nous avons 11 résultats négatifs pour la mycobactériose sur 27 animaux (40,7%).

186

Le plus étonnant étant cet animal du groupe G3 qui présentait des ulcères. Malgré des signes cliniques importants, nous n'avions pu confirmer la présence de BAAR : ni à l'histologie, ni avec les examens bactériologiques.

L'hyperplasie des centres mélano macrophages et l'hyperplasie réticulo-endothéliale sur le foie et la rate, signent une forte réaction inflammatoire face à l'infection due à *M. liflandii*. Ces observations correspondent à ce qui a été décrit dans la littérature. Contrairement à *M. ulcerans*, *M. liflandii* semble induire une importante réaction inflammatoire puis immunitaire avec formation de granulomes. Chez la plupart des souches d'ulcerans les gènes *esxA* et *esxB* codant respectivement pour les protéines hautement antigéniques ESAT-6 et CFP-10 sont absents. Les études de Mve-Obiang et de ses collaborateurs ont démontré justement la présence de ces gènes chez *M. liflandii*. Cette présence pourrait expliquer la formation de granulomes chez les Amphibiens avec *M. liflandii* [178].

Cependant une des questions primordiales qui se pose est le potentiel zoonotique de *M. liflandii*. Ce dernier apparaîtrait être plutôt finalement un *M. marinum*-like avec un plasmide de *M. ulcerans*. Comme les deux dernières espèces sont pathogènes pour l'homme, il y a de grande chance que *M. liflandii* le soit aussi. Heureusement, l'inaptitude du germe à croître au dessus de 35°C suggère que les manifestations des infections humaines seraient seulement cutanées.

5.4.2 Différences entre les portées, bactériologie des portées

Les animaux atteints par ces mycobactéries semblent donc se reproduire de façon normale. De plus, les juvéniles et jeunes adultes semblent mener une existence sans symptômes majeurs, du moins sans signes pouvant suspecter une maladie infectieuse.

La portée de C4 en revanche, subit une épizootie, a priori mycobactérienne, pour le moins infectieuse. Cependant, vu la flore environnementale très riche, on ne peut pas non plus écarter l'hypothèse que cet évènement aurait pu aussi se passer sur des animaux sains. L'exemple des 3 autres portées, montrent que les descendances de couples « malades » peuvent très bien être viables, voire utilisées pour des manipulations.

Cette conclusion est essentielle. Car lorsqu'on travaille avec du matériel transgénique, l'avènement d'une épizootie devient vite catastrophique, pas seulement au niveau du matériel d'étude mais aussi et surtout au niveau des projets même de recherche. Les mesures préventives sont finalement peu efficaces, vu les résultats sur la flore de l'environnement. Les traitements sont encore inexistants. Et si malgré toutes les précautions zootechniques prises, on ne peut réduire à néant la prévalence des épizooties de mycobactéries, peut être faudrait-il se pencher sur ses élevages « salvateurs » de la dernière chance.

Le fait d'isoler des BAAR sur des têtards n'est pas une fin en soit et malheureusement, les infections chez les jeunes anoures et chez les spécimens à l'état larvaire restent floues. Car que deviennent justement les BAAR que nous avons isolés chez ces têtards ? Sont-ils seulement de « passage », restent-ils jusqu'à la métamorphose ? La question reste posée car nous ne sommes pas arrivés à isoler la même espèce à tous les stades de développement.

Mais ce que nous pouvons supposer ici, c'est qu'il doit exister un équilibre intime entre les mycobactéries et leurs « hôtes ». Reste à déterminer de façon plus précise la pathogénie qui conduit l'animal de cet état d'équilibre à la phase clinique discrète puis critique.

5.4.3 Mycobactéries et environnement

Nous avons isolé des mycobactéries mais la recherche de *M. ulcerans* a été infructueuse.

Le fait de trouver autant de mycobactéries dans l'eau n'est pas si étonnant. Les mycobactéries atypiques sont très résistantes aux désinfectants (que ce soit les produits chlorés ou l'ozone) utilisés dans le traitement de l'eau. Par exemple, *M. avium* est 500 fois plus résistante aux produits chlorés qu'*Escherichia coli* [170]. Les mycobactéries sont également résistantes aux principes actifs utilisés pour la désinfection des surfaces et du matériel, notamment aux ammoniums quaternaires, phénols, iodophores, gluteraldehyde[31,75,151,183]. Leurs hydrophobicité et imperméabilité sont des facteurs déterminants dans leur résistance. Et grâce ou à cause de cette imperméabilité inhérente, les mycobactéries croissent lentement : ce qui augmente la résistance, notamment contre les produits chlorés. Enfin, leur surface cellulaire hydrophobe permet l'adhérence à des substrats solides dans l'environnement aquatique, créant de véritables réservoirs, persistants et résistants. On arrivera difficilement à un milieu « mycobactérie 0 », néanmoins réduire la charge mycobactérienne est possible avec la combinaison de différentes techniques. La filtration permet d'éliminer les particules susceptibles « d'héberger » des mycobactéries. Les UV peuvent réduire leur nombre. La désinfection à très haute température (plus de 40°C) est d'autant plus efficace que les germes croissent à basse températures comme les *M. ulcerans*-like. L'association de détergents et désinfectant devrait augmenter la perméabilité cellulaire et des biofilms [54].

Nous revenons sur l'importance de la découverte et l'étude de cette nouvelle mycobactérie productrice de mycolactone. La symptomatologie semble donc varier d'une épizootie à une autre. Encore très récemment, il était très rare d'inclure dans la démarche diagnostique les séquençages d'autant de gènes. La PCR et l'hybridation suffisaient pour spécifier l'agent pathogène présent.

Aujourd'hui, il est vivement conseillé d'inclure dans le diagnostic différentiel *M. liflandii*, et de rechercher la présence de plasmide produisant la mycolactone. Les récentes découvertes aussi bien chez les amphibiens que chez les poissons de ces agents extrêmement virulents nous imposent une grande vigilance, aussi bien pour les amphibiens captifs et sauvages que pour la santé publique.

VI – Recherche de mycobacteries chez un autre modele de laboratoire, le Medaka

6.1 Introduction

Les médakas japonais (*Oryzias latipes*) sont des cyprinidés tropicaux dulçaquicoles de petite taille, principalement utilisés dans les essais cliniques de toxicologie et de carcinogenèse, et dans les études de recherche fondamentale en embryologie. Les protocoles utilisés pour la production d'animaux transgéniques par injections de constructions plasmidiques, de transposons ou de vecteurs viraux sont parfaitement maîtrisés pour chacun des deux modèles expérimentaux (de Luze, com. pers.).

En décembre 2007, le **laboratoire X**, soucieux de la rigueur zootechnique et sanitaire de ses élevages et dans le cadre de projets remaniements infrastructurels, nous a sollicités pour une expertise de leurs médakas. Nous en avons donc profité pour évaluer l'importance d'une éventuelle mycobactériose. **L'expertise s'est effectuée sur deux sites le 18 décembre 2007** : A et B. Ce rapport s'articulera donc en deux parties.

6.2 Quarantaine à A

Les premiers animaux dans l'animalerie sont arrivés en 1993 et aucune entrée n'a été réalisée depuis. Une bactériologie réalisée sur des abcès avait isolé *Mycobacterium marinum*. Nous n'avons pour ce cas, aucune autre information : ni la date, ni la clinique, ni le contexte. A l'heure actuelle, il n'y a plus d'élevage proprement dit à Jouy, à cause des travaux. **Nous avons donc juste expertisé une pièce de quarantaine**. Le devenir des animaux de cette pièce était encore incertain. La question était de savoir si le stock animal présent pouvait ensuite (ré)intégrer l'animalerie après réfection. **L'animalerie proprement dite de A n'a pas été expertisée et les analyses qui suivent ne concernent donc que cette pièce de quarantaine.**

Les aquariums de cette animalerie sont équipés d'une filtration mécanique par une pompe à air et de deux filtres biologiques. La stérilisation est assurée par une filtration. Chaque système (composé lui-même de plusieurs bacs) contient 40 L d'eau déchlorée pour 200 à 250 poissons. La température ambiante est de 26°C. Aucune mesure de la concentration en nitrites, ni en nitrates est effectuée.

6.2.1 Matériel et méthodes

Animaux

Afin d'évaluer l'état sanitaire des colonies présentes, deux spécimens sont prélevés dans chaque aquarium. Un spécimen est prélevé de façon aléatoire, un autre s'il présente un signe clinique. Lorsque dans l'aquarium, il n'y avait aucun spécimen présentant une lésion ou signe clinique, les deux poissons étaient prélevés d'une façon aléatoire.

Les animaux ont été ensuite transportés dans des falcons individuels, remplis avec la même eau que leur aquarium d'origine.

Clinique - Nécropsie

Tous les animaux ont été euthanasiés avec du MS222 (1 g/l d'eau), subi un examen clinique puis nécropsique sous une loupe binoculaire.

Les lésions ont été notés et ont fait pour certains l'objet d'une analyse bactériologique et/ou histologique. Pour des raisons budgétaires nous n'avons pas prélevés pour analyse toutes les lésions observées.

Analyses histologiques

Les analyses histologiques ont été effectuées par le laboratoire d'analyse Vet Diagnostics, 60 avenue Rockefeller 69008 Lyon. Plusieurs colorations ont été utilisées. Pour chaque spécimen envoyé, nous avons demandé une recherche de BARR.

Analyses bactériologiques

Les analyses bactériologiques ont été effectuées par le laboratoire Marcel Mérieux – Biologie Médical Spécialisé à Lyon. Sur tous les spécimens envoyés, seront effectués un examen microscopique avec deux colorations : Auramine et Ziehl-Nielsen et une culture sur milieu liquide Bactec MGIT et milieu solide de Coletsos. L'examen bactériologique est jugé négatif si les cultures sont restées négatives au bout de 6 semaines.

L'eau d'un aquarium pris au hasard a également été analysée.

6.2.2 Résultats

Prévalence générale d'animaux présentant des signes cliniques

Nous n'avons pu effectuer de mesures précises et ce que nous énonçons dans ce paragraphe ne représente qu'une estimation empirique et très approximative. Sur environ 800 animaux de cette quarantaine, nous notons une bonne proportion d'animaux présentant des signes cliniques : scoliose, nage anarchique, volume abdominal gonflé... Nous estimons cette prévalence entre 10 et 20 %.

Animaux, clinique et autopsie

Au total, 19 médakas ont été prélevés, provenant de sept souches différentes dont cinq transgéniques. Les résultats sont regroupés dans le tableau 49.

Animal	Age	Souche	Observations cliniques	Observations à l'autopsie
1	18 m	HB32C	hyperplasie des branchies	RAS
2	18	HB32C	RAS	RAS
3	?	Shima TG3	RAS	RAS
4	?	Shima TG3	RAS	RAS
5	?	Shima TG2	Pétéchies cutanées	RAS
6	?	Shima TG2	RAS	RAS
7	25 m	drR	Déformation abdominale	ascite
8	14 m	Shima	Vésicule cutanée, pétéchies	RAS
9	13 m	Shima	RAS	RAS
10	1 m	drR	Opercule décoloré	RAS
11	1 m	drR	Animal en scoliose	RAS
12	?	drR	Déformation abdominale	masse Tube Digestif
13	?	drR	Queue en scoliose	buble gas sous la peau operculaire
14	?	drR	Corps décoloré	RAS
15	?	Shima	RAS	RAS
16	?	Shima TG4	Pétéchies cutanées	RAS
17	?	Shima TG4	Pétéchies cutanées	RAS
18	?	Shima TG1	RAS	RAS
19	?	Shima TG1	RAS	RAS

Sujets ayant subis des analyses complémentaires

Tableau 49 : Résultats des examens cliniques et nécropsiques sur les 19 médakas de l'animalerie A

On remarque que pour 19 spécimens, un ensemble assez varié d'observations cliniques : déformations squelettiques, déformation abdominale, hyperplasie branchiale, pétéchies cutanées, vésicules cutanées, décoloration des écailles.

En revanche, les observations macroscopiques ne révèlent pas d'informations notables, excepté pour l'animal 12.

192

Examens complémentaires

Les examens complémentaires sont indispensables pour diagnostiquer les lésions observées ou du moins, proposer des hypothèses diagnostiques. Les résultats vont être regroupés au cas par cas.

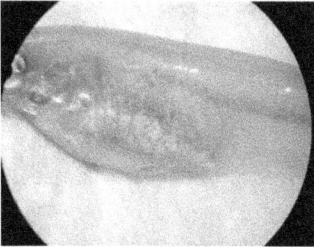

Animal 5 – souche Shima TG2 – rappel clinique : Pétéchies cutanées

Bactériologie positive : prélèvement ensemensé sur liquide Bactec MGIT et milieu solide Coletsos :
Mycobacterium fortuitum complex

Photo 95 : Médaka avec pétéchies, *M. fortuitum* isolé.

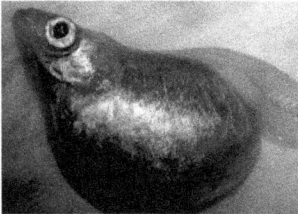

Animal 7 – souche drR – Rappel clinique : déformation abdominale / ascite
Bactériologie positive : prélèvement ensemensé sur liquide Bactec MGIT et milieu solide Coletsos :
Mycobacterium peregrinum

Photo 96 : Ascite avec *M. peregrinum* isolé.

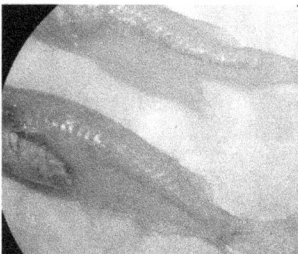

Animal 8 – souche Shima – Rappel clinique : Vésicule cutanée, pétéchies
Bactériologie positive : prélèvement ensemensé sur liquide Bactec MGIT et milieu solide Coletsos :
Mycobacterium peregrinum

Photo 97 : Pétéchies avec *M. peregrinum* isolé.

Aeimal 10 – souche drR – Rappel clinique : RAS

Nécropsie : Opercule décoloré. **Bactériologie positive** : prélèvement ensemensé sur liquide Bactec MGIT et milieu solide Coletsos : *Mycobacterium peregrinum*

Aeimaux 11 &13 – souche drR – Rappel clinique : Scoliose

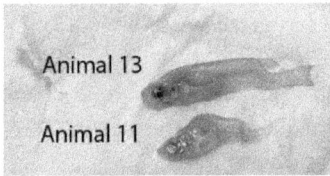

Photo 98 : Scoliose marquée sur des médakas.

Examen histologique : Les deux animaux présentent des lésions identiques et seront décrits comme une seule entité. Colonne vertébrale : La colonne vertébrale présente focalement une déformation curviligne secondaire à la déformation arquée progressive des vertèbres composant ce segment squelettique. Les composants squelettiques sont dans les limites de la normale. Reins, foie, thyroïde, branchies, intestins, muscles squelettiques, ovaires, testicules, cerveau : Absence de lésions histologiques visibles.

Conclusion : Scoliose marquée

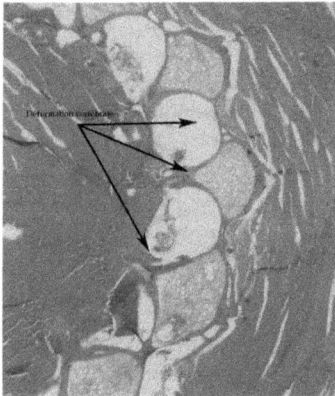

Photo 99 : Aspect histologique de la scoliose

L'examen histologique est compatible avec l'observation macroscopique de scoliose. Aucune inflammation n'est associée et on ne note pas non plus la présence d'organismes protozoaires de type microsporidies ou myxosporidies au sein de la lésion, **ce qui semblerait exclure uee origiee iefectieuse.**

Les causes les plus fréquentes de scoliose chez les poissons sont les traumatismes ou une origine nutritionnelle, en particulier une déficience en acide ascorbique. Une scoliose spontanée est également décrite chez *Danio* spp avec une origine génétique. Compte tenu de l'atteinte de plusieurs individus, l'hypothèse nutritionnelle ou traumatique est privilégiée.

Animaux 12 – souche drR – Rappel clinique : déformation abdominale

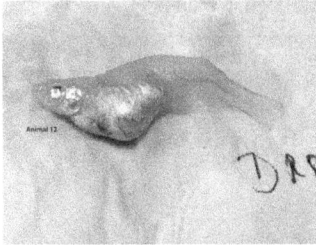

Photo 100 : déformation abdominale

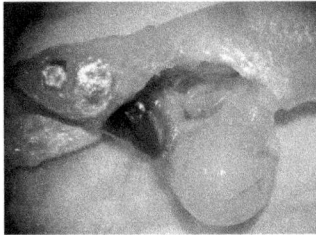

Photo 101 : néoplasme intestinal

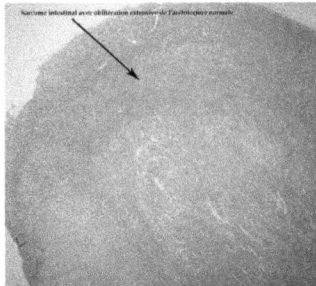

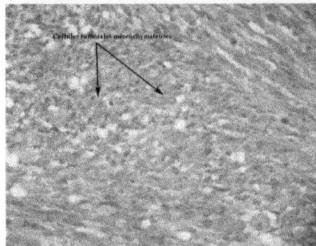

Photo 103 et photo 103 : aspect histologique du sarcome intestinal.

Histologie : Masse d'origine digestive
L'architecture digestive est totalement oblitérée par une large masse multi nodulaire, non encapsulée, mal délimitée, très infiltrante, densément cellulaire, composée de cellules mésenchymateuses monomorphes. Les cellules sont fusiformes, à cytoplas me granuleux éosinophile abondant à limites non distinctes et à noyau allongé hyperchromatique ou à chromatine fine présentant un ou deux nucléoles basophiles proéminents. On note parfois une vacuolisation cytoplasmique marquée.
L'anisocytose et l'anisocaryose sont modérées. Les mitoses sont peu fréquentes et occasionnellement atypiques.
Des atypies cellulaires telles qu'une plurinucléation, une augmentation de la nucléolation, une caryomégalie et/ou une cytomégalie sont occasionnellement présentes.

Reins, foie, branchies, cœur, muscles squelettiques, testicules, œil, cerveau, moelle épinière : Absence de lésions histologiques visibles

Conclusion : Sarcome intestinal avec extension extensive de l'architecture normale / cellules tumorales mésenchymateuses.

La lésion la plus significative est le sarcome digestif. Ce type de tumeur n'a pas été rapporté à notre connaissance chez les poissons tropicaux d'eau douce. Il s'agit probablement d'une tumeur spontanée, des sarcomes secondaires à une infection par un rétrovirus tel que décrit chez les perciformes n'ayant pas été rapporté chez les Medakas.

Une exclusion définitive de ce type d'étiologie passerait par un examen de microscopie électronique et/ou une culture virale.

Animaux 16 – Shima TG4 – Rappel clinique : pétéchies

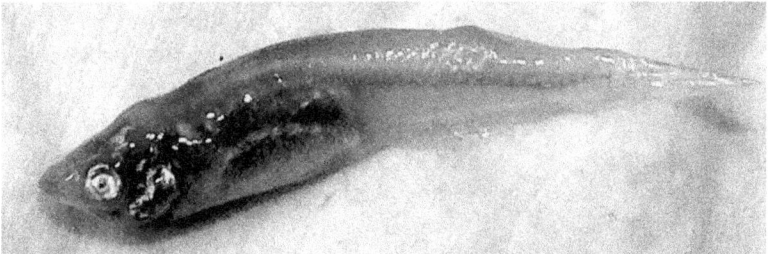

Photo 104 : pétéchies généralisées avec *M. peregrinum* isolé

Bactériologie : prélèvement ensemencé sur liquide Bactec MGIT et milieu solide Coletsos : *Mycobacterium peregrinum*

Eau d'un aquarium de A

Bactériologie : prélèvement ensemencé sur liquide Bactec MGIT et milieu solide Coletsos : *Mycobacterium xenopi*

Bilan des mycobactéries trouvées

Les mycobactéries isolées **Mycobacterium peregrinum, Mycobacterium fortuitum complex** et **Mycobacterium xenopi** sont toutes des mycobactéries atypiques. **Mycobacterium peregrinum** et **Mycobacterium fortuitum** font parties du **groupe fortuitum** qui comprend essentiellement les espèces *M. fortuitum, M. peregrinum, M. mucogenicum, M. senegalense.*

6.2.3 Discussion

Les animaux de la quarantaine de A

Nous avons identifié plusieurs identités cliniques et pathologiques. Nous remarquons qu'il y a une **forte prévalence de maladies infectieuses et non infectieuses**. Les examens cliniques et macroscopiques ne sont que de faibles apports sans l'investigation microscopiques et bactériologiques. Pour ces élevages, outre les pathologies ponctuelles comme les cas néoplasiques, nous pouvons considérer une très forte prévalence de **mycobactériose** clinique et subclinique. A ce stade nous ne pouvons pas parler franchement d'épizootie clinique.

En revanche la prévalence est telle que, si la décision du laboratoire X est de constituer un élevage rigoureux et sain, il nous semble difficile en gardant ces colonies, d'atteindre ces objectifs. De plus, ces animaux sont maintenus dans des conditions loin d'être optimales et constituent à l'heure actuelle, un important réservoir de mycobactéries qui pourrait être à l'origine d'une potentielle épizootie sur d'autres élevages s'ils venaient à être exportés.

A ce stade, **l'euthanasie** de tout le stock avec réflexion sur les paramètres zootechniques seraient la meilleure conduite à tenir – si l'on veut tendre à un nouvel élevage *plus* sain.

Les mycobactéries trouvées

Les mycobactéries isolées sont donc toutes des mycobactéries atypiques. Les groupes *fortuitum* et *M. xenopi* font partie des mycobactéries les plus fréquemment retrouvées dans l'eau d'alimentation. Des infections nosocomiales provoquées par l'eau des hôpitaux ont été décrites. Fréquente au Canada et en Europe, *M. xenopi* se trouve dans l'eau. Des souches ont été isolées des réseaux d'eau chaude au niveau des robinets et des pommes de douche, ce qui s'explique par la température de croissance de cette espèce. Une mauvaise pratique de désinfection du matériel chirurgical rincé après désinfection par de l'eau du réseau contenant de nombreux M. *xenopi* a été à l'origine de nombreux cas de spondylodiscites iatrogènes.

Les mycobactéries du groupe *fortuitum* sont largement représentées dans l'environnement hydrique: rivières, lacs, eau de mer, eaux usées mais également des réseaux d'eau potable. Leur résistance au chlore leur permet de survivre dans les canalisations d'eau. Ils sont capables de s'organiser en biofilms. *M. fortuitum* a été isolé à de nombreuses reprises du sol. Certaines substances phénols polyhalogénés pentachlorophénols sont métabolisées par les mycobactéries du groupe *fortuitum* qui peuvent se multiplier dans les sols et les eaux polluées. La résistance naturelle de ces mycobactéries leur permet de survivre dans certains désinfectants (ammonium quaternaires).

6.3 Elevage à B

Les aquariums de B présentent de très bonnes conditions d'élevage pour l'espèce considérée. De plus, les paramètres zootechniques sont suivis de façon régulières par du personnel compétent.

6.3.1 Matériel et méthodes

Nous effectuons comme précédemment des prélèvements dans chaque aquarium.

Un spécimen est prélevé de façon aléatoire, un autre s'il présente un signe clinique. Lorsque dans l'aquarium, il n'y avait aucun spécimen présentant une lésion ou signe clinique, les deux poissons étaient prélevés d'une façon aléatoire.

Tout le processus, **Clinique – Nécropsie, Analyses histologiques et Analyses bactériologiques** est similaire à ce qui a été décrit précédemment.

6.3.2 Résultats

Prévalence générale d'animaux présentant des signes cliniques

Là encore, nous n'avons pas pu effectuer de mesures précises et ce que nous énonçons dans ce paragraphe ne représente qu'une estimation empirique et très approximative.

Sur environ 3500 animaux de cette animalerie, nous notons une (très) faible proportion d'animaux présentant des signes cliniques : scoliose et volume abdominal gonflé surtout. Nous estimons cette prévalence à environ 1%.

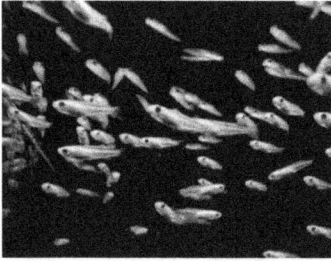
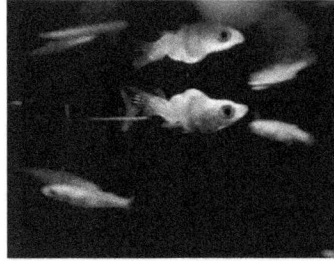

Photo 105 et photo 106 : élevages de B. Les bacs de cette élevage sont propres, entretenus et contrôlés. On note certains spécimens avec des lésions mais la proportion d'animaux « malades » est très faible. Cet animal qui présentait une scoliose nageait normalement au milieu du groupe. Il a fait parti du lot d'animaux expertisé.

Animaux, clinique et autopsie

Au total, 20 médakas ont été prélevés. Contrairement à précédemment, les signes cliniques sont beaucoup moins nombreux (tableau 50).

Animal	âge	Souche	Clinique	Autopsie
20	9	Carbio Pacifique	Hyperplasie rostrale	RAS
21	9	Carbio Pacifique	RAS	RAS
22	6	Kivu TG	RAS	splénomagalie, grosse vésicule biliaire
23	7	Artique CAB	RAS	coprostase? pigmentation td, splénomégalie, grosse vésicule biliaire
24	9	Méditéranée st2	RAS	RAS
25	10	Tanganika	RAS	vésicule biliaire hypertrophie mais limpide
26	12	Malawi	Hyperpigmentation ponctuée	splénomagalie
27	2	Baltique	RAS	RAS
28	2	Baltique	RAS	RAS
29	9	Atlantique TG	RAS	RAS
30	15	Caspienne	RAS	RAS
31	7	Antartique	RAS	RAS
32	4,5	victoria	RAS	RAS
33	?	Carbio, transgénique	RAS	RAS
34	16	Indien CAB sauvage	tordu depuis	RAS

			éclosion	
35	17	Tanganika TG	Abdomen distendu	hépatomégalie, splénomégalie
36	12	Malawi TG	masse	très grosse vésicule biliaire
37	9	Pacifique sauvage	excroissance rostrale	hyperplasie rostrale
38	9	Méditerranée ST2 sauvage souche transparente	RAS	rétention d'œufs
39	6	Kivu TG	écailles écartées, décoloration	splénomégalie

Sujets ayant subis des analyses complémentaires

Tableau 50 : Résultats des examens cliniques et nécropsiques des 39 médakas de l'animalerie B

Examens complémentaires

Animal 22 – Kivu TG – rappel clinique : RAS

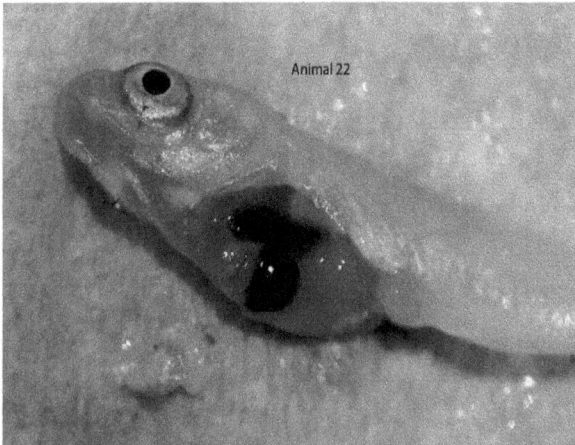

Autopsie :
splénomégalie,
grosse vésicule
biliaire

Photo 107 : animal
sans signe clinique
avec à l'autopsie une
vésicule biliaire
dilatée.

Examen histologique

Foie : On note une dilatation diffuse marquée des canaux biliaires. La lumière des canaux dilatés contient des proportions variables de bactéries, cellules inflammatoires dégénérés et débris cellulaires.
Rate : Le parenchyme splénique est caractérisé par une hyperplasie marquée des centres de mélanomacrophages.
Branchies, reins, estomac, intestins, muscles squelettiques, squelette, cerveau, moelle épinière, ovaires : Absence de lésions histologiques visibles.

Conclusion : Cholangite inflammatoire sévère avec bactéries intra lésionnelles avec une hyperplasie marquée des centres de mélanomacrophages spléniques. La lésion la plus significative est la cholangite sévère d'origine bactérienne, permettant d'expliquer la taille importante de la vésicule biliaire notée macroscopiquement. L'hyperplasie des mélanomacrophages spléniques signe une stimulation antigénique probablement associée et pourrait expliquer la splénomégalie décrite.

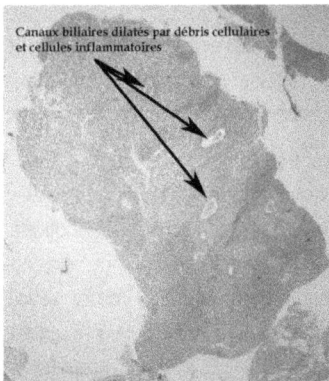

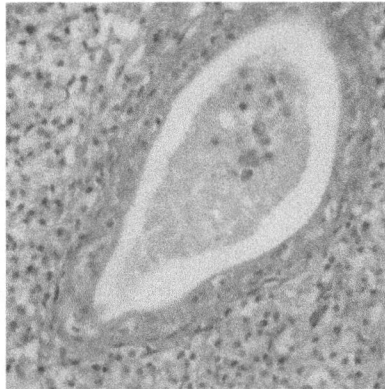

Photo 108 et photo 109 : aspect histologique de la cholangite inflammatoire

Animal 34 – souche l`die` sauvage – rappel cli`ique : scoliose depuis éclosio`

Autopsie : RAS

Exame` histologique : La colo``e vertébrale prése`te focaleme`t u`e déformatio` curvilig`e seco`daire à la déformatio` arquée progressive des

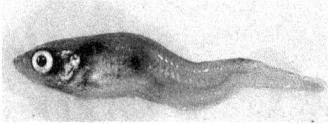

vertèbres composa`t ce segme`t squelettique. Les composa`ts squelettiques so`t da`s les limites de la `ormale. O` `ote u`e `écrose multifocale modérée des muscles squelettiques e` regard de la lésio` vertébrale. Sur les bra`chies, multifocaleme`t o` `ote u`e hyperplasie marquée des cellules épithéliales bra`chiales résulta`t da`s u` comble`t de l'espace i`ter lamellaire.

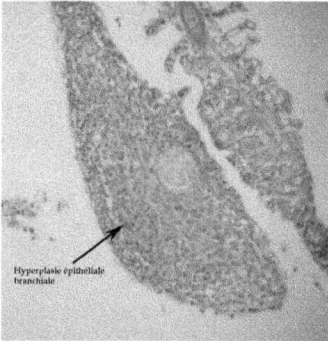

Co`clusio` : scoliose marquée, `écrose musculaire modérée focale, Hyperplasie épithéliale bra`chiale multifocale avec fusio` des lamelles seco`daires.

L'exame` histologique est compatible avec l'observatio` macroscopique de scoliose. La `écrose associée est co`sidérée comme seco`daire à la déformatio` vertébrale. La lésio` bra`chiale suggère u`e irritatio` chro`ique `o` spécifique. So`t caractère multifocale suggère plutôt u`e séquelle d'étiologie i`fectieuse (parasitisme `otamme`t) qu'u` problème e` viro``eme`tal.

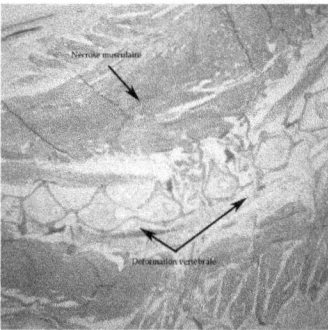

Photo 110 : médaka avec scoliose depuis l'éclosio`.

Photo 111 : lésio` bra`chiale suggéra`t u`e irritatio` chro`ique `o` spécifique.

Photo 112 : aspect histologique de la déformatio` vertébrale.

Animal 35 – Tanganika TG – rappel clinique : Abdomen distendu

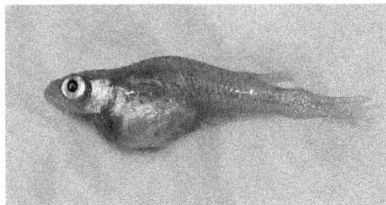

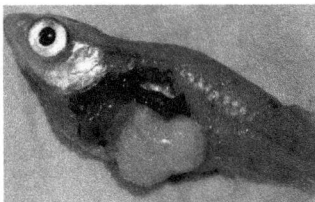

Photo 113 : médaka avec une distension abdominale. **Photo 114 :** hépatomégalie et splénomégalie.

Autopsie : hépatomégalie, splénomégalie

Examen histologique : Le parenchyme rénal contient un nombre et une taille modérément augmentés de centre de mélanomacrophages (hyperplasie). Le parenchyme hépatique présente une hyperplasie marquée des centres de mélanomacrophages. Les cellules endothéliales cardiaques sont diffusément modérément proéminentes. Absence de lésions histologiques visibles sur les branchies, intestins, muscles squelettiques, squelette, cerveau.

Conclusion : Hyperplasie modérée à marquée des centres de mélanomacrophages multicentrique. Hyperplasie marquée des cellules endothéliales cardiaques

Les seules lésions mises en évidence par l'examen histologique sont des lésions non spécifiques de stimulation antigénique multicentrique, représentés par l'hyperplasie des centres de mélanomacrophages et des cellules endothéliales cardiaques. Ce type de lésion peut être rencontré dans diverses affections telles que des processus infectieux chroniques, un catabolisme augmenté lors d'anorexie prolongé ou physiologiquement avec l'âge. Son origine dans ce cas n'a pu être élucidée.

Animal 36 – Malawi TG – rappel clinique : masse

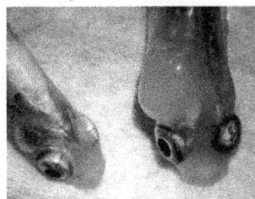

Bactériologie positive : prélèvement ensemencé sur liquide Bactec MGIT et milieu solide Coletsos : *Mycobacterium intermedium*. Mais les colorations étaient négatives.

Photo 115 : Masse rostrale sur un médaka.

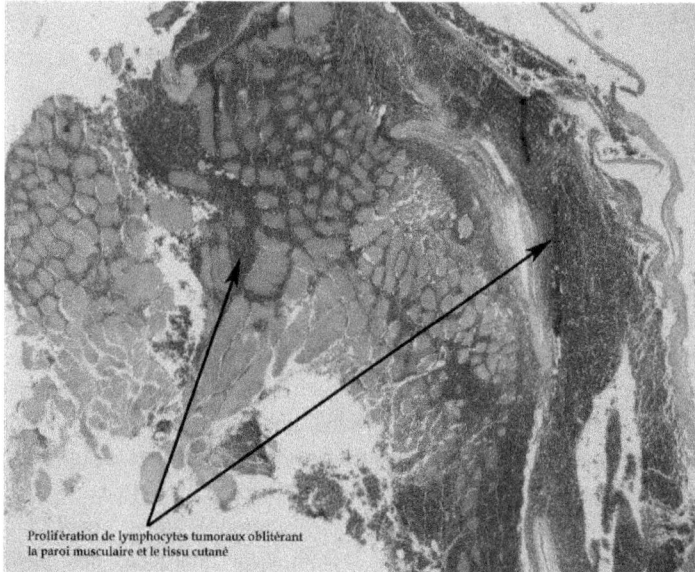

Photo 116 : aspect histologique d'un lymphome musculaire

Examen histologique : sur la paroi musculaire, de très larges portions de muscle squelettique sont oblitérées par une prolifération en nappe de cellules rondes monomorphes compatibles avec des lymphocytes tumoraux. Les cellules tumorales s'insinuent entre les faisceaux musculaires, remplacent un grand nombre de myocytes, provoquent une expansion marquée du tissu conjonctif et sous cutané environnant et s'étendent jusque dans la nageoire adjacente. Individuellement les cellules tumorales ont une fine couronne de cytoplasme basophile et un noyau rond central hyperchromatique à rare nucléole visible. Des atypies cellulaires telles que des indentations nucléaires et une augmentation de la nucléolation sont présentes dans un nombre modéré de cellules. L'anisocytose et l'anisocaryose sont modérées et les mitoses rares. Reins, foie, thyroïde, branchies, intestins, muscles squelettiques, ovaires, œil, cerveau, moelle épinière : Absence de lésions histologiques visibles

Conclusion : Lymphome musculaire

La lésion la plus significative est la prolifération tumorale affectant la paroi musculaire de cet individu et compatible avec un lymphome. Les tumeurs chez les poissons tropicaux d'eau douce sont peu représentées dans la littérature à l'exception des Medaka japonais chez lesquels les lymphomes dont rapportés avec une certaine fréquence. Il s'agit généralement de tumeurs spontanées ou secondaire à l'exposition à des carcinogènes dans le cadre d'expérimentation. Des tumeurs secondaires à une infection par un rétrovirus tel que décrit chez les ésocidés n'ont pas été rapportées chez les Medaka. Une exclusion définitive de ce type d'étiologie passerait par un examen de microscopie électronique et/ou une culture virale.

Nous avons donc ici, une lésion de nature néoplasique avec la présence de mycobactérie.

Bilan des mycobactéries trouvées
Nous avons isolé ici une seule espèce : *Mycobacterium intermedium.*

6.3.3 Discussion

Les animaux de B
Contrairement aux animaux de A, nous avons ici une prévalence faible de lésions macroscopiques. Cela étant, nous n'avons pas effectué une analyse exhaustive du cheptel.

Nous avons néanmoins isolé une mycobactérie atypique sur un spécimen présentant une lésion cutanée. Sur ce cas, l'histologie ne conforte pas les résultats bactériologiques. A ce stade, nous ne pouvons donc pas affirmer de façon certaine que la mycobactérie isolée était bien l'agent causal de la lésion, qui de plus semble être de nature néoplasique.

Cette observation proviendrait alors d'une contamination externe : mais dans tous les cas, on ne peut affirmer l'élevage comme étant indemne.

Les mycobactéries trouvées

Mycobacterium intermedium est présent dans l'environnement mais est très peu décrit. Seulement 8 références dans PubMed ! Son observation peut très

205

bien être aussi bien fortuite que significative : il faudrait analyser tous les spécimens qui présenteraient des lésions et procéder à une culture.

Autant pour la quarantaine de A, beaucoup d' « imperfections » zootechniques avaient été notés, accompagnées par ailleurs d'une forte charge bactérienne et une forte prévalence clinique, autant sur B, d'un point de vue zootechnique, les paramètres semblent très rigoureux. Ces affirmations restent à être objectivées évidemment par des mesures physico-chimiques adéquates.
Les mycobactéries atypiques sont omniprésentes dans l'environnement hydrotellurique. Il est presque « normal » d'en trouver par culture. L'interprétation de leur présence doit prendre en compte les données épidémiologiques, cliniques, et bien sûr zootechniques.

Pour **A**, la présence mycobactérienne peut être considérée comme significative. Les « lacunes » zootechniques, la prévalence de signes cliniques et les cultures positives, démontrent que les mycobactéries ne sont pas seulement présentes à l'état commensal mais semblent être devenues agents pathogènes. A ce titre, les poissons sont pour la plupart en phase clinique et de fait, fortement susceptibles de représenter des réservoirs (et donc excréter) des agents pathogènes. Il serait très hasardeux de déplacer ces populations vers d'autres élevages, au risque de disséminer des agents infectieux.

Pour **B**, on ne peut pas parler de population à risque. Un cas infectieux peut survenir avec la présence concomitante de plusieurs affections (comme des processus néoplasiques). De plus la très faible prévalence observée permet d'affirmer que ces cas cliniques restent ponctuels et ne présupposent pas a priori de risque épizootique.

PARTIE III - RECHERCHE D'AUTRES OUTILS DIAGNOSTICS NON CONVENTIONNELS

I - Étude expérimentale de capture d'air par le boitier ARELCO CIP 10-M pour la recherche de mycobactéries

1.1 Introduction

Les mycobactéries sont présentes dans une grande variété d'environnements aquatiques (naturels ou artificiels), incluant l'eau de boisson et les aérosols [186]. *M. avium* et *M. intracellulare* ont été observées dans des aérosols provenant de suspensions aqueuses. Le transfert de la mycobactérie résulte de la liaison des cellules mycobactériennes avec les bulles d'air qui une fois la surface atteinte, s'aérosolisent en gouttelettes [133]. Des aérosols contenant des mycobactéries ont été décrits comme responsables de maladies pulmonaires granulomateuses [116]. Des cas de pneumonies granulomateuses de maîtres nageurs travaillant des piscines intérieures [149]. Dans la plupart des cas, les mycobactéries produisent une hypersensibilité pulmonaire qui induit la phase clinique de l'affection / infection [55]. Etant donné donc que les mycobactéries atypiques pouvaient être à l'origine de pneumonies et autres affections respiratoires, il nous a semblé légitime d'en rechercher dans les laboratoires de recherche où une épizootie mycobactérienne était déclarée. Le but de cette étude est d'utiliser un boitier de prélèvement d'air, originellement destiné aux mineurs pour l'analyse des poussières respirées pour éventuellement capturer des mycobactéries. Cette étude a été menée dans le cadre d'une collaboration avec Sabrina Krief (MNHN) et le Professeur Jacques Guillot (ENVA). L'utilisation de ce boîtier n'est pas nouvelle, le Pr Jacques Guillot, avait déjà mis en place auparavant des études expérimentales de collectes de spores fongiques en suspension dans l'air réalisées par Adélaïde Nieguitsila (DEA de Biologie Moléculaire et Intégrative, Université de Versailles Saint-Quentin). Ces études ont été concluantes pour les champignons. Nous avons analysé l'air lors de la première épizootie due à *M. szulgaï*, observée dans l'animalerie «Muséum».

1.2 Matériels et méthode

1.2.1 Lieux et sujets des études

Les récoltes d'échantillons s'effectuent dans différentes salles de l'animalerie

Xenopus laevis du Muséum, début 2005.

Les animaux proviennent essentiellement de trois élevages (Montpellier, Rennes, xenopus express). Nous avons choisi de nous limiter aux aquariums contenant des souches adultes sauvages provenant du centre de Montpellier ou bien de descendants transgéniques issu de xénopes du centre de Montpellier et nés au laboratoire. Les sujets étudiés sont tous des adultes métamorphosés mais ils appartiennent à différentes classes d'âges. Ils sont élevés dans des conditions différentes en fonction de la pièce où ils se trouvent.

Trois pièces ont été étudiées, respectivement nommées «Pi1 », « Pi2 » et « Pi3 » et pour lesquelles seront mesurés la température de l'eau et de l'air, la conductivité de l'eau, le pH, le nombre d'animaux dans chaque bac, la proportion de mâles et de femelles, le débit de l'eau et le volume du bac échantillonné.

Pi1 : pièce dite «stérile» avec accès contrôlé. La pièce est récente avec une conception moderne qui assure de meilleures conditions pour l'élevage (mur lisse, paillasse sans aspérité, carrelage et aucun matériel stocké). Cette pièce d'environ 10x4x3 mètres est éclairée à l'aide de six néons qui fournissent la seule lumière de la salle puisqu'il n'y a aucune fenêtre. Le cycle jour/nuit (12h/12h) est donc rigoureusement contrôlé. C'est une pièce composée de six batteries d'aquariums. Chaque batterie est formée, en partant du haut, d'un premier bac d'où part l'eau qui va ensuite alimenter quatre aquariums contenant une quantité variable de xénopes sauvages, albinos et transgéniques (en fonction des batteries), puis l'eau finit sont trajet dans le bac du bas où elle est filtrée (filtre à charbon) puis passée dans une mousse synthétique dans laquelle se trouve des nitrobactéries qui transforment les substances azotées en nitrates. Enfin l'eau regagne le bac du haut pour recommencer un cycle. L'eau utilisée dans ces aquariums est composée au 2/3 d'eau du robinet filtrée par deux premiers filtres à sédiment qui captent les particules à partir de 5 puis 10 microns et par un filtre à charbon afin de la déchlorer, à laquelle est mélangée 1/3 d'eau déminéralisée, décantée dans un bassin (170x 95 x 80 cm) se trouvant dans la même pièce. L'eau y est oxygénée par une entrée d'air, ce qui a pour fonction de déchlorer l'eau. Un renouvellement d'eau a lieu pour un tiers toutes les semaines afin de garder un pH stable, d'éliminer les nitrates qui s'accumulent et de préserver la qualité de l'eau. La circulation dans la salle est restreinte et seuls les animaliers manipulent les animaux pour effectuer une injection d'hormone (Chlorulon[ND], hormone HCG) tous les six mois suivi d'une ponte et d'une fécondation naturelle. Le stress des animaux est donc limité au maximum. Dans Pi1, le bac utilisé pour nos manipulations se situe dans le fond de la pièce. La batterie étudiée est peuplée de trente xénopes femelles sauvages réparties en trois bacs puisque l'un des aquariums du lot est vide. Par souci de commodité et comme l'eau est brassée à travers tous les bacs puis remise en commun, on prélève l'air en positionnant le boîtier au-dessus du bac du bas (ne contenant aucun animal). Le prélèvement de 2h est noté A1 et celui de 30 minutes est noté B1. Un autre prélèvement est fait dans cette même salle sur un aquarium où avait été isolé un xénope présentant des symptômes cutanés (taches claires sur le dos). L'aquarium ne contient donc que l'animal malade dans une quinzaine de litres d'eau stagnante. Par soucis de temps, seul un prélèvement de 2 heures est réalisé (noté A5). Par la suite ce xénope subit une biopsie de peau, partie pour analyse par PCR. Pour le prélèvement à distance, le boîtier est placé sur la paillasse de cette salle qui est située en face de l'aquarium étudié. Cette paillasse est utilisée uniquement lors de rares manipulations. Le prélèvement de 2h est noté C1 et celui de 30 minutes D1.

Pi2 : pièce dite « non stérile », relativement vétuste mais toutefois « propre ». Cette grande salle, d'environ 7x12x3 mètres contient une quinzaine de bacs contenant des xénopes mais aussi d'autres aquariums avec des anguilles (capturées dans la Loire et du Rhin) et un élevage d'axolotls. On y pénètre par une porte unique. La lumière est fournie par trois grandes fenêtres plus ou moins bien isolées et six néons allumés avec un cycle jour/nuit de 12h/12h. Cependant la mauvaise isolation de la pièce fait varier aussi bien la luminosité que la température en fonction de la saison et des conditions climatiques. Tout le monde a accès à cette pièce qui est fréquentée au quotidien pour nettoyer les bacs, changer l'eau, nourrir les animaux, prélever des individus pour des manipulations... Pour nos mesures nous comparerons les résultats de deux aquariums : un bassin et un petit bac.Le petit bac est situé face à une fenêtre à 1m50 du sol à l'extrémité d'une rangée de 4 aquariums. Il est alimenté en continu par l'eau de ville passée au préalable par deux filtres particules de 5 et 10 µ, puis un filtre à chlore. Le débit de renouvellement de l'eau est de 0,2 L/min. Ensuite l'eau quitte le bac par un trop plein. Cet aquarium contient 12 animaux adultes dans 100 litres d'eau. Le prélèvement de 2h est appelé A2, celui de 30min est appelé B2. Le bassin de 100 litres est situé au fond de la pièce accolé au mur. Ce dernier est alimenté par la même eau que le petit bac mais le débit d'arrivée d'eau est de 1,2 l/min et son évacuation par trop plein. Dans ce bassin de 1000 litres il y a 24 xénopes séparés en deux lots par une grille situé au tiers de la longueur du bassin. 18 animaux se trouvent dans un tiers du bassin et les 6 autres de l'autre côté de la grille. Les prélèvements de 2h et 30min sont respectivement notés A3 et B3. Le prélèvement d'air à distance se fait en posant le boîtier sur une paillasse qui accueille des aquariums vides et temporairement les aquariums d'animaux en cours de manipulation. Deux prélèvements d'air sont réalisés un de 2h (C2) et un de 30min (D2).

Pi3 : pièce dite «juvéniles », ambiance à 26°C (régulée par climatiseur) dans laquelle les juvéniles transgéniques poursuivent leur développement. C'est une petite pièce 4x6x2,5 mètres d'aspect très vétuste. Elle possède quatre fenêtres avec des stores qui masquent plus ou moins bien la lumière naturelle. Par ailleurs deux néons éclairent la pièce. La salle est surchargée en aquariums (une quarantaine) et donc en animaux (environ 200). La porte reste fermée au maximum afin de maintenir la température. Toutefois, il y a beaucoup de passages pour l'alimentation, le nettoyage des bacs et le contrôle de la croissance. Nous avons choisi d'étudier un bac qui contient environ 10 L d'eau et 13 animaux juvéniles dont deux encore sous forme de têtard. L'eau est changée manuellement une fois par semaine. Le prélèvement d'air de 2h est noté A4, celui de 30min est noté B4. Pour les **prélèvements** d'air à distance, le boîtier est placé sur une paillasse sur laquelle un grand nombre de choses sont entreposées (aquariums vides, bocaux, résistances....). Les prélèvements de 2h et 30min sont respectivement appelés C3 et D3.

1.2.2 Nature et récolte des échantillons

1.2.2.1 Recoltes d'echantillons d'air

Pour la réalisation des prélèvements d'air, on utilise le boîtier de prélèvement « Arelco CIP 10-M Capteur Individuel de Poussières Microbiologiques », normalement utilisé dans les mines. Ce boîtier contient un électroaimant qui assure une rotation de 7000 tours/min, permettant un brassage et aspiration de l'air avec un débit de 10L/min. L'air aspiré passe à travers les rainures d'une cupule. Les particules sont piégées dans un liquide présent dans la cupule. Entre deux manipulations, la cupule est stérilisée (autoclave).pour enclencher la rotation de la cupule et le brassage de l'air, on active l'électro-aimant en faisant glisser sur une face latérale du boîtier un aimant. On peut ensuite placer le boîtier à l'endroit du prélèvement pour une durée de 30 minutes à deux heures pour chaque expérience. Une fois le temps nécessaire écoulé, on ôte le couvercle et on retire la cupule que l'on place, horizontalement sur une paillasse stérile sous hotte. On prélève stérilement le liquide restant contenu dans la cupule. Le constructeur considère que l'évaporation est de l'ordre de 0,5 ml par heure mais on constate une variation en fonction des conditions d'utilisation. L'eau récupérée après l'expérience est répartie en quantité égale dans deux eppendorfs stériles de 2mL qui seront congelés à - 20°C avant analyse PCR et culture bactérienne.

1.2.2.2 RECOLTES D'ECHANTILLONS D'EAU

L'eau de chaque bac est échantillonnée : 45mL d'eau sont prélevés dans chaque aquarium, placés dans deux tubes stériles, puis immédiatement centrifugés à 5000 RPM pendant 30 minutes à 24°C. Après avoir enlevé le surnageant, le culot de chaque tube est remis en suspension et 2 ml sont placés dans un eppendorf et congelé à -20°C pour une culture bactérienne et une recherche par PCR de mycobactéries. Les échantillons sont notés E1 (eau de l'aquarium de Pi1), E2 (eau du petit bac de Pi2), E3 (eau du bassin de Pi2), E4 (eau de l'aquarium de Pi3) et E5 (eau du bac où est isolé un xénope malade de la salle Pi1).

1.2.3 Analyses moléculaires

1.2.3.1 METHODES D'EXTRACTION DE L'ADN

Différentes méthodes d'extractions vont être testées sur un témoin positif avant application sur les échantillons recueillis. Le Dr. L. Deforges de l'Hôpital Henri Mondor à Créteil a fourni le témoin positif : culture de *Mycobacterium gordonae*. Quelques colonies sont prélevées et mises en suspension dans 15 ml d'eau stérile. Ensuite 5 dilutions sont réalisées à partir de ce tube noté « pure ». Les concentrations sont les suivantes : 10^{-1}, 10^{-2}, 10^{-3}, 10^{-4}, 10^{-5}.

Pour chacun des 6 tubes, on teste les méthodes suivantes :

► Extraction de l'ADN à l'aide du kit «Genomic DNA from Tissue, NucleoSpin[ND] Tissue, de Macherey-Nagel», déroulement de la manipulation :

- 180 µL. de prélèvement et 180 µL de tampon T1 (tampon de lyse) sont mis dans un tube eppendorf stérile de 1,5 ml.
- 25 µL de protéinase K sont ajoutés et mélangés 15 secondes au vortex puis mis au bain marie 1 heure à 56°C
- 200 µL de tampon B3 sont ajoutés afin de dissoudre les protéines, puis ce mélange est doucement passé au vortex. Enfin, l'ensemble est incubé à 70°C pendant 10 minutes.
- 210 µL d'éthanol sont déposés dans le tube qui est ensuite agité légèrement au vortex. Cette étape permet la précipitation de l'ADN.
- Le mélange est déposé à l'aide d'un pipetman sur une minicolonne installée sur un tube de 2 ml. Après centrifugation (11000 G, 1 min), le tube et son contenu sont jetés.
- La colonne est placée sur un nouveau tube de 2 ml. Dans cette dernière sont additionnés 500 µL de tampon de lavage (tampon BW) puis la colonne est centrifugée dans les mêmes conditions que précédemment.
- Une nouvelle fois, le tube de 2 ml est changé et 600 µL de tampon B5 sont ajoutés. Puis l'ensemble est centrifugé (11000 G, 1 min.) Afin de bien sécher la colonne le tube est vidé et l'ensemble est centrifugé dans les mêmes conditions que précédemment.
- La récupération de l'ADN se fait en plaçant la colonne contenant 100 µL de tampon BE (tampon d'élution à 70°C) sur un eppendorf de 1,5 ml. Enfin le tube et la colonne sont centrifugés à 11000 G pendant 1 minute.

► Chocs thermiques : Dans des tubes eppendorfs de 1,5 mL sont mis 1 mL de chacune des concentrations de mycobactéries préparées précédemment. Ils sont incubés 30 minutes à 100°C. Ensuite ils passent 1 minute dans la glace, puis 1 minute à 100°C et ce cycle est répété 5 fois de suite. On conserve à -80°C.

► Selon le protocole de la publication de Izhar U. Khan and Jagjit S. Yadav [89].

Dans l'article, différentes techniques sont testées. Elles utilisent à la fois une lyse chimique à base de SDS (Sodium Dodecyl Sulfate) et de Triton 100X dans un tampon Tris-EDTA et un traitement thermique. On réalise 5 mélanges de SDS et de Triton 100X à des concentrations différentes mais on ne réalise qu'un traitement thermique (le plus efficace d'après la publication). Le traitement thermique est le suivant : 80°C pendant 1 min, 8°C pendant 30 s, 95°C pendant 5 min, 8°C pendant 1 min, 95°C pendant 3 min et enfin 4°C pendant 1 min. Ce choc thermique va être effectué sur chaque échantillon additionné à chaque mélange. Les différents mélanges sont :

- mélange 1 : 10% de SDS, 10% de Triton 100X
- mélange 2 : 10% de SDS, 1% de Triton 100X
- mélange 3 : 5% de SDS, 2% de Triton 100X
- mélange 4 : 2% de SDS, 5% de Triton 100X
- mélange 5 : 2% de SDS, 10% de Triton 100X

2 mL de chaque *mélange* est fabriqué en complémentant avec du Tris-EDTA. L'échantillon à extraire est additionné à chacun des 5 mélanges. Pour cela on prélève 2,5 µL d'échantillon et 2,5 µL de mélange qui sont placés dans un tube de 0,2 mL qui subira ensuite le traitement thermique au thermocycler.

▶ Avec le kit M-N et une étape au préalable : Il s'agit d'un protocole proposé par le fabricant du kit pour extraire l'ADN des *Mycobacterium tuberculosis* dans le liquide broncho alvéolaire. Il repose sur une première étape supplémentaire : 500 µL d'échantillon mélangés à 500 µL d'une solution de N-acétyl-cystein/NaOH, puis le mélange est passé au vortex. Ce dernier est incubé 25 minutes à température ambiante en agitant fréquemment. Par la suite il faut centrifuger le tube 30 minutes à 4000 G. Le surnageant est éliminé et le culot est mélangé à 180 µL de tampon T1. La suite du protocole est identique que pour le kit standard en reprenant au moment de l'ajout de protéinase K. On conserve à -80°C.

▶ Par chocs thermiques suivis du kit M-N standard : On met en place un protocole d'extraction qui consiste à mélanger deux autres protocoles testés au préalable. On réalise les chocs thermiques vues avant puis on suit les étapes du kit standard. On conserve à -80°C.

1.2.3.2 PCR

Les PCR ont été réalisées dans les laboratoires de biologie moléculaire du service de parasitologie de l'Ecole Nationale Vétérinaire de Maisons Alfort (unité BIPAR dirigée par Jacques Guillot) et avec la participation d'Adélaide Nieguitsila.

► Choix des amorces

Nous avons choisi 4 amorces différentes. Les amorces SZU_F et SZU_R sont spécifiques de l'espèce *M. szulgai* et les amorces MA_1 et MA_2 sont spécifiques du genre *Mycobacterium*.

► Électrophorèse

La migration en gel permet de visualiser la présence d'ADN et de mesurer la taille des segments présents grâce au bromure d'éthidium (BET) qui s'intercale avec l'ADN et produit un complexe fluorescent visible sous UV.

1.3 Résultats

1.3.1 Choix du protocole d'extraction

Le choc thermique donne une amplification après la PCR pour l'échantillon pur et les dilutions 10^{-1} et 10^{-2}. L'extraction à l'aide du Kit précédée par l'étape avec le N-acétyl-cystéine donne un résultat pour des concentrations pures et à 10^{-1}. La méthode avec le mélange SDS et triton 100X (10% ; 10%) permet une extraction pour toutes les concentrations même la plus faible 10^{-5}. Cette dernière sera gardée pour extraire l'ADN de nos prélèvements.

1.3.2 Résultats des PCR

On réalise l'extraction de tous les prélèvements faits précédemment. Pour cela on prélève 2,5 µL de chaque prélèvement que l'on mélange à la même quantité de mélange Triton 100X-SDS. Comme décrit ci-dessus, on réalise l'extraction puis la PCR avec les deux mix d'amorces (MA1/MA2 et SZUF/SZUR). Les prélèvements sont testés en même temps que de l'eau stérile et un témoin négatif (mix sans amorces). La révélation de notre gel montre une bande pour la totalité des puits sauf pour le témoin négatif ne contenant que le mix et cela pour les deux types d'amorces. Seulement le problème est que même le puits ne contenant que de l'eau stérile et du mélange d'extraction est positif alors qu'il ne doit pas l'être. La PCR avec les amorces SZUF-SZUR est aussi positive...

1.4 Discussion

Pour le choix du protocole d'extraction, nous avons utilisé un témoin positif (milieu contenant *M. gordonae*). Aussi la positivité des PCR sur tous les échantillons peut-elle être expliquée par une contamination des produits utilisés pour l'extraction, suite à une erreur de manipulation. La question se pose devant la positivité avec les sondes spécifiques à *M. szulgai*. On peut douter de la spécificité de la sonde car une contamination par *M. szulgai* nous semble très improbable. Après avoir cherché à solutionner tous ces problèmes, nous nous retrouvons quand même avec des résultats aberrants. Nous ne pouvons donc conclure s'il y a ou non contamination de l'élevage par des *M. szulgai*, encore moins sur l'efficacité de la méthode et du boîtier de prélèvement. L'idée nous semblait intéressante mais si des essais ultérieurs devaient être réalisés, une détermination rigoureuse d'un témoin positif serait alors planifiée.

II - ELECTROPHORESE DES PROTEINES PLASMATIQUES

Nous avons précédemment rapporté le premier cas d'épizootie en France due à *Mycobacterium liflandii* dans une animalerie de Xenopus tropicalis. Notre propos ici est d'évaluer l'intérêt de l'utilisation d'un outil diagnostic précoce dans ce genre de pathologie.

L'électrophorèse des protéines plasmatiques a été proposée pour aider au diagnostic en médecine des reptiles et des amphibiens [198]. Nous verrons ici, si cette proposition est pertinente.

2.1 Introduction

L'électrophorèse des protéines est une technique utilisée depuis plusieurs années en biochimie. Elle permet de séparer et de doser les protéines. L'électrophorèse des protéines plasmatiques est très utilisée en médecine humaine, notamment pour effectuer des bilans immunologiques. Les protéines sanguines peuvent être les témoins de nombreux phénomènes physiologiques ou pathologiques qui se réalisent dans un organisme vivant. Ainsi, l'électrophorèse peut permettre de détecter les anomalies de ces protéines.

En médecine vétérinaire, cet examen complémentaire est également employé chez les animaux domestiques (chez le Chien, le Chat, et le Cheval principalement), mais rarement en première intention. En effet, les vétérinaires disposent, en général, d'un panel assez large d'examens complémentaires dont la réalisation standardisée est effectuée par des automates d'hématologie et de biochimie dont ils disposent souvent dans leurs locaux. Ainsi, l'électrophorèse est souvent employée en seconde intention par les praticiens, principalement lors de problèmes chroniques affectant le métabolisme protéique ou le système immunitaire (par exemple, des dysglobulinémies, des hypoprotéinémies chroniques liées à une malabsorption ou à une affection rénale ou hépatique, des immunodépressions, ou des maladies auto-immunes).

En revanche, les données détaillées concernant les amphibiens sont quasiment inexistantes.

L'électrophorèse des protéines sanguines est un examen complémentaire non spécifique qui permet, d'une façon générale de détecter une inflammation

216

aiguë ou chronique.

L'électrophorèse des protéines sanguines permettrait de :

- Doser l'albumine
- Détecter un éventuel problème infectieux ou inflammatoire, quand les symptômes sont peu ou pas présents, ou chez un xénope en quarantaine.
- Apprécier l'efficacité d'un traitement en observant un retour à la normale des pics modifiés
- Evaluer l'activité immunitaire

Nous avons vu dans les précédents chapitres que ces dernières années voient apparaître une dominante pathologique : les mycobactérioses. Ces maladies représentent un vrai problème car elles sont à l'origine de mortalité et de chute de pontes importantes. De plus elle présente un potentiel zoonotique non négligeable, et l'apparition d'une clinique tardive rend difficile un diagnostic précoce. C'est pourquoi l'utilisation de l'électrophorèse pour le diagnostic dans les élevages de xénopes permettrait de mieux dépister ces maladies et ainsi de mieux contrôler l'état sanitaire de l'élevage tout en diminuant les risques de mycobactérioses chez les soigneurs. Dans cette étude nous essaierons de déterminer si les électrophorégrammes peuvent être utiles dans le diagnostic de mycobactériose, chez *Xenopus tropicalis*.

On aura pris néanmoins conscience que les protéines sanguines, migrant différemment en fonction des espèces, il sera difficile de donner des significations précises à la variation de chaque fraction des globulines. Actuellement, il faut se limiter à l'interprétation de la concentration en protéines totales et du rapport A/G. Parallèlement, afin d'augmenter les capacités diagnostiques de cette technique, il est essentiel de :

- Etablir des valeurs usuelles avec un matériel standardisé.
- Essayer de cerner les variations de migration de chaque type de protéines
- Etudier les impacts de phénomènes physiologiques et pathologiques.
- Repérer les artéfacts pouvant intervenir.

2.2. Matériels et méthode

2.2.1 Animaux

Les animaux proviennent tous du laboratoire d'Orsay. Ces animaux correspondent aux cinq groupes de *X. tropicalis* adultes qui ont été expertisés et décrits dans le chapitre 4.2.2.1 de la partie II. On rappellera ici leurs dénominations et quelques détails :

▶ G1 (n=5) : animaux « témoins ». Dans ce groupe, aucun symptôme n'a été observé. La population est considérée comme cliniquement saine.
▶ G2 (n=8) : animaux malades. Le premier animal malade a été observé le 8 octobre 2006. Depuis, il y a eu 40 morts sur 50 (80%).
▶ G3 (n=31) : animaux malades. Depuis le 20 novembre 2006, il y a eu 14 de morts sur 50 (28%).
▶ G4 (n=17) : animaux malades. Depuis le 27 novembre 2006, 27 morts sur 45 (60%) ont été observés.
▶ G5 (n=21) : animaux malades. Depuis le 10 novembre 2006, 29 morts sur 50 (58%) ont été observés.

Ici, le choix des animaux malades ou sains est fondé sur la présence ou non de lésion observée à l'autopsie. Nous reprenons ainsi le tableau 37 pour le réinterpréter différemment ici. Suite à l'autopsie donc, 14 animaux sont considérés comme « sains », 28 comme « malades ». Les lésions sont en majorité : des ulcères et des granulomes cutanés (70% des malades) principalement situés sur le dos et sur les pattes arrières, des décolorations (hypermélanisme ou décoloration) (32% des malades), un foie dégénératif ou présentant des granulomes (23% des malades), une rate décolorée et présentant des nodules (20% des malades). On trouve ensuite diversement des papules et de l'érythème cutané, des lésions sur le rein et les poumons.

2.2.2 Obtention du plasma

Les animaux sont anesthésiés au MS222. Des prélèvements sanguins seront réalisés par cardiocentèse et sur héparine. Les études s'effectueront donc à partir du plasma.

L'électrophorèse requiert 10µL de plasma, il n'est donc pas nécessaire de prélever une grande quantité de sang. Afin d'obtenir un plasma de la meilleure qualité possible, les prélèvements seront systématiquement centrifugés moins de 12 heures après le prélèvement. En effet, la stase du sang total entraîne une hémolyse. Après centrifugation, le plasma est prélevé à l'aide d'une micropipette munie de cônes à usage unique, et placé dans un cryotube. Dans l'attente d'être analysés, les cryotubes sont stockés au congélateur à – 20 °C, pendant des périodes de durées variables en fonction du planning des manipulations.

Notation de la qualité des échantillons de plasma

Les échantillons de plasma obtenus présentaient un niveau d'hémolyse différent, évaluée par une note de 0 à 5. Cette note est donnée après un examen visuel comparatif des échantillons. Un échantillon noté 0 ne présente aucune hémolyse, un échantillon notée 5 est totalement hémolysé. Les photos 117 à 119 montrent l'aspect de plasma non hémolysé à hémolysé.

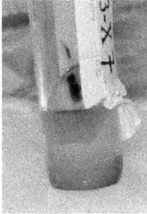

Photo 117 : plasma obtenu après centrifugation sur tube héparine disposant d'un gel héparine facilitant la séparation entre le plasma et le culot. Ici le plasma est légèrement hémolysé.

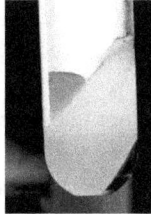

Photo 118 : plasma obtenu après centrifugation sur tube héparine : ici le plasma est moyennement hémolysé.

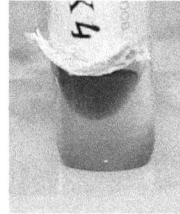

Photo 119 : plasma obtenu après centrifugation sur tube : ici le plasma est très hémolysé.

2.2.3 Réalisation de l'électrophorégramme

La réalisation de tous les électrophorégrammes a été effectuée avec notre confrère Yannick Roman, vétérinaire au Parc de Clères.

Nous utiliserons un automate pour les tracés, style l'automate HYDRASIS de la société SEBIA. Le gel sec et coloré a été scanné à l'aide du scanner 1680 PRO EPSON. Les images obtenues ont été traitées par le logiciel PHORESIS de chez SEBIA. Ce gel est un gel d'agarose contenant 8 g/L d'agarose et un tampon de tris-barbital d'un pH de 9,2 ± 0,1.

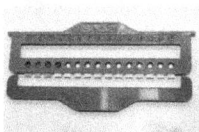

Ensuite, pour chaque plasma, un échantillon de 10 µL est pipeté, et appliqué sur une languette de papier buvard fixée sur un support en plastique. Ce support sert à 15 languettes.

Photo 120 : Ce support sert à 15 languettes buvards où ont été déposées 10 µL de plasma

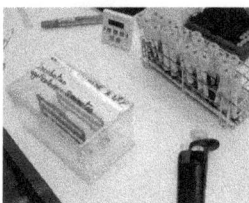

Une fois l'ensemble des plasmas à analyser placé sur les languettes, le support portant les languettes est placé dans une chambre humide à 4 °C pendant cinq minutes. Ce passage en chambre humide assure une bonne diffusion du plasma dans les languettes en papier buvard. L'automate peut contenir deux séries de quinze languettes.

Photo 121 : Chambre humide

Préparation de l'automate.

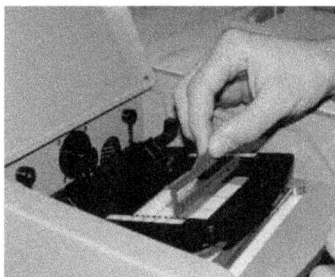

Dans le bloc migration, sont déposés sur le socle 200 µL d'eau distillée, afin assurer un contact entre le gel et son support. L'excèdent est essuyé avec un papier buvard. Ensuite, on pose le gel sur le socle de migration. Les deux mèches tamponnées, qui assurent le contact entre le gel et les électrodes, sont accrochées sur le support amovible au niveau des électrodes.

Photo 121 : Dépôt du support sur le gel

Enfin, le ou les supports plastiques sont placés sur le support amovible, les languettes dirigées vers le bas.

Elles entreront en contact avec le gel lorsque le chariot, commandé par l'automate, s'abaissera. Une fois tous ces éléments en place, le capot de la chambre de migration est refermé et, l'automate est programmé de ma même façon que lors de la réalisation d'un électrophorégramme humain.

La migration et le séchage

Ces différentes étapes sont entièrement gérées par l'automate et le capot de la chambre de migration est verrouillé pendant celles-ci. Pendant la migration, le gel est soumis à un courant d'une puissance de 20 W et à une température de 20°C (température contrôlée par effet Peltier). Au bout de sept minutes, fin de la migration, il y a déconnexion des électrodes par la remontée du chariot porte-électrodes. L'étape de séchage se réalise à la température de 65°C par la montée en température du plateau. Cette opération dure environ 10 minutes. Après cette étape, il y a refroidissement du plateau et un bip est émis par l'appareil lorsque celui-ci atteint la température de 50°C. La sécurité du capot du module de migration se débloque alors. Le plateau reste à 50°C jusqu'à l'ouverture du capot par l'opérateur. Après ouverture, la température du plateau baisse jusqu'à 20°C.On obtient à l'issue de ces deux étapes un film plastique rigide, sec et transparent.

La coloration

Cette étape se réalise dans une autre partie de l'appareil. Le film plastique est placé sur un support métallique, qui est glissé dans une fente sur la partie droite de l'appareil : le module traitement / coloration du gel. Au niveau de ce module, le gel subit trois séquences successives : coloration, décoloration, et séchage. Le film est alors prêt à être scanné.

La numérisation

Elle se réalise à l'aide d'un logiciel de traitement des images, PHORESIS.

Le scanner utilisé est relié à l'ordinateur. Un support en carton dans lequel sont ménagées six fenêtres est placé dans le scanner : chaque fenêtre est destinée à recevoir un gel. Le logiciel PHORESIS identifie par des numéros chaque fenêtre, ainsi que chaque bande (en fonction de l'emplacement de celle-ci sur le gel). Le scanner est programmé comme un densitomètre et lit les gels à une longueur d'onde de 570 nm.

Lecture de l'électrophorégramme

Le logiciel PHORESIS analyse chaque bande et l'intègre sous la forme d'une courbe.

Ensuite cet électrophorégramme est divisé en différentes fractions. Les pourcentages et concentrations des différentes fractions protéiques sont calculés par le logiciel.

Calcul du ratio A/G

Les ratios (A:G), albumine sur globuline ont été calculés selon l'équation : albumine/(alpha globulines + bêta globulins + gamma globulines). Pour les spécimens amphibiens qui présenteraient une concentration en préalbumine, le ratio A/G est calculé en additionnant la préalbumine avec l'albumine sur la concentration globale de globulines.

2.2.4 Analyse statistique

On a d'abord classé les échantillons en deux groupes : malades et sains. Puis dans chaque groupe, nous avons fait 3 groupes selon le degré d'hémolyse. Un groupe réunit les échantillons avec une note d'hémolyse allant de 0 à 2, un groupe les échantillons avec une note de 3 et un groupe les échantillons avec une note de 4 ou 5.

Les analyses statistiques ont été réalisées en utilisant Excel Microsoft (Microsoft Corporation, Seattle, WA). La moyenne et l'écart type ont été déterminés pour chacune des fractions protéiques. Des comparaisons ont été faites pour vérifier s'il y a une influence sur les profils électrophorétiques de l'hémolyse du plasma (peu hémolysé versus très hémolysé) et de l'état de santé (sain versus malade). Ces comparaisons ont été effectuées en utilisant le test statistique de Student pour déterminer s'il existe ou pas une différence significative entre les groupes. Une différence considérée comme significative si $p \leq 0{,}05$.

2.3. Résultats : identification des différentes fractions protéiques chez les xénopes tropicalis étudiés

Sur toute la population étudiée (N= 77 animaux de bacs infectés + 5 animaux témoins), nous avons pu récolter et extrait 42 plasmas.

2.3.1 Qualité des échantillons

Sur les 42 prises de sang réussies, on compte 4 échantillons notés 0, 1 ou 2 parmi les échantillons prélevés sur des animaux sains et 7 parmi les échantillons prélevés sur des animaux malades.

On compte 4 échantillons notés 3 parmi les échantillons prélevés sur des animaux sains et 14 parmi les échantillons prélevés sur des animaux malades. On compte 2 échantillons notés 4 ou 5 parmi les échantillons prélevés sur des animaux sains et 11 parmi les échantillons prélevés sur des animaux malades.

En d'autres termes, sur un échantillon de 42 plasmas, nous avons :
- Echantillons d'individus sains non hémolysés : n = 8
- Echantillons d'individus sains hémolysés : n = 2
- Echantillons d'individus malades non hémolysés : n = 21
- Echantillons d'individus malades hémolysés : n = 11

2.3.2 Electrophorèse

Suite à l'électrophorèse on obtient des gels de migration comme ci dessous (photo 123).

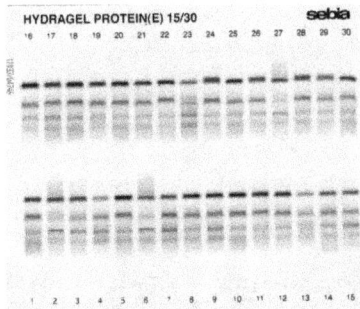

Photo 122 : Gel après coloration

223

2.3.3 Electrophorégramme et découpage des courbes

Nous obtenons, les électrophorégrammes suivants (figures 17, 18 et 19), sur lesquels nous pouvons distinguer des différences selon la qualité de l'échantillon et le statut de l'animal.

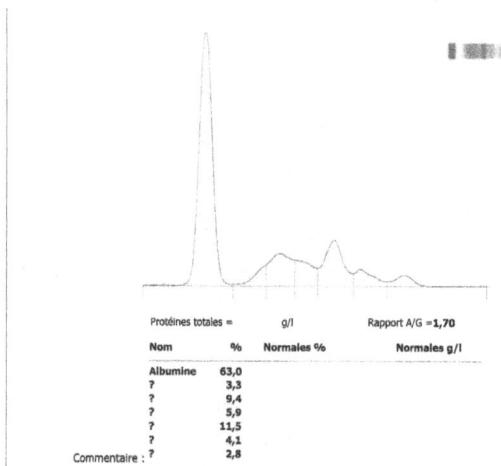

Protéines totales =	g/l	Rapport A/G =1,70	
Nom	%	Normales %	Normales g/l
Albumine	63,0		
?	3,3		
?	9,4		
?	5,9		
?	11,5		
?	4,1		
Commentaire : ?	2,8		

Figure 17 : Electrophorégramme d'un animal sain avec une note d'hémolyse de 0

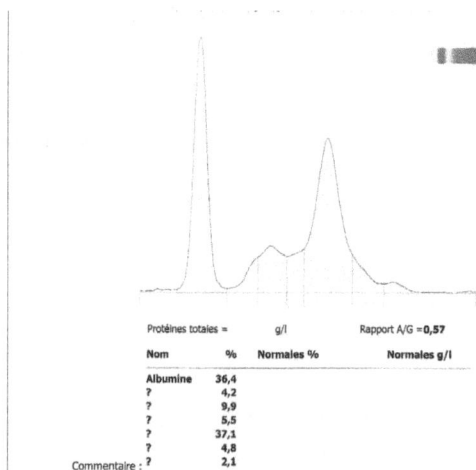

Protéines totales =	g/l	Rapport A/G =0,57	
Nom	%	Normales %	Normales g/l
Albumine	36,4		
?	4,2		
?	9,9		
?	5,5		
?	37,1		
?	4,8		
Commentaire : ?	2,1		

Figure 18 : Electrophorégramme d'un animal sain avec une note d'hémolyse de 5

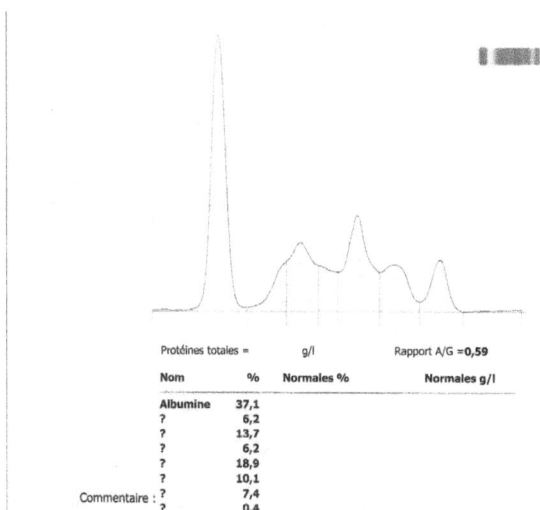

Protéines totales =		g/l	Rapport A/G =0,59	
Nom	%	Normales %	Normales g/l	

Albumine	37,1
?	6,2
?	13,7
?	6,2
?	18,9
?	10,1
?	7,4
?	0,4

Commentaire :

Figure 19 : Electrophorégramme d'un animal malade avec une note d'hémolyse de 0

Les courbes on été découpées selon les pics observés en 7 fractions que l'on peut retrouver chez tous les animaux de l'échantillon.

Le logiciel PHORESIS donne un électrophorégramme en 7 pics, soit en 7 fractions protéiques (albumine et 6 fractions de globulines notées arbitrairement de F1 à F6).

Les pourcentages de chacune des 7 fractions protéiques sont donnés dans les tableaux qui suivent, avec les moyennes (+/- standard déviation (SD)) et les valeurs minimales et maximales.

	albumine	F1	F2	F3	F4	F5	F6	A :G
Moyenne	48,17	6,02	10,95	6,32	19,21	4,80	4,51	0,95
Ecart type	6,00	0,68	1,88	0,98	5,15	1,17	0,99	0,23
Maximum	7,30	7,30	14,00	7,60	30,70	7,60	6,30	1,30
Minimum	39,10	5,30	9,00	4,20	13,40	3,90	3,30	0,64

Tableau 51 : Fractions protéiques des individus sains non hémolysés : N = 8

	albumine	F1	F2	F3	F4	F5	F6
Moyenne	36,95	4,10	9,85	7,50	34,5	4,25	2,85
Ecart type	2,19	0,28	3,75	0,42	6,22	0,21	0,64
maximum	38,50	4,30	12,5	7,80	38,90	4,40	3,30
minimum	35,40	3,90	7,20	7,20	30,10	4,10	2,40

Tableau 52 : Fractions protéiques des individus sains hémolysés : N = 2

	albumine	F1	F2	F3	F4	F5	F6
Moyenne	48,25	5,50	12,57	6,68	17,23	5,09	4,67
Ecart type	6,43	1,10	3,22	3,09	4,11	1,89	1,37
maximum	63,00	8,10	18,40	19,80	24,40	10,10	7,80
minimum	37,10	3,30	8,30	4,60	5,80	3,00	2,80

Tableau 53 : Fractions protéiques des individus malades non hémolysés : N = 21

	albumine	F1	F2	F3	F4	F5	F6
Moyenne	40,97	5,44	10,31	6,22	28,73	4,74	3,59
SD	7,29	0,53	2,33	1,31	8,96	0,75	0,88
maximum	51,50	6,00	15,10	8,30	40,70	6,00	5,20
minimum	29,60	4,20	7,40	4,40	18,90	3,60	2,10

Tableau 54 : Fractions protéiques des individus malades hémolysés : N = 11

	albumine	F1	F2	F3	F4	F5	F6	A :G
Moyenne	45,79	5,52	11,54	6,53	21,44	4,90	4,27	0,88
SD	7,32	0,94	2,91	2,31	8,12	1,47	1,26	0,26
maximum	63,00	7,30	18,40	19,80	40,70	10,10	7,60	1,70
minimum	29,60	3,30	7,90	4,60	5,80	2,90	2,10	0,42

Tableau 55 : Fractions protéiques pour la population totale : N = 42

2.3.4 Influence de l'hémolyse

Sur les 42 xénopes de la population totale, 13 individus (soit 31%) présentent un plasma hémolysé, et 29 individus (soit 69%) présentent un plasma non ou très peu hémolysé.

Une différence significative est trouvée pour l'albumine (p = 0.0007), la fraction F4 (p = 2×10^{-5}), ainsi que pour la fraction F6 (p = 0.05).

En considérant seulement les individus sains, soit 10 individus (24%), 2 individus (soit 20%) ont un plasma hémolysé, et 8 individus (soit 80%) ont un plasma non ou très peu hémolysé. Une différence significative est rencontrée pour l'albumine (p = 0.04), pour la fraction F1 (p = 0.005), et pour la fraction F4 (p = 0.006).

Au sein des individus malades, soit 32 individus (76%), 11 individus ont un plasma hémolysé (soit 34%), et 21 individus (soit 66%) ont un plasma non ou très peu hémolysé. Une différence significative est mise en évidence pour l'albumine (p = 0.007), et pour les fractions F2, F4 et F6 (respectivement p = 0.05 ; p = 2×10^{-5} ; p = 0.02).

2.3.5 Comparaison sains – malades

Afin d'éviter une modification des profils électrophorétiques par l'hémolyse, seuls sont pris en considération les individus dont le plasma n'est pas hémolysé, soit 29 individus. Parmi ces 29 individus, 8 sont classés comme sains (soit 28%) et 21 comme malades (soit 72%).

L'analyse statistique ne permet pas de mettre en évidence de différence significative entre les échantillons sains et malades pour chacune des 7 fractions protéiques.

2.4. Discussion

Cette étude a permis d'établir des profils électrophorétiques de référence pour l'espèce *Xenopus tropicalis*.

7 pics sont visibles sur le profil électrophorétique. L'électrophorégramme a donc été divisé en 7 fractions protéiques, dont l'albumine et 6 autres fractions protéiques de notées de F1 à F6. L'albumine représente 48,17% (±6,43%) des protéines plasmatiques, elle est donc la protéine la plus abondante dans le sang des amphibiens, comme chez les autres vertébrés.

Sur les 42 électrophorèses réalisées, aucun pic de préalbumine n'a été observé, mais certains profils montrent un plateau en zone de la préalbumine aussi bien chez des individus sains que malades.

Concernant l'influence de l'hémolyse, une différence significative a été systématiquement mise en évidence pour l'albumine et surtout pour la fraction F4. L'hémolyse libère de l'hémoglobine dans le plasma et peut être responsable d'une hyperprotéinémie parfois importante [4]. On peut alors supposer que l'hémoglobine migre en zone F4 puisque cette fraction est augmentée systématiquement sur tous les échantillons hémolysés par rapport aux échantillons non hémolysés.

La diminution du pourcentage de l'albumine constatée dans les échantillons hémolysés n'est pas due à une baisse de l'albuminémie mais s'explique par une diminution du pourcentage relatif de l'albumine liée à l'augmentation importante du pourcentage de la fraction F4. L'augmentation parfois constatée des fractions F6 de la population totale, F1 de la population d'individus sains, et F6 et F2 de la population d'individus malades, est aussi une conséquence de l'augmentation du pourcentage de la fraction F4. La fraction F4 est donc la zone de migration de l'hémoglobine. Chez les mammifères, l'hémoglobine migre en zone beta globuline ; chez les oiseaux, l'hémoglobine migre en zone gamma globuline [189].

L'absence de différence significative entre les échantillons apparemment sains et malades indique que l'électrophorèse ne semble pas pouvoir diagnostiquer une infection clinique ou subclinique à *Mycobacterium ulcerans* like chez les *Xenopus tropicalis*. L'électrophorèse n'est donc pas un examen complémentaire à inclure dans une consultation de routine pour détecter une infection mycobactérienne chez *Xenopus tropicalis*, comme c'est le cas chez les oiseaux.

En effet, l'électrophorèse aide au diagnostic de certaines affections dans certaines espèces. Chez les mammifères, on note une augmentation du bloc beta gamma globulines dans les hépatites chroniques évolutives, par augmentation des IgA et/ou IgM[88]. Des affections chroniques peuvent aussi conduire à une augmentation du bloc beta et gamma globulines chez les oiseaux atteints de mycobactériose [35], mais cette modification du profil électrophorétique n'est pas observée dans notre étude avec *Mycobacterium ulcerans* like. Une hépatite bactérienne a aussi été identifiée comme une cause d'augmentation du bloc beta gamma chez les cacatoès [35]. Certains auteurs [65] suggèrent qu'une augmentation des fractions beta et gamma globulines chez les tortues *Caretta caretta* peut résulter d'une infestation parasitaire causant une inflammation granulomateuse. L'augmentation du seul pic beta globuline a été décrite lors de rétention d'œufs prolongée chez les Psittacidés [35].

Chez les mammifères, on observe une augmentation du bloc alpha et beta globulines lors d'inflammation aigue systémique. Une inflammation chronique entraîne une augmentation du bloc beta gamma globulines.

III. Outils diagnostics et d'identification des mycobactérioses chez les Amphibiens : autres pistes de recherche

Les résultats de l'examen clinique d'un amphibien sont souvent bien plus limités que celui de l'animal domestique pour des raisons, la plupart du temps de non spécificité. Certains examens complémentaires utilisés lors de recherche d'une tuberculose sont peu réalisables soit par manque de références (radiographie) soit par carence technique (tomographie). Parmi ces examens, l'endoscopie est toutefois une méthode d'exploration très utile lorsqu'elle permet à la fois de visualiser et de prélever la lésion. Cette dernière nous apparaît à l'heure actuelle, la seule réellement efficace pour apporter un des éléments diagnostics *ante mortem* riches et précis. Seulement cet examen n'est réellement indiqué que sur de grands spécimens. Dans tous les cas, la recherche directe de la mycobactérie ou de son matériel nucléaire reste une étape diagnostique incontournable.

Soulignons-le, la culture de la mycobactérie reste le seul moyen de diagnostic de certitude. PCR, hybridations et séquençages apportent ensuite la détermination spécifique.

Les techniques diagnostiques que nous avons employées dans la partie I semblent efficaces, puisque nous avons pu proposer des tableaux diagnostics relativement précis. Le problème reste que la confirmation diagnostique passe obligatoirement par une autopsie. Les prélèvements *ante mortem* (par endoscopie ou biopsies) ne sont réalisables évidemment que sur des lésions visibles et deviennent inefficaces lors de cas chroniques ou latents, limitant l'intérêt de la détection directe de la mycobactérie (examen direct par coloration spécifique). De plus, rappelons ici que l'examen direct, bien que très spécifique n'est pas du tout sensible. Nous avons vu plusieurs fois un examen direct négatif avec des cultures positives.

Chez les Primates, quelles que soient les méthodes de recherche directe employées, il est intéressant de noter que leur seuil minimal de détection, toutes techniques confondues (supérieur à 10 bacilles/ml), reste souvent supérieur à la charge minimale contagieuse. Classiquement chez les

Primates, l'examen clinique de choix pour objectiver l'infection tuberculeuse est **l'exploration de l'hypersensibilité retardée** (type IV) par l'injection intradermique de tuberculine [96]. Pour ce diagnostic allergique, chez les Mammifères, les méthodes, les sites d'injection, les volumes de tuberculine, qualité et quantité d'antigène menant à réaction sont extrêmement variables selon les espèces.

Chez les Amphibiens, vu l'omniprésence des mycobactéries dans l'environnement, cet examen présente, *a priori*, peu d'intérêt.

Chez les Mammifères, le **test de l'interféron gamma** représente une nouvelle approche diagnostique. Nous avons vu précédemment qu'à l'égard des agents du complexe tuberculosis, en phase de multiplication bacillaire, l'induction de la réponse protectrice se traduit par la production de cytokines de type Th1, notamment d'interféron gamma (INFγ) qui induit l'activation des macrophages infectés. Le test de l'interféron gamma se réalise à partir d'un prélèvement sanguin, soit directement sur sang total soit sur un culot de lymphocytes. Il permet d'évaluer *in vitro*, la réactivité des lymphocytes thymodépendants circulants, mis en culture avec des dérivés protéiques purifiés de bacilles tuberculeux (*M. bovis* ou *M. tuberculosis* et *M. avium* pour une stimulation comparée). En cas d'infection, les lymphocytes préalablement sensibilisés produisent, en réponse à cette stimulation, de l'INFγ qui est dosé par une technique ELISA. L'INFγ étant spécifique d'espèce, plusieurs trousses de dosage ELISA ont été développées, puis commercialisées. On compte à ce jour, une trousse pour les Bovidés (BOVIGAM®), une pour les primates non humains (PRIMAGAM®), deux pour l'homme (QUANTIFERON®/ QUANTIFERON Gold®) et dernièrement, une pour les Cervidés (CERVIGAM®). Ce test de l'interféron gamma est un test rapide dont les résultats sont obtenus en moins de 48 heures, facile à réaliser sur le terrain (simple prise de sang sur anticoagulant) et ne nécessitant qu'une seule capture du sujet, ce qui est important pour son application à la faune sauvage. Seulement il est inapplicable pour nos amphibiens, surtout les xénopes car la quantité de sang à prélever pour disposer d'assez de lymphocytes est de l'ordre de 10 ml !

Une autre approche serait le **sérodiagnostic** et pourrait être très intéressante pour les Amphibiens. Nous avons vu que la réponse immunitaire humorale reposait sur l'équilibre Th1/Th2. Certaines observations en pathogénie humaine suggèrent que l'activation humorale coïncide avec le passage à une forme active, dite « ouverte », de tuberculose. Ce déséquilibre Th1/Th2 pourrait en effet signifier l'incapacité du système immunitaire à circonscrire l'infection. De récentes études chez l'éléphant [103], les Primates [104] ou les Pinnipèdes [87] prouvent que l'apparition ou l'augmentation du titre de certains anticorps va de pair avec une infection active de l'animal. Des techniques ELISA (Multi Antigen Print Immuno Assay (MAPIA) et tests rapides associés) ont ainsi été ponctuellement développées pour rechercher des anticorps dirigés contre des antigènes mycobactériens surfaciques chez l'homme [2], comme chez l'animal sauvage [71]. La technologie MAPIA permet d'imprimer sur un support linéaire (nitrocellulose) une série importante d'antigènes mycobactériens purifiés. Ces bandes imprimées sont incubées avec le sérum du sujet durant une heure [105]. Deux traitements immunoenzymatiques sont ensuite appliqués afin de révéler en une seule fois la présence éventuelle de différents anticorps dans le sérum. Chez des sujets infectés (expérimentalement ou non), l'obtention de cette « carte sérologique » permet de déceler les antigènes les plus immunostimulants, qui dépendent à la fois de l'espèce hôte et de la mycobactérie qui l'infecte. On note que l'intensité de réaction des raies et leur nombre augmentent lors de certaines phases de l'infection tuberculeuse (dissémination,…), conférant au test MAPIA un intérêt dans le dépistage de cette maladie. Après examen de nombreux résultats de MAPIA de certaines espèces animales, les antigènes les plus typiques ont été choisis et réunis pour servir de réactifs à un test de diffusion latérale rapide, comme il en existe pour certains diagnostics sérologiques chez les espèces domestiques. Un test rapide de ce type est désormais disponible pour l'homme, les primates non humains, ainsi que pour les Proboscidiens. La sensibilité et la spécificité de ces tests chez les animaux étudiés devraient être supérieures à 95 % [103], ce qui constitue une amélioration notable par rapport aux tests existants. Leur rapidité d'utilisation en font des outils de terrain privilégiés (pas de conservation au froid, lecture du résultat en vingt minutes, volume de sang ou sérum requis inférieur à 1 ml). Ils permettront, de plus, la conduite d'études rétrospectives de sérums congelés conservés en cryobanque. Des études en cours indiquent que le test «éléphant» est utilisable chez d'autres espèces comme les tapiridés (tapirs malais, *Tapirus indicus*) ou les pinnipèdes (Otarie à crinière d'Amérique du Sud, *Otaria byronia*). À mesure des recherches, il semble en effet que certains antigènes soient souvent impliqués dans la réponse humorale au complexe tuberculosis :

231

ESAT-6, CFP10, MPB83,... [103,104], chez de nombreuses espèces hôtes. Cela ouvre de nombreuses perspectives diagnostiques multi-espèces, qui sont en cours d'études [96].

PARTIE IV – DISCUSSION GENERALE

I. Synthèse générale

A l'heure actuelle la **médecine des Amphibiens** est encore à ses balbutiements en regard d'autres domaines vétérinaires. L'approche est délicate car très spécifique. Le diagnostic d'une maladie chez les amphibiens est complexe car les symptômes sont souvent non pathognomoniques. Face à ce manque de connaissance médicale, s'est développé depuis de nombreuses années des élevages d'amphibiens pour des recherches fondamentales et appliquées de très haut niveau. Dans le monde de la recherche, l'amphibien n'était vu que comme un modèle et non comme un organisme vivant à part entière avec son propre éventail de pathologies. Les morts n'étaient que très rarement autopsiés. Les lésions étaient presque systématiquement associées à un « Red Legs » contre lequel des traitements approximatifs étaient donnés. Maintenant la composante vétérinaire commence à prendre une place clé dans le suivi et la gestion des modèles expérimentaux. Elle répond par ailleurs, à un engouement de particuliers, éleveurs professionnels ou amateurs pour cette classe animale. D'autre part, elle est de plus en plus sollicitée par les institutions zoologiques, en nombre croissant, qui veulent présenter des amphibiens dans leurs collections et participer directement ou indirectement à la conservation de nombreuses espèces en danger.

Quel que soit le mode d'élevage (particuliers, laboratoires, parcs zoologiques), nos travaux de recherche clinique nous montrent que les infections bactériennes représentent une cause importante de mortalité chez les amphibiens. Malheureusement, leur détection intervient tardivement au sein des effectifs lorsque les pertes sont déjà avancées. La plupart des agents sont des bactéries communes de l'environnement qui deviennent pathogènes chez des amphibiens stressés. Les transports et mauvaises conditions d'élevage ainsi que tous changements mineurs de leur environnement altèrent leurs défenses immunitaires et leur métabolisme, les rendant incapables de juguler une infection bactérienne.

La majorité des bactéries identifiées lors d'infections sont Gram négatif et sensibles à des antibiotiques connus. Il existe cependant peu de données sur leur pharmacocinétique chez les amphibiens et l'on extrapole à partir de doses efficaces connues chez d'autres espèces, avec plus ou moins de succès. Les réponses au même traitement divergent en plus d'une espèce amphibien à une autre. Dans tous les cas étudiés concernant les animaux aquatiques, nous avons vu qu'indéniablement, **la mycobactériose en représentait la dominante pathologique**. Tout vétérinaire, directeur de laboratoire, animaliers doivent l'avoir à l'esprit lors de gestion sanitaire d'une colonie. Toute perte de poids ou diminution de performance doivent faire penser à la mycobactériose.

Les **mycobactérioses** sont les plus anciennes maladies infectieuses connues chez les amphibiens. Les mycobactéries sont ubiquitaires dans l'environnement et sont classées en parasites obligatoires des vertébrés, commensaux obligatoires ou accidentels des vertébrés, et saprophytes. De nombreuses espèces de mycobactéries commensales et saprophytes ont été isolées chez les amphibiens : *Mycobacterium abscessus, M. chelonae, M. fortuitum, M. marinum, M. xenopi, M. gordonae, M. szulgai, M. ulcerans-like, M. liflandii, M. cheloni subsp. abscessus, M. ranae, M. thamnospheos et M. xenopi.*

Le nombre d'espèces d'amphibiens recensées atteintes est en constante augmentation : *Amphiuma, Desmognathus, Gyrinophilus, Plethodon, Pseudotriton, Cynops, Bufo, Acris, Pelodryas, Pseudacris, Leptodactylus, Pleurodema, Xenopus, Pseudis* et *Rana sp.... M. marinum* et *M. xenopi* représentent les espèces les plus isolées chez les amphibiens adultes, mais à l'heure actuelle, jamais sur les têtards, ce qui laisse supposer une durée d'incubation supérieure à celle des stades larvaires.

L'épidémiologie des mycobactérioses des amphibiens est très différente de celle des mammifères et des oiseaux. Les mycobactéries en cause sont dans l'environnement des amphibiens. La peau est presque toujours touchée : érosions, nodules, abcès cutanés. La fonction respiratoire est compromise quand la peau est trop atteinte. L'appétit est conservé mais les animaux maigrissent. Apathie et anorexie sont observées en fin d'évolution. Des nodules de différentes tailles sont les lésions majoritairement rencontrées et peuvent atteindre tous les organes. A l'histologie, les granulomes sont composés de macrophages épithélioïdes qui forment des foyers encapsulés à centres caséeux. Ils contiennent un grand nombre de BAAR mis en évidence par des colorations spécifiques.

L'identification d'espèce passe par des analyses génétiques (PCR, hybridation, séquençages). Le traitement est difficile mais n'a jamais été tenté chez les Xénopes. A cause de leur potentiel zoonotique, les amphibiens atteints et leurs congénères d'élevage sont, dans la très grande majorité des cas, euthanasiés.

Dans les laboratoires de recherche, les épizooties de mycobactérioses sont de véritables catastrophes sur le plan économique et scientifiques. Et pourtant malgré cela, les **études effectuées sur les plus grands centres d'élevages de xénopes,** montrent des défaillances zootechniques, propices à l'apparition, au mieux de pathologies non infectieuses ou infectieuses ponctuelles, au pire d'épizooties infectieuses.

Mais la prise de conscience des animaliers et des responsables d'unités est présente et les mentalités à ce niveau changent vite : il en va de la viabilité des programmes de recherche menées sur ces modèles à risque (sujets à des pathologies infectieuses). La plupart des laboratoires rénovent ainsi leurs locaux non seulement dans un souci logistique mais aussi dans un souci de gestion et prévention sanitaires. La quarantaine et l'expertise vétérinaires, pour beaucoup, deviennent indispensables.

Dans les animaleries expertisées, à la gestion et aux infrastructures différentes, des **épizooties mycobactériennes** ont été observées et étudiées. **La première, due à *M. szulgai*, a été l'origine de ce présent travail.** Au long de l'investigation, on se rend compte que la gestion sanitaire de épizootie représente surtout un travail pluridisciplinaire, où tous les protagonistes doivent apporter leur expérience : chercheurs, animaliers, directeurs de laboratoire, transporteurs, vétérinaires... *M. szulgai* est une mycobactérie atypique encore méconnue. Si quelques cas sont décrits chez l'Homme, ce rapport en constitue la première description chez un amphibien. Dans l'étude de cette épizootie, la lésion la plus importante était un large granulome solitaire hépatique. Tous les animaux présentaient de multiples nodules de tailles différentes sur différent organes et ce, avec absence de signes cutanés importants. L'infection semble donc essentiellement asymptomatique avec des granulomes sur un certain nombre d'organes. La prévalence de la mycobactériose due à M. *szulgai* au niveau de toute la colonie n'a pas été déterminée précisément. Mais on peut penser qu'elle devait être élevée. Tous les animaux qui ont été prélevés au hasard dans l'aquarium présentaient une culture positive.

M. szulgai est une mycobactérie de l'environnement comme la centaine d'espèces mycobactériennes autres que les bacilles de la tuberculose et de la lèpre. Sa croissance s'effectue de 25°C à 37°C, il ne pousse pas à 42°C.

La seconde épizootie étudiée était plus « classique », due à *M. gordonae*. Elle a touché les *X. tropicalis* d'une façon épizootique et les *X. laevis* d'une façon sporadique. Bien que considéré comme non pathogène, *M. gordonae* est très fréquemment isolé à titre de contaminant des prélèvements d'origine humaine. *M. gordonae* est extrêmement fréquent dans l'environnement et contamine très souvent les eaux de distribution. Dans le cas présent, une révision des conditions d'élevage représentait une priorité dans la prévention de cette affection. Le centre en question a d'ailleurs tout remodelé ses animaleries, *X. laevis* et *X. tropicalis*.

La troisième épizootie, encore dans une colonie de *X. tropicalis*, était due à une mycobactérie *ulcerans-like*, nommée *M. liflandii*, pour laquelle il n'existe que 3 publications. Elle représente en France, une découverte très importante, aussi bien au niveau bactériologique qu'au niveau santé animale et humain car elle constitue un exemple type et concret de **maladie émergente**. C'est effectivement le premier cas en France de l'isolement d'une mycobactérie produisant une mycolactone (MPM).
En 2004, *M. liflandii* a été identifié comme l'agent causal de l'épizootie d'une colonie *Xenopus tropicalis* dans un laboratoire belge. Les auteurs suggéraient que les animaux, importés des Etats-Unis (où le premier cas a été décrit), étaient déjà infectés avant leur arrivée en Europe. Notre cas représente donc le troisième répertorié. Mais il est capital de noter que tous ces animaux proviennent d'un même fournisseur (!). Cela supposerait donc que *M. liflandii* se développerait donc avec les échanges commerciaux des *X. tropicalis*.
Cependant, si toutes les épizooties ont concerné les tropicalis, *M. liflandii* a été isolé chez un *X. laevis* collecté en Afrique du Sud. Ce dernier n'a jamais été en contact avec des tropicalis, suggérant ainsi une origine africaine à *M. liflandii* [124]. Quoi qu'il en soit, la présence de cette MPM représente un sérieux problème pour la communauté Xénopes car l'agent est très virulent, provoquant un fort taux de mortalité et semble très difficile à éradiquer.
D'autre part, la découverte d'une MPM a changé notre démarche diagnostique. Il nous semble à présent indispensable de confirmer ou d'infirmer sa présence lors de suspicion ou de mise en présence d'une

mycobactérie. La PCR et l'hybridation ne suffisent plus. Ni même la recherche des séquences IS2404 et IS2606. Il s'agit maintenant lors de suspicion de proposer la recherche des gènes codant pour la mycolactone.

Nous sommes encore au début de l'étude. Le parallèle avec *M. ulcerans* doit toujours être effectué car les potentialités zoonotiques de *M. liflandii* sont bien réelles même s'il n'y a encore pas de cas humains décrits.

Nous voulions donc aller plus loin dans l'investigation de cette épizootie en étudiant ses aspects cliniques et pathologiques. Par ailleurs, sur plusieurs points, nos observations ne concordaient pas avec la maigre littérature existante, apportant ainsi des données nouvelles sur les effets pathogènes de cette mycobactérie chez les amphibiens.

Face à un manque de connaissance réel de l'épidémiologie de ces mycobactérioses, un de nos objectifs était de trouver une alternative à l'euthanasie totale d'un élevage de spécimens transgéniques dont certaines lignées étaient très précieuses. L'isolement de plusieurs pontes issues de couples infectés nous a montré que les animaux atteints par ces mycobactéries pouvaient se reproduire normalement et fournir des portées viables voire utilisables. Outre ces résultats intéressants à exploiter et explorer par des expériences ultérieures, nous avons démontré objectivement la présence de BAAR dans les têtards, sans pour autant certifier une manifestation clinique. Avant cela, à notre connaissance, les mycobactéries n'avaient jamais été isolées **sur les têtards d'amphibiens.** L'absence de symptômes conforte l'idée que la durée d'incubation est supérieure à celle des stades larvaires. Les données sur les mécanismes immunologiques et pathogéniques à ce stade sont tout simplement inexistantes.

Si Suykerbuyk et al. soulignent l'intérêt de rechercher la présence de BAAR dans l'oviducte pour confirmer la suspicion d'une transmission verticale [164], lors de nos investigations, nos résultats cliniques et pathologiques ne nous ont pas confortés dans cette démarche. Sur près d'une centaine de spécimens, nous avons eu un cas unique de lésion sur l'appareil reproducteur, un granulome. Bien qu'il y ait une présence de mycobactéries, nous n'avons jamais réussi à retrouver *M. liflandii* sur ces têtards provenant de couples infectés par *M. liflandii*.

Physiopathologie des mycobactérioses observées chez les Amphibiens

Les caractéristiques cliniques et histologiques des mycobactérioses que nous avons étudiés précédemment chez les Amphibiens, découlent de la conjonction de deux types de facteurs, d'une part, de la virulence du bacille et, d'autre part de la nature et de l'intensité des mécanismes de défense de l'hôte. Il nous semble pertinent de penser que les variations des rapports de « force » entre ces deux types de facteurs permettent d'expliquer ces tableaux cliniques divers : portages asymptomatiques, cliniques frustres à flagrantes, ponctuelle à grande prévalence, épizooties...

Les facteurs déterminants, multiples qui induisent l'apparition de la maladie – en concordance les uns avec les autres - sont difficiles à déterminer d'une façon précise. On peut néanmoins esquisser pour nos trois épizooties, deux grandes orientations.

Pour *M. szulgaï* et *M. gordonae*, nous pencherions plutôt sur la concordance des conditions d'entretiens et de la gestion zootechniques. Même s'ils étaient bons, les paramètres zootechniques n'étaient pas optimums. La gestion même du stock (nombre non défini de manipulateurs, pas de manipulation standardisée, chacun faisait en fonction de ses besoins...) était source de stress qui peut expliquer une fragilité de la population étudiée.

En revanche, pour « Orsay », avant leur épizootie, la population de *X. tropicalis* ne présentait aucun réel problème. Tout a commencé finalement par la panne des pompes à eau, laissant stagner pendant une durée indéterminée d'importants volumes d'eau dans les canalisations. Nous avons bien insisté précédemment sur les résistances des mycobactéries dans le milieu et notamment les biofilms. Ceci a peut être augmenté la charge bactérienne, pour atteindre un niveau critique et déclencher les séries d'hécatombes observées. Il a bien été démontré expérimentalement avec *M. marinum*, que sur le poison-zèbre (*Danio rerio*), le médaka (*Oryzias latipes*), le poisson rouge (*Carassius auratus*), que l'apparition clinique de la maladie était dose dépendante et la pathogénie en elle-même, dose et temps dépendants. Une dose seuil critique (variant en fonction de l'espèce) produit une clinique fulgurante alors que des inoculas moins concentrés produisent des maladies chroniques voire sub-cliniques [18,165,166].

Les épizooties observées n'ont concerné qu'une seule espèce, *Xenopus tropicalis*. Il aurait intéressant, surtout pour *M. liflandii*, de comparer sa pathogénie chez différentes espèces. Comme pour *M. tuberculosis*, *M. marinum* produit des granulomes caséeux ou non caséeux en fonction de

239

l'hôte. La grenouille léopard (*Rana pipiens*) ne produit que des granulomes non caséeux même après de longues inoculations infectieuses. En revanche, *M. marinum* induit des granulomes caséeux et non caséeux chez les poissons, humains et certains crapauds (*Bufo sp.*) [143, 166]. On observe même chez la grenouille léopard (*Rana pipiens*) que l'inoculation de doses aussi importantes que 10^7 bactéries, produit une infection asymptomatique [143]. Si l'on n'a pas pu comparer de la sorte, les germes que nous avons isolés, on peut néanmoins noter une grande variabilité individuelle en réponse au même germe.

Au niveau histologique et cellulaire, on retrouve ce que nous avons décrit précédemment pour *M. tuberculosis*, les deux grands événements physiopathologiques qui sont caractéristiques des mycobactérioses : formation du granulome et nécrose tissulaire. Ces deux axes résultent d'une étroite interaction cellulaire entre le système immunitaire et l'agent infectant.

Pour *M. szulgai* et *M. gordonae*, on retrouvait des lésions nodulaires de différentes tailles. Les plus grandes résultaient souvent de la coalescence de multiples granulomes. On observait souvent un centre nécrotique. Les granulomes comportaient toujours en très grande majorité (si ce n'est en exclusivité) des cellules macrophagiques. Les plages de nécroses pouvaient se trouver en périphérie et au centre des granulomes. Les BAAR étaient identifiés dans le cytoplasme des macrophages ou libres au sein des lésions, dans les granulomes ou en périphérie au sein des territoires nécrotiques.

Lors de l'infection à *M. liflandii*, on notait surtout des lésions dermites à prédominance nécrosante et granulomateuse, s'étendant du derme profond à travers le tissu sous cutané jusque parfois dans la cavité cœlomique. L'inflammation est caractérisée par une accumulation localement extensive de fibrine, débris nécrotiques, macrophages avec phagocytose de débris et hétérophiles s'insinuant et/ou remplaçant les fibres de collagènes, adipocytes et myocytes. Les zones cutanées étaient par ailleurs sévèrement œdèmatiées et congestionnées. Les lésions granulomateuses des organes internes étaient retrouvées mais là encore, avec une prédominance des nécroses, pour beaucoup hémorragiques. Ici, la porte d'entrée semblait généralement être la peau avec dissémination à tous les organes au moment du décès.

Comme lors d'infections décrites avec *M. ulcerans*, on pourra mettre en cause ici la mycolactone qui jouerait ainsi un rôle très important dans la pathogénicité des ulcères observés.

Son action sur les cellules dendritiques a été démontrée : elle bloque leur maturation, leur migration vers les nœuds lymphatiques, leur capacité à activer les lymphocytes T et à produire des médiateurs de l'inflammation, ainsi elle perturbe l'initiation de la réponse inflammatoire et le recrutement des cellules de l'inflammation [32]. De plus, elle inhibe la production de Tumor Necrosis Factor par les macrophages que la bactérie infeste ce qui empêche le contrôle de l'infection [177].

Comme nous l'avons vu précédemment, les granulomes induits par *M. tuberculosis*, contiennent de nombreux lymphocytes avec des réponses immunitaires qui s'en suivent. Les granulomes induits par *M. marinum* chez l'homme possèdent également une densité importante de lymphocytes [143]. A l'inverse, dans nos investigations amphibiennes, nous avons noté que les macrophages étaient accompagnés d'un très faible nombre de lymphocytes différenciés. Cette présence indique indéniablement une similitude entre mammifères et amphibiens dans le rôle du système immunitaire spécifique. Le fait que les amphibiens arrivent à contenir au même titre que les mammifères les mycobactéries, et ce, avec un nombre plus restreint de lymphocytes, suggère peut être deux hypothèses. Chez les mammifères, il se peut que la réponse immunitaire au niveau des lésions soit excessive voire disproportionnée. Ou bien, il est possible que le système immunitaire des ectothermes ait évolué de façon à contrôler les infections avec des lymphocytes moins nombreux mais plus efficaces.

Elucider au niveau moléculaire le rôle des lymphocytes pourrait amener le développement de travaux sur l'élaboration éventuelle de vaccins chez les amphibiens. Nous discuterons de ce sujet ultérieurement.

Lors des formes asymptomatiques ou chroniques, sous quelle forme se maintiennent les mycobactéries dans l'organisme ? Il semble que la diminution de la concentration en oxygène dans les lésions caséeuses induise l'apparition de modifications métaboliques importantes qui provoqueraient un ralentissement du métabolisme. Mais une activité faible persisterait et serait à l'origine de l'élaboration de petites quantités d'antigènes, par exemple l'antigène A85 qui est une enzyme impliquée dans l'élaboration de la paroi mycobactérienne. Cette production d'antigènes maintiendrait une stimulation du système immunitaire qui empêcherait les manifestations pathogènes [127,130]. Une étude sur les interactions de *M. marinum* avec les macrophages chez les grenouilles léopards a clairement montré une relation interactive dynamique entre le pathogène et son hôte [17].

Les analyses bactériologiques sur l'environnement confirment malheureusement que les mycobactéries sont omniprésentes et ce, malgré des systèmes de prévention et la rigueur des animaliers. Ce qui nous conforte dans l'idée de rechercher systématiquement des mycobactéries sur un amphibien malade (en affinant les techniques diagnostiques), puis d'analyser et renforcer les moyens de lutte (pour surtout réduire le risque car vouloir une prévalence zéro semble illusoire) et enfin, s'efforcer à trouver des solutions alternatives pour l'élevage, sans exclure éventuellement des essais de traitements.

Ce constat d'omniprésence mycobactérienne, nous le retrouvons lors de notre **recherche comparative de mycobactéries sur un autre modèle d'étude, le médaka (*Oryzias latipes*)** à partir de l'étude sur deux élevages. Dans un élevage de quarantaine, nous avons même montré une très forte prévalence de mycobactériose clinique et sub-clinique. Les animaux étaient maintenus cependant dans des conditions loin d'être optimales... Les mycobactéries trouvées comprenaient *Mycobacterium peregrinum*, *Mycobacterium fortuitum complex* et *Mycobacterium xenopi*, qui sont toutes des mycobactéries atypiques, largement représentées dans l'environnement hydrique. Cela étant, cette étude souligne aussi que l'interprétation de leur présence doit prendre en compte les données épidémiologiques, cliniques, et bien sûr zootechniques. Dans un élevage, les «lacunes» zootechniques, la prévalence de signes cliniques et les cultures positives, ont démontré que les mycobactéries n'étaient pas seulement présentes à l'état commensal mais semblaient être devenues agents pathogènes. Dans un autre élevage aux conditions optimales, on ne peut parler de population à risque. Les découvertes sont alors fortuites et ne présupposent pas de risque épizootique.
Rechercher systématiquement des mycobactéries en affinant les techniques diagnostiques, oui mais comment ? **Nous avons évalué l'intérêt de deux nouveaux outils diagnostics** (nouveaux dans cette discipline), un sur l'environnement, l'autre sur les populations animales en elles-mêmes.

La première reposait sur le fait que la présence de mycobactéries dans les aérosols était déjà bien décrite. Aussi, nous semblait-il intéressant d'en rechercher dans l'environnement aérien d'élevages où une épizootie de mycobactéries était confirmée, par un **matériel d'extraction d'air**. Les prélèvements étaient ensuite traités puis soumis à des PCR spécifiques. Malheureusement, nous n'avons pu conclure sur l'intérêt de cette recherche, encore moins sur la fiabilité de la technique car nous n'avons pas réussi à standardiser le matériel et les étapes de la manipulation. Si des essais ultérieurs devaient être tentés, une détermination rigoureuse d'un témoin positif serait alors planifiée.

Nous avons vu que les mycobactérioses présentaient une apparition clinique tardive, ce qui rend difficile un diagnostic précoce. **L'électrophorèse des protéines sanguines** est un examen complémentaire non spécifique qui permet, d'une façon générale de détecter une inflammation aiguë ou chronique. Elle est déjà utilisée en médecine vétérinaire, bien décrite chez le chien, le chat, et le cheval principalement, mais n'est que sommairement citée en médecine herpétologique. De rares publications ont décrit leur intérêt en médecine des amphibiens en se basant seulement sur quelques cas, sans étude rigoureuse, à notre point de vue. Nous avons voulu vérifier ici, si cette proposition était pertinente dans un cas de mycobactériose chez des *Xenopus tropicalis*. Notre étude a permis d'établir des profils électrophorétiques de référence pour l'espèce *Xenopus tropicalis*. Mais nous ne voyons aucune différence significative entre les échantillons apparemment sains et malades. Ce qui nous laisse perplexes sur l'intérêt de cette méthode d'investigation. Nous conclurons, que dans ce cas précis, avec nos matériels et méthode, l'électrophorèse ne permet pas de diagnostiquer une infection clinique ou subclinique à *Mycobacterium ulcerans like* chez les *Xenopus tropicalis*. A l'inverse des Oiseaux, chez les Amphibiens, l'électrophorèse n'est donc pas un examen complémentaire à inclure dans une consultation de routine pour détecter précocement une infection mycobactérienne.

II. LUTTE CONTRE LES MYCOBACTERIOSES DES AMPHIBIENS : PERSPECTIVES ET AXES DE RECHERCHE

Nous ne reviendrons pas sur la nécessité absolue de potentialiser les paramètres zootechniques pour apporter aux amphibiens des conditions de vie optimales : ceci représente de loin la meilleure lutte préventive contre toute pathologie. Parallèlement, il est indispensable de mettre tous les efforts pour réduire au mieux les charges bactériennes en ayant à l'esprit qu'il est impossible d'obtenir des milieux « mycobactéries-free ». Enfin, imposer des règles d'hygiènes, de suivis vétérinaires et des conduites à tenir devant un cas clinique représente d'excellentes méthodes de prévention. Ce sera ensuite au vétérinaire d'affiner ses techniques diagnostiques.

Mais nous avons surtout vu que, malgré tous ces efforts, les risques d'épizooties ne sont jamais nuls. Aussi, devient-il plus que nécessaire de rechercher d'autres moyens de lutte pour non seulement essayer de préserver le spécimen malade mais aussi toute la population affectée.

2.1 Thérapeutique antibiotique

2.1.1 Thérapeutique actuelle chez l'homme contre *M. tuberculosis*

Dans la caverne tuberculeuse, les bacilles se trouvent dans trois situations différentes les bacilles très nombreux, en phase de multiplication active qui sont dans le caséum liquide, les bacilles phagocytés par les macrophages et qui sont en position intracellulaire, enfin les bacilles qui sont présents en état de vie ralentie au sein du caséum solide [70].

Quatre antibiotiques sont couramment utilisés dans le traitement de la tuberculose. L'isoniazide est bactéricide et agit bien au niveau des bacilles en phase de multiplication active. La rifampicine agit également sur ces bacilles. Elle a en plus une activité bactéricide sur les bacilles quiescents présents dans à caséum solide. Le pyrazinamide se montre particulièrement actif sur les bacilles intracellulaires, en milieu acide, sur lesquels il manifeste une activité bactéricide. L'éthambutol possède une activité bactériostatique et son action synergique vient appuyer celle des autres antibiotiques. La streptomycine est le médicament le plus actif sur à population métaboliquement très active, présente dans le caséum liquide. Les traitements actuels de la tuberculose font appel au moins dans les premiers mois à la prescription simultanée de quatre antibiotiques. Plusieurs raisons expliquent cette pratique les antibiotiques se comportent différemment selon l'environnement ou se trouve le bacille. Associer deux antibiotiques devrait théoriquement suffire. Mais il n'est pas rare de constater l'existence de résistances primaires aux différents antibiotiques. Celles-ci surviennent, en France, avec une fréquence de l'ordre de 3 % pour l'isoniazide, 4 % vis à vis de la streptomycine et 1 % vis à vis de la rifampicine[24].

Associer quatre antibiotiques au moins dans la première phase du traitement diminue les risques de se trouver dans la situation d'une monothérapie effective. Actuellement, en France, le traitement standard de tous les nouveaux cas de tuberculose fait appel à une trithérapie ou quadrithérapie pendant 2 mois suivi d'une bi-thérapie associant isoniazide et rifampicine pendant 4 mois.

2.1.2 Thérapeutique contre les mycobactéries atypiques

2.1.2.1 SENSIBILITE AUX ANTIBIOTIQUES

La résistance naturelle à de nombreux antibiotiques actifs sur les mycobactéries du complexe tuberculosis est une caractéristique générale des MNT. Elle est principalement due à l'importante hydrophobicité des structures de surface qui empêche la pénétration des molécules hydrophiles, ce qui a conduit à rechercher des formes hydrophobes actives dérivées de molécules existantes. C'est ainsi que la rifabutine montre une activité supérieure à celle de la rifampicine. La présence des mycobactéries dans les cellules a contribué à rechercher des antibiotiques qui se concentrent bien dans les tissus, c'est le cas de l'azithromycine [24].

Par ailleurs, un même malade séropositif peut être infecté simultanément avec plusieurs sérotypes. 38 % des malades australiens infectés par MAC le sont avec plus d'un sérovar[39]. De plus, les MNT et en particulier MAC évoluent facilement vers la résistance sous traitement, on peut observer des résistances à la clarithromycine à la rifampicine, aux quinolones... Enfin, la bio-adaptation des MNT leur permet d'élaborer en présence de l'antibiotique des substances: protéines, pigments, polysaccharides, qui sont capables d'une activité antagoniste vis à vis de l'antibiotique auquel elles sont exposées. Cette sécrétion cesse quand le médicament est retiré. Ces constatations peuvent apporter une explication au moins partielle aux divergences observées entre sensibilité *in vitro* et efficacité *in vivo* [24]. Avant d'initier un traitement, on effectuera un antibiogramme pour voir la sensibilité de la souche infectante. Le traitement sera obligatoirement polythérapique.

2.1.2.2 TRAITEMENTS DE MYCOBACTERIES ATYPIQUES

Dans la littérature, il est mention d'un grand nombre de publications sur les thérapeutiques antibiotiques des MNT chez l'homme, sur des modèles mammifères expérimentaux et *in vitro*. Toutes sont fondées sur les calculs de CMI de plusieurs principes actifs [9, 68, 72, 82, 91, 98, 101, 196]. Actuellement, il n'existe aucune publication faisant mention d'un traitement antibiotique chez les Amphibiens. Chez ces derniers, lors de confirmation diagnostique, l'euthanasie est le choix le plus indiqué, et ce, pour plusieurs raisons (sans parler de la lourdeur même du traitement) :

- Risque de création de mutants résistants aux antibiotiques
- Risque zoonotique
- Grande résistances des mycobactéries
- Considération de l'animal comme simple modèle d'étude

Pour ces mêmes considérations, nous mêmes, nous ne conseillons pas de traitements antibiotiques. Sauf si l'animal représente un spécimen transgénique de grande valeur économique et scientifique. Auquel cas, l'expérience serait tentée avec beaucoup de précaution et vigilance afin de ne pas créer d'antibiorésistance. Elle se fonderait sur cette conduite à tenir :

- Détermination exacte de la souche
- Etude de la sensibilité aux principaux antimicrobiens
- Hospitalisation de l'animal avec flux contrôlé des déchets biologiques.
- Traitement long, au delà de la guérison clinique

2.2 Autres thérapeutiques

2.2.1 Recherche d'autres principes actifs

Face à l'acquisition redoutée de résistance des mycobactéries aux antibiotiques, certains axes de recherche se portent sur d'autres molécules qui ont des propriétés antimycobactériennes et/ou qui potentialisent l'action antimicrobienne d'un antibiotique.

Le **diclofénac**, anti-inflammatoire non stéroïdien (AINS) dérivé de l'acide arylcarboxylique est utilisé normalement pour traiter l'inflammation et la douleur. Il est employé dans les traitements de courte durée des rhumatismes inflammatoires et des arthroses, et pour les traitements au long cours des rhumatismes inflammatoires chroniques. Il semblerait que cette molécule possède une action inhibitrice contre aussi bien *Mycobacterium tuberculosis* que d'autres mycobactéries. Testée *in vitro* à la concentration de 10-25 µg/ml, la molécule inhiberait 45 souches différentes de mycobactéries. Injectée sur des souris, à la dose de 10 mg/kg PV, le diclofénac apporterait d'une façon significative des résultats intéressants [49].

Le **méthyl-L-DOPA**, une molécule utilisée contre l'hypertension posséderait une activité significative contre une variété de mycobactéries atypiques, dont *Mycobacterium avium complex*, *M. scrofulaceum*, *M. xenopi* et *M. marinum*. Testée *in vitro* à la concentration de 10-25 µg/ml, la molécule inhiberait 53 souches différentes de mycobactéries. Injectée sur des souris, à la dose de 10 µg/g PV, le méthyl-L-DOPA apporterait d'une façon significative des résultats intéressants contre *M. tuberculosis* H37Rv102 [50].

2.2.2 Thérapeutique chirurgicale

Chez l'homme, le débridement chirurgical avec l'excision des lésions a été envisagé lors d'infection due à *M. marinum* [70]. En revanche, lors d'infection avec *M. ulcerans*, le traitement chirurgical est encore le plus indiqué, même s'il existe des essais récents de thérapeutiques avec des antibiotiques avec des résultats prometteurs [27]. Il consiste en l'exérèse large, en tissu sain, des tissus nécrosés, suivi si besoin de greffe cutanée. Celle-ci est bien souvent nécessaire car les malades viennent souvent consulter trop tardivement, au stade où les ulcérations sont largement constituées, ce qui non seulement pose des problèmes immédiats de traitement mais aussi est à l'origine de séquelles, de rétractions, d'impotences fonctionnelles, qu'il faudra traiter par la chirurgie réparatrice dans les suites de l'évolution [14]. Dans la gestion de l'épizootie due à *M. liflandii*, nous aurions éventuellement pu considérer cette thérapeutique. Elle aurait été tout à fait indiquée sur des spécimens qui ne présentaient qu'un « petit point » blanc isolé sur le corps, voire même judicieuse puisque que la pathogénie commençait d'abord par des lésions dermiques, apparemment avant d'atteindre les organes internes.

2.3 Travailler sur la composante génétique

Selon les individus, la croissance exponentielle des mycobactéries dans les macrophages est plus ou moins contrôlée. Ces différences individuelles ont un support génétique qui commence à être déchiffré. Bien avant la découverte de Koch, les anglo-saxons parlaient d'un facteur familial héréditaire intervenant dans l'étiologie de la tuberculose. Puis furent démontrées des différences raciales, la sensibilité à la tuberculose des sujets de race noire est plus grande que celle des blancs. L'efficacité protectrice du BCG varie selon les populations. Certains sujets montrent une absence de sensibilisation à la tuberculine malgré plusieurs vaccinations par le BCG [70]. La première preuve de l'intervention de la constitution génétique dans la sensibilité ou la résistance à la tuberculose fut apportée par les études de Lurie et Dannenberg dans la tuberculose expérimentale réalisées chez différentes lignées de lapins consanguins. Selon la lignée à laquelle ils appartiennent, les animaux sont, soit très sensibles à l'infection respiratoire, soit beaucoup plus résistants. Chez les premiers, la tuberculose évolue rapidement alors que chez les seconds, quand ils sont infectés, elle évoluera beaucoup plus lentement [102]. Nous pouvons commencer de façon à sélectionner les spécimens qui résistent les mieux aux épizooties puis en constituer des couples reproducteurs, et ce, au sein d'infrastructures rigoureusement contrôlés. Les portées de spécimens infectés semblent posséder une vie de reproduction elle-même normale. Cette méthode pour le moins empirique représente un moindre mal en attendant de véritables travaux de recherche, d'une part sur les réelles interactions entre les mycobactéries et les macrophages des Amphibiens, non seulement lors de la phase de quiescence mais aussi et surtout lors de la phase active. Des comparaisons génomiques entre individus résistants et sensibles, seraient d'un haut intérêt.

2.4 Vaccination

La physiopathologie de la mycobactériose nous a montré la mise en jeu d'une réaction immunitaire spécifique. La première idée serait alors de rechercher un/vaccin(s). Plusieurs essais ont déjà été tentés chez les Poissons et les Mammifères.

Des bars hybrides (bar rayé (*Morone saxatilis*) x bar blanc (*M. chrysops*)) juveniles chez qui ont été administrés en IM 25 ou 50 μg d'ADN de plasmide ont développé 120 jours après une signifiante protection spécifique.

Dans les groupes vaccinés, étaient observés un taux plus élevés de survie, un nombre réduit de bactéries intraspléniques et des formations réduites de granulomes, et ce, 14 jours après une infection expérimentale avec M. marinum. Cette expérience vaccinale chez des bars hybrides, fondée sur l'administration d'un vaccin à base d'ADN encodant le gène A85 A de *M. marinum*, induit une protection significative mais limitée face à une infection aigüe de *M. marinum* [134].

Chez les Mammifères, un vaccin à base de *M. bovis* BCG, n'augmente pas des réponses spécifiques contre une infection expérimentale à *Mycobacterium ulcerans* [168].

CONCLUSION

Le travail de cette thèse aborde deux principaux thèmes : celui des normes d'entretien des amphibiens élevés en laboratoire et l'émergence de mycobactéries atypiques, fonction de leurs conditions de conservation. Il a nécessité l'intégration de plusieurs disciplines et ouvert des pistes et interrogations dans un domaine de recherche encore peu exploré.

La biologie des amphibiens reste encore méconnue, pour nombre d'espèces, alors même que leur déclin s'amorce *in situ*. En laboratoire, leur élevage est passé d'un stade « artisanal » bien maîtrisé à celui d'un développement plus « industriel » du fait des nécessités de recherches en génétique impliquant l'élevage de nouvelles espèces, donc des paramètres d'entretien différents et des conditions d'hygiène plus drastiques.

Notre étude a souligné l'apparition de maladies émergentes chez les amphibiens. Les germes incriminés sont des mycobactéries atypiques : *M. szulgai* et *M. liflandii*. En effet, nous avons identifié pour la première fois en France deux espèces mycobactériennes dont une n'avait jamais été décrite dans cette classe d'animaux (*M. szulgai*).
Entre agents pathogènes et hôtes, un équilibre est nécessaire. Les principaux facteurs qui l'entravent, ont été énoncés dans cette étude. On peut même supposer l'existence d'une évolution des espèces mycobactériennes non seulement entre elles mais aussi avec leurs hôtes. Il ne serait pas surprenant qu'à l'avenir, on continue d'isoler de nouvelles espèces mycobactériennes notamment chez les Xénopes. Le risque réside non seulement dans la survie des populations captives avec d'importantes conséquences scientifiques et économiques mais aussi et surtout dans l'émergence de zoonoses potentielles nouvelles.
La découverte récente de *M. liflandii* en amorce l'hypothèse.

Les amphibiens sont l'objet d'un engouement croissant, en tant qu'animal de compagnie (!) et modèle de recherche. Il est donc nécessaire d'assurer de meilleures normes de bien être et bonne santé pour les animaux bien sûr, mais aussi pour ceux qui les soignent. Parallèlement, l'extinction de très nombreuses espèces d'amphibiens, véritables sentinelles de la biodiversité dans le monde, est bien réelle, résultant de la conjonction de deux facteurs principaux : les changements climatiques et les pertes de l'habitat. L'augmentation des taux de radiation d'UV, les contaminations environnementales, les maladies (dont la fameuse chytridiomycose, provoquée par un agent fongique *Batrachochytrium*) l'introduction et l'adaptation d'espèces exogènes découlent de ces deux éléments perturbateurs. Ces différents facteurs abiotiques et biotiques agissent de façon soit indépendante soit concomitante, voire synergique. Chaque population d'amphibiens possède ses propres historiques et contexte. Cependant l'explosion d'une quelconque pathogénicité risque de créer un *nouveau* réservoir infectieux et donc à court terme un problème épidémiologique souvent difficile à appréhender et de ce fait à juguler. Si la chytridiomycose a été liée aux déclins spectaculaires voire même à l'extinction de populations en Amériques du Nord, centrale ou du Sud et dans l'est de l'Australie, l'épidémiologie précise de cette maladie n'a jamais été vraiment décrite.

Cet exemple pris *in situ* souligne encore la nécessaire voire indispensable approche pluridisciplinaire que l'ont doit adopter pour comprendre, prévenir et éventuellement traiter une problématique sur les amphibiens. L'obligation de santé environnementale implique désormais d'apprécier les risques du milieu de vie afin de prévenir et d'évaluer toute morbidité chez quelque espèce animale que ce soit.

Nous espérons que les méthodes et résultats décrits dans cette étude pourront aider à optimiser les élevages des amphibiens. Cette thèse est un simple outil de la démarche d'évaluation de risques de maladies chez les amphibiens. Elle cherche à promouvoir la relation fondamentale entre l'épidémiologie sanitaire et le chercheur dans les laboratoires. Par ailleurs la description de maladies émergentes *ex situ* peut, dans une certaine mesure, être un modèle précurseur pour des épizooties existantes dans la nature.

L'apparition de maladies émergentes est actuellement une inquiétude sociétale mondiale et nous espérons que cette thèse permettra de franchir une marche dans les problématiques de maladies émergentes notamment mycobactériennes en santé publique.

BIBLIOGRAPHIE

1. ABALAIN-COLLOC ML, GUILLERM D, SALAUN M, GOURIOU S, VINCENT V, PICARD P. 2003. *Mycobacterium szulgai* isolated from a patient, a tropical fish, and aquarium water. Eur. J. Clin. Microbiol. Infect. Dis. 22: 768–769.
2. ABEBE F, HOLM-HANSEN C, WIKER HG, BJUNE G. 2007. Progress of Serodiagnosis of *Mycobacterium tuberculosis* infection. Scandinavian Journal of Immunology 66: 176-191.
3. ANDERSON RC. 1992. Nematodes Parasites of Vertebrates: Their Development and Transmission. Wallingford : CAB International. 578p.
4. ANDREASEN JR, ANDREASEN CB, SON AB, ROBESON DC. 1996. The effect of haemolysis on serum chemistry measurements in Poultry. Avian Pathology. 25: 516-536.
5. ANVER RA, POND CL. 1984. Biology and diseases of Amphibians. In: FOX JG, COHEN BJ, LOEW FM, editors. Laboratory Animal Medicine. Orlando: Academic Press. 427-447.
6. ARTOIS M, LOUKIADIS E, GARIN-BASTUJI B, THOREL MF, HARS J. 2004. Infection des mammifères sauvages par *Mycobacterium bovis*, risques de transmission aux bovins domestiques. Bulletin Épidémiologique de l'AFFSA 13: 1-3.
7. ASFARI M. 1988. *Mycobacterium*-induced Infectious Granuloma in Xenopus: Histopathology and Transmissibility. Cancer research. 48: 958-963.
8. ASIEDU, K., R. SCHERPBIER, and M. RAVIGLIONE (ed.). 2000. Buruli ulcer: *Mycobacterium ulcerans* infection. World Health Organization, Geneva, Switzerland.
9. AUBRY A, CHOSIDOW O, CAUMES E, ROBERT J, CAMBAU E. 2002. Sixty-three cases of *Mycobacterium marinum* infection: clinical features, treatment, and antibiotic susceptibility of causative isolates. Arch Intern Med. 162(15):1746-1752.
10. BABUDIERI B, CARLOS ER, CARLOS ET. 1973. Pathogenic leptospira isolated from toad kidneys. Tropical and Geographical Medicine. 25: 297-299.
11. BARTON DP. 1999. Ecology of helminth communities in tropical Australian amphibians. Int. J. for Parasitol. 29(6): 121-126.
12. BERGER L, VOLP K, MATHEWS S, SPEARE R, TIMMS P. 1999. *Chlamydia pneumoniae* in a free-ranging giant barred frog (*Mixophyes iteratus*). Australian Journal of Clinical Microbiology. 37: 2378-2380.
13. BERMUDEZ E, SANGARI FJ. 2001. Cellular and molecular mechanisms of internalization of mycobacteria host cells. Microbes and Infection 3: 37-42.
14. BESRA GS, CHATTERJEE D. 1994. Lipids and carbohydrates of *Mycobacterium tuberculosis*, p. 285–306. In B. R. Bloom (ed.), Tuberculosis: pathogenesis, protection, and control. ASM Press, Washington, D.C.
15. BHATT A, KIESER T. 1999. Transposition of IS117 of *Streptomyces coelicolor* A3(2) in *Mycobacterium smegmatis*. Microbiology. 45:1201–1207.
16. BOLEK MG, JANOVY J, IRIZARRY-ROVIRA AR. 2003. Observations on the life history and descriptions of coccidia (Apicomplexa) from the Western Chorus Frog, Pseudacris Triseriata Triseriata, from Eastern Nebraska. J. Parasitol. 89(3): 522-528.
17. BOULEY DM, GHORI N, MERCER KL, FALKOW S, RAMAKRISHNAN L. 2001. Dynamic Nature of Host-Pathogen Interactions in *Mycobacterium marinum* granulomas. Infect Immun. 69(12): 7820–7831.

18. BROUSSARD GW, ENNIS DG. 2006. *Mycobacterium marinum* produces long-term chronic infections in medaka: a new animal model for studying human tuberculosis. Comp. Biochem. Physiol. 74(11): 6108-6117.

19. BURRESON EM. 1995. Phylum Annelida: Hirudinea as vectors and disease agents. In WOO PTK, editor. Fish Diseases and Disorders. Volume 1. Protozoan and Metazoan Infections. Wallingford, U.K: CAB International: 599-629.

20. BURRIDGE MJ, SIMMONS LA. 2003. Exotic ticks introduced into the United States on imported reptiles from 1962 to 2001 and their potential roles in international dissemination of diseases. Vet. Parasitol. 113(3-4): 289-320.

21. BURSEY CR, BROOKS DR. 2004. *Parapharyngodon duniaen*. sp. (Nematoda: Pharyngodonidae) in *Phrynohyas venulosa* (Anura: Hylidae) from the Area de Conservacian Guanacaste, Guanacaste, Costa Rica. J. Parasitol. 90(1): 137-139.

22. BUSH M, MONTALI RJ, MURRAY S. 1995. The diagnosis, treatment and prevention of tuberculosis in captive Matschie's tree kangaroos (*Dendrolagus matschiei*). Proceedings of the Annual Meeting of the Joint Conference of the American Zoo Veterinarians/ Wildlife Disease Association / American Association of Wildlife Veterinarians, East Lansing, MI: 312-314.

23. BUSSIERAS J, CHERMETTE R. 1995. Helminthologie vétérinaire. Polycopié. Ecole Nationale Vétérinaire d'Alfort, Unité Pédagogique de Parasitologie. 299p.

24. CARBONELLE B, DAILLOUX M, LEBRUN L, MAUGEIN J, PERNOT C. 2003. Mycobactéries, Mycobactérioses. Cahiers de formation BIOFORMA. 157 p.

25. CARSON LA, PETERSEN NJ, FAUERO MS, AGUERO SM. 1978. Growth characteristics of atypical mycobacteria in water and their comparative resistance to disinfectants. Appl. Environ. Microbiol. 36: 839 – 846.

26. CHATTERJEE D, ROBERTS AD, LOWELL K, BRENNAN PJ, ORME IM. 1992. Structural basis of capacity of lipoarabinomannan to induce secretion of tumor necrosis factor. Infect. Immun. 60: 1249–1253.

27. CHAUTY A, ARDANT MF, ADEYE A, EUVERTE H, GUEDENON A, et al. 2007. Promising clinical efficacy of the combination streptomycin - rifampin for the treatment of Buruli ulcer (*Mycobacterium ulcerans* disease). Antimicrob Agents Chemother: 25.

28. CHEMLAL K, DE RIDDER K, FONTEYNE PA, MEYERS WM, SWINGS J, et al. 2001. The use of IS2404 restriction fragment length polymorphisms suggests the diversity of *Mycobacterium ulcerans* from different geographical areas. Am J Trop Med Hyg. 64(5-6): 270-273.

29. CHEMLAL K, HUYS G, LAVAL F, VINCENT V, SAVAGE C et al. 2002. Characterization of an Unusual *Mycobacterium*: a Possible Missing Link between *Mycobacterium marinum* and *Mycobacterium ulcerans*. J Clin Microbiol. 40(7): 2370–2380.

30. COLLINS CH, GRANGE JM, YATES MD. 1984. Mycobacteria in water. J. Appl. Bacterial. 57: 193 -211.

31. Collins FM. 1986. Bactericidal activity of alkaline glutaraldehyde solution against a number of atypical mycobacterial species. J Appl Bacteriol 61: 247–251.

32. COUTANCEAU E, DECALF J, MARTINO A, BABON A, WINTER N, et al. 2007. Selective suppression of dendritic cell functions by *Mycobacterium ulcerans* toxin mycolactone. J Exp Med. 204(6): 1395-1403.

33. CRAWSHAW G. 1992. Amphibian Medicine. In KIRK RW, BONAGURA JD, editors. Current Veterinary Therapy XI Small Animal Practice. Philadelphia : WB Saunders: 1219-1230.

34. CRAWSHAW GJ. 2003. Anurans (Anura, Salienta) : Frogs, Toads. In : FOWLER, MILLER, editors. Zoo and Wild Animal Medicine. 5th ed., St Louis: Saunders. 22-33.
35. CRAY C, TATUM LM. 1998. Applications of protein electrophoresis in avian diagnostics. J Avian Med Surg. 12: 4-10.
36. DANNENBERG AJ. 1982. Pathogenesis of pulmonary tuberculosis. Am. Rev. Respir. Dis. 125: 25–29.
37. DAVIES AJ, JOHNSTON MR. 2000. The Biology of some intraerythrocytic parasites of fishes, amphibia and reptiles. Adv. Parasitol. 45: 1-107.
38. DAVID M, LUBINSKY-MINK S, BEN-ZVI A, ULITZUR S, KUHN J et al. 1992. A stable *Escherichia coli-Mycobacterium smegmatis* plasmid shuttle vector containing the mycobacteriophage D29 origin. Plasmid. 28(3): 267-271.
39. DAWSON DJ. 1990. Infection with *Mycobacterium avium* complex in Australien patients with AIDS. Med. J. Aust. 153: 466-468.
40. DENIS M. 1991. Killing of *Mycobacterium tuberculosis* within human monocytes: activation by cytokines and calcitriol. Clin. Exp. Immunol. 84: 200–206.
41. DENIS M, GHADIRIAN E. 1990. Granulocyte-macrophage colony-stimulating factor restricts growth of tubercle bacilli in human macrophages. Immunol. Lett. 24: 203–206.
42. DECLUDT B, CAMPESE C. 2001. Cas de tuberculose déclarés en France en 1998 et 1999. Bull. Epid. Hb. 10: 41 -44.
43. DESSER SS. 1993. The Hemogregarinidae and Lankesterellidae. *In* KREIER JP, editor. Parasitic Protozoa. 2nd ed., Academic Press: San Diego. 4: 247-272.
44. DESSER SS, HONG H, SIDDALL SE, BARTA JR. 1993. An ultrastructural study of *Brugerolleia algonquinensis* gen. nov., sp. nov. (Diplomonadina; Diplomonadida) a flagellate parasite in the blood of frogs from Ontario, Canada. European journal of Protistology. 29: 72-80.
45. DEVULDER G., G. PERRIERE, F. BATY, AND J. P. FLANDROIS. 2003. BIBI, a bioinformatics bacterial identification tool. J. Clin. Microbiol. 41: 1785–1787.
46. DIAZ D, DÖBELI H, YEBOAH-MANU D, MENSAH-QUAINOO E, FRIEDLEIN A, et al. 2006. Use of the Immunodominant 18-kilodalton Small Heat Shock Protein as a Serological Marker for Exposure to *Mycobacterium ulcerans*. Clin. Vaccine Immunology. 13(12): 1314-1321.
47. DU PREEZ LH, KOK DJ. 1997. Supporting experimental evidence of host specificity among southern African polystomes (Polystomatidae: Monogenea). Parasitol. Res. 83(6): 558-562.
48. DU PREEZ LH, TINSLEY RC, DE SA R. 2003. Polystomatidae (Monogenea) of Southern African Anura: *Eupolystoma vanasi* n. sp. parasitic in *Schismaderma carens* (Smith). Syst. Parasitol. 54(1): 71-79.
49. DUTTA NK, KUMAR KA, MAZUMDAR K, DASTIDAR SG. 2004. In vitro and in vivo antimycobacterial activity of antiinflammatory drug, diclofenac sodium. Indian J Exp Biol. 42(9): 922-927.
50. DUTTA NK, MAZUMDAR K, DASTIDAR SG, CHAKRABARTY AN, SHIRATAKI Y, MOTOHASHI N. 2005. In vitro and in vivo antimycobacterial activity of an antihypertensive agent methyl-L-DOPA. In Vivo. 19(4): 813.
51. EDDYANI M, OFORI-ADJEI D, TEUGELS G, DE WEIRDT D, BOAKYE D, et al. 2004. Potential role for fish in transmission of *Mycobacterium ulcerans* disease (Buruli ulcer): an environmental study. Appl Environ Microbiol. 70(9): 5679-5681.
52. EL-MATBOULI M, HOFFMANN RW.1991. Prevention of experimentally induced whirling in rainbow trout *Oncorhynchus mytuss* by fumagillin. Dis. Aquat. Organ. 2: 109-113.

53. EVERARD CO, CARRINGTON D, KORVER H, EVERARD JD. 1988. Leptospires in the marine toad (*Bufo marinus*) on Barbados. Journal of Wildlife Diseases. 24(2): 334-338.
54. FALKINHAM J. O. 1996. Epidemiology of infection by nontuberculous mycobacteria. Clin. Microbiol. Rev. 9:177–215. Find this article online.
55. FALKINHAM JO III. 2003. Mycobacterial aerosols and respiratory disease. Emerg Infect Dis 9(7): 763 – 767.
56. FENTON MJ, VERMEULEN MW, KIM S, BURDICK M, STRIETER RM, KORNFELD H. 1997. Induction of Gamma Interferon Production in Human Alveolar Macrophages by *Mycobacterium tuberculosis*. Infection and Immunity. 5149-5156.
57. FLESCH IE, KAUFMANN SH. 1993. Role of cytokines in tuberculosis. Immunobiology 189: 316–339.
58. FLYNN RJ. 1973. Parasites of Laboratory animals. Illinois: The Iowa State University Press/Ames, 166p.
59. FYFE JA, LAVENDER CJ, JOHNSON PD, GLOBAN M, SIEVERS A, et al. 2007. Development and application of two multiplex real-time PCR assays for the detection of *Mycobacterium ulcerans* in clinical and environmental samples. Appl Environ Microbiol. May 25.
60. GARRY S. 1995. Non tuberculous mycobacterial infection in HIV patients. Semin. Respir. Crit. Care. Med. 16: 199-206.
61. GAZZINELLI R, OSWALD I, JAMES S, SHER A. 1992. IL-10 inhibits parasite killing and nitrogen oxide production by IFN-gamma-activated macrophages. J. Immunol. 148: 1792–1796.
62. GEORGE KM, CHATTERJEE D, GUNAWARDANA G, WELTY D, HAYMAN J, et al. 1999. Mycolactone: a polyketide toxin from *Mycobacterium ulcerans* required for virulence. Science. 283(5403): 854-857.
63. GERLACH H. 1994. Bacteria. In Ritchie BW, Harrison GJ, Harrison LR [Eds]: Avian Medicine: Principles and Appplication. Lake Worth, Wingers Publishing: 971 – 975.
64. GICQUEL B. 1999. Search for new tuberculosis vaccines. Bull. Acad. Natl. Med. 183: 53 -62.
65. GICKING JC, FOLEY AM, HARR KE, RASKIN RE, JACOBSON E. 2004. Plasma protein electrophoresis of the Atlantic Loggerhead Sea Turtle, *Caretta caretta*. J Herp Med Surg, 14(3): 13-18.
66. GOLDBERG SR, BURSEY CR, CHEAM H. 1998. Composition and structure of helminth communities of the salamanders, *Aneides lugubris, Batrachoseps nigriventris, Ensatina eschscholtzii* (Plethodontidae), and *Taricha torosa* (Salamandridae) from California. J. Parasitol. 84(2): 248-251.
67. GRACZYK TK, CRANFIELD MR, BICKNESE EJ, WISNIESKI AP. 1996. Progressive ulcerative dermatitis in a captive, wild-caught, South American giant tree frog (*Phyllomedusa bicolor*) with microsporidial septicemia. Journal of Zoo and Wildlife Medicine. 27(4): 522-527.
68. GRAYBILL JR, BOCANEGRA R. 2001. Treatment alternatives for *Mycobacterium kansasii*. Antimicrob Chemother. 47(4): 417-420.
69. GREEN SL, LIFLAND BD, BOULEY DM, BROWN BA, WALLACE RJ, FERRELL JE. 2000. Disease attributed to *Mycobacterium chelonae* in South Clawed Frogs (*Xenopus laevis*). Comp. Med. 50(6): 675-679.
70. GROSSET J, TRUFFOT-PERNOT C, CAMBEAU E. 2000. Bacteriology of tuberculosis. Tuberculosis a comprehensive international approach. Reichman and Hershfireld. Second edition. 144 p.

71. HAAGSMA J, EGER A. 1990. ELISA for diagnosis of Tuberculosis and Chemotherapy in zoo and wildlife animals. In Proceedings of the Annual Meeting of the American Association of Zoo Veterinarians, Denver, Colorado, October 21-26 1990, pp. 107-110.
72. HAMAM RN, NOUREDDIN B, SALTI HI, HADDAD R, KHOURY JM. 2006. Recalcitrant post-LASIK *Mycobacterium chelonae* keratitis eradicated after the use of fourth-generation fluoroquinolone. Ophthalmology. 113(6): 950-954.
73. HARMSEN D., J. ROTHGÄNGER, C. SINGER, J. ALBERT, AND M. FROSCH. 1999. Intuitive hypertext based molecular identification of micro-organisms. Lancet. 353: 291.
74. HARRO C, BRADEN L, MORRIS AB, LIPKOWITZ GS, MADDEN RL. 1997. Failure to cure *Mycobacterium gordonae* peritonitis associated with continuous ambulatory peritoneal dialysis. Clin. Infect. Dis. 24: 955-957.
75. HAVELAAR AH, BERWALD LG, GROOTHUIS DG, BAAS JG. 1985. Mycobacteria in semi-public swimming pools and whirlpools. Zentralblatt fur Hygiene und Unweltmedizin. 180: 505–514.
76. HEALY F, BUKHALID R, AND LORIA R. 1999. Characterization of an Insertion Sequence Element Associated with Genetically Diverse Plant Pathogenic Streptomyces spp. J. Bacteriol. 181(5): 1562-1568.
77. HILTY M, YEBOAH-MANU D, BOAKYE D, MENSAH-QUAINOO E, RONDINI S, et al. 2006. Genetic Diversity in *Mycobacterium ulcerans* Isolates from Ghana Revealed by a Newly Identified Locus Containing a Variable Number of Tandem Repeats. J Bacteriol. 188(4): 1462-1465.
78. HILTY M, KÄSER M, ZINSSTAG J, STINEAR T, PLUSCHKE G. 2007. Analysis of the *Mycobacterium ulcerans* genome sequence reveals new loci for variable number tandem repeats (VNTR) typing. Microbiology. 153(Pt 5): 1483-1487.
79. HOFF GL, FRYE FL, JACOBSON ER. 1984. Diseases of Amphibians and Reptiles. New-York and London: Plenum Press, 784 p.
80. HOLMES GP, BOND GB, FADER RC, AND FULCHER SF. 2002. A cluster of cases of *Mycobacterium szulgai* keratitis that occurred after laser-assisted in situ keratomileusis. Clin. Infect. Dis. 34:1039–1046. Find this article online.
81. HURR H, and SORG T. 1998. *Mycobacterium szulgai* osteomyelitis. J. Infect. 37: 191–192.
82. HYON JY, JOO MJ, HOSE S, SINHA D, DICK JD, O'BRIEN TP. 2004. Comparative efficacy of topical gatifloxacin with ciprofloxacin, amikacin, and clarithromycin in the treatment of experimental *Mycobacterium chelonae* keratitis. Arch Ophthalmol. 122(8): 1166-1169.
83. IGLAUER F, WILLMANN F, HILKEN G, HUISINGA E, DIMIGEN J. 1997. Anthelmintic treatment to eradicate cutaneous capillariasis in a colony of South African clawed frogs (*Xenopus laevis*). Lab. Anim. Sci.47(5): 477-482.
84. IWANAGA T, KISHIKAWA R, IKEDA T, HIROSE T, TSURUTANI H, and YOSHIDA S. 1998. Clinicopathological study of cases with *Mycobacterium szulgai* infection. Kekkaku. 73: 579–584.
85. JACKSON JA, TINSLEY RC. 2001. *Protopolystoma xenopodis* (Monogenea) primary and secondary infections in Xenopus laevis. Parasitology. 123(5): 455-463.
86. JENKIN, PA, MARKS J, SCHAEFFER WB.1972. Thin layerchromatography of mycobacterial lipids as an aid to classification. The scotochromogenic mycobacteria including *Mycobacterium scrofulaceum*, *M. xénope*, *M. auae*, *M. gordonae*, *M. flavens*. Tubercle 53: 116.
87. JURCYNSKI K, LYASHCHENKO K, GOMIS D, LECU A, TORSTCHANOFF S, KLARENBEEK A, MOSER I. 2007. *Mycobacterium pinnipedii* infection is South

American sea lions (*Otaria byronia*) in Europe. Proceeding 43rd Internationalen Symposiums über die Erkankungen des Zoo un Wildtiere, Edinburgh 2007: 180.

88. KANEKO JJ. 1997. In KANEKO JJ, HARVEY JW, BRUSS ML (eds): Clinical Biochemistry of Domestic Animals, 5th ed, Academic Press, San Diego, CA: 117-138.

89. KHAN IU, YADAV JS. 2004. Development of a single-tube, cell lysis-based, genus-specific PCR method for rapid identification of mycobacteria: optimization of cell lysis, PCR primers and conditions, and restriction pattern analysis. J Clin Microbiol. 42(1): 453-457.

90. KING NW. 1993. *Mycobacterium avium-intracellulare* infection. In Jones TC, Mohr U, Hunt RD [Eds]: Nonhuman Primates. New York, Springer-Verlag: 57 - 63.

91. KORRES DS, PAPAGELOPOULOS PJ, ZAHOS KA, KOLIA MD, POULAKOU GG, FALAGAS ME. 2007. Multifocal spinal and extra-spinal *Mycobacterium chelonae* osteomyelitis in a renal transplant recipient. Transpl Infect Dis. 9(1): 62-65.

92. KRUGER J, BASSON L, VAN AS JG. 1991. Redescription of *Trichodina xenopodos* Fantham, 1924 (Ciliophora: Peritrichida), a urinary bladder parasite of *Xenopus laevis laevis* Daudin, 1802, with notes on transmission. Parasitology. 19: 43-50.

93. LACASSE C, KAREN TERIO K, KINSEL MJ, FARINA LL, TRAVIS DA, GREENWALD R, LYASHCHENKO KP, MILLER M, AND GAMBLE KC. 2007. Two cases of atypical mycobacteriosis caused by *Mycobacterium szulgai* associated with mortality in captive african elephants (*Loxodonta africana*). Journal of Zoo and Wildlife Medicine. 38(1): 101–107.

94. LAINSON R, PAPERNA I, NAIFF RD. 2003. Development of *Hepatozoon caimani* (Carini, 1909) Pess a, De Biasi & De Souza, 1972 in the Caiman Caiman C. crocodiles, the frog *Rana catesbeiana* and the mosquito *Culex fatigans*. Mem. Inst. Oswaldo Cruz. 98(1): 103-113.

95. LANDSELL WR, DIXON N, BENJAMIN L. 1993. Isolation of several *Mycobacterium* species from fish. J.Aquat. Anim. Health. 5: 73-76.

96. LÉCU A, RIQUELME L. 2008. Evolution des outils diagnostiques de la tuberculose des espèces animales sauvages. Bull. Acad. Vét. France — 2008 - Tome 161 - N°2 : 151 -157.

97. LEFRANÇOIS S, ROBERT J, CHAUFFOUR A, JI B, JARLIER V. 2007. Curing *Mycobacterium ulcerans* infection in mice with a combination of rifampin-streptomycin or rifampin-amikacin. Antimicrob Agents Chemother. 51(2): 645-650.

98. LEWIS FM, MARSH BJ, VON REYN CF. 2003. Fish tank exposure and cutaneous infections due to *Mycobacterium marinum*: tuberculin skin testing, treatment, and prevention. Clin Infect Dis. 37(3): 390-397.

99. LEWIS DH, WANG W, AYERS A, ARNOLD CR. 1988. Preliminary studies on the use of chloroquin as a systemic chemotherapeutic agent for amyloodinosis in the red drum (*Sciaenops ocellatus*). Contributions in Marine Science. 30: 183-189.

100. LOM J, DYKOVA I. 1995. Myxosporea (phylum Myxozoa). In WOO PTK, editor. Fish Diseases and Disorders, Volume 1 protozoan and metazoan infection. CAB International: Wallingford UK: 97-148.

101. LOUNIS N, TRUFFOT-PERNOT C, BENTOUCHA A, ROBERT J, GROSSET J. 2001. Efficacies of clarithromycin regimens against *Mycobacterium xenopi* in mice. Antimicrob Agents Chemother. 45(11): 3229-3230.

102. LURIE MB, DANNENBERG AM. 1965. Macrophage function in infectious diseases with inbred rabbits. Bacteriol. Review 29: 466-476.
103. LYASHCHENKO KP, GREENWALD R, ESFANDIARI J, OLSEN JH, BALL R, DUMONCEAUX G, DUNKER F, BUCKLEY C, RICHARD M, MURRAY S et al. 2006. Tuberculosis in Elephants: Antibody Responses to Defined Antigens of *Mycobacterium tuberculosis*, potential for early diagnosis, and monitoring of treatment. Clin Vaccine Immunol 13: 722-732.
104. LYASHCHENKO KP, GREENWALD R, ESFANDIARI J, GREENWALD D, NACY CA, GIBSON S, DIDIER PJ, WASHINGTON M, SZCZERBA P, MOTZEL S et al. 2007. PrimaTB STAT-PAK Assay, a Novel, Rapid Lateral-Flow Test for Tuberculosis in Nonhuman Primates. Clin. Vaccine Immunol 14(9): 1158-1164.
105. LYASHCHENKO KP, SINGH M, COLANGELI R, GENNARO ML. 2000. À multi-antigen print immunoassay for the development of serological diagnosis of infectious diseases. Journal of Immunological Methods. 242(1-2): 91-100.
106. MAEK-A-NANTAWAT W, and VIRIYAVEJAKUL P. 2001. *Mycobacterium szulgai* lymphadenitis mimicking Kikuchi's disease in Thailand. Southeast Asian J. Trop. Med. Public Health. 32: 537–540.
107. MALONEY JM, GREGG CR, STEPHENS DS, MANIAN FA, and RIMLAND D. 1987. Infections caused by *Mycobacterium szulgai* in humans. Rev. Infect. Dis. 9: 1120–1126.
108. MARKS J, JENKINS PA, AND TSUKAMURA M. 1972. *Mycobacterium szulgai*—a new pathogen. Tubercle. 53:210–214. Find this article online
109. Marchal G. 1995. La réponse immunitaire au cours de la tuberculose. Méd. Thérap. 1: 19-29.
110. MARSOLLIER L, ROBERT R, AUBRY J, SAINT ANDRE JP, KOUAKOU H et al. 2002. Aquatic insects as a vector for *Mycobacterium ulcerans*. Appl. Environ. Microbiol. 68(9): 4623-4628.
111. MARSOLLIER L, STINEAR T, AUBRY J, SAINT ANDRE JP, ROBERT R, et al. 2004. Aquatic Plants Stimulate the Growth of and Biofilm formation by *Mycobacterium ulcerans* in Axenic Culture and Harbor These Bacteria in the Environment. Appl Environ Microbiol. 70(2): 1097–1103.
112. MARSOLLIER L, SEVERIN T, AUBRY J, MERRITT RW, SAINT ANDRE JP, et al. 2004. Aquatic snails, passive hosts of *Mycobacterium ulcerans*. Appl Environ Microbiol. 70(10): 6296-6298.
113. MARSOLLIER L, BRODIN P, JACKSON M, KORDULAKOVA J, TAFELMEYER P, et al.2007. Impact of *Mycobacterium ulcerans* biofilm on transmissibility to ecological niches and Buruli ulcer pathogenesis. PLoS Pathog. 4;3(5)
114. MARSOLLIER L, DENIAUX E, BRODIN P, MAROT A, WONDJE CM, et al. 2007. Protection against *Mycobacterium ulcerans* lesion development by exposure to aquatic insect saliva. PloS Med. 4(2).
115. MARCUS LC, STOTTMEIER KD, MORROW RH. 1976. Experimental alimentary infection of anole lizards (*Anolis carolinensis*) with *Mycobacterium ulcerans*. Am J Trop Med Hyg. 25(4): 630-632.
116. MARTYNY JW, ROSE CS. 1999. Nontuberculous mycobacterial bioaerosols from indoor warm water sources cause granulomatous lung disease. Indoor Air. 9: 1–6.
117. MAUEL MJ, MILLER DL, FRAZIER KS, HINES ME. 2002. Bacterial pathogens isolated from cultured bullfrogs (*Rana castesbeiana*). J. Vet. Diagn. Invest.14: 431-433.
118. MERMIN J, HUTWAGNER L, VUGIA D, SHALLOW S, DAILY P, BENDER J, KOEHLER J, MARCUS R, ANGULO FJ. 2004. Reptiles, Amphibians, and

Human Salmonella Infection: A Population-Based, Case-Control Study. Clinical Infectious Diseases. 38: 253-261.

119. McALLISTER CT, TRAUTH SE. 1995. New hosts records for *Myxidium serotinum* from North American Amphibians. J. Parasitol. 81: 485-488.

120. MUTSCHMAN F. 1999. A new Myxozoan, *Chloromyxum careni* sp. N. (Myxosporea: Chloromyxidae) from Kidney of *Megophrys nasuta* Sclegel, 1858 (Anura: Pelobatidae) from Indonesia. Acta Protozool. 38: 83-86.

121. MUTSCHMAN F. 2004. Pathological changes in African hyperoliid frogs due to a myxosporidian infection with a new species of *Hoferellus* (Myxozoa). Dis. Aquat. Organ. 60(3): 215-222.

122. MUTSCHMANN F. 1998. Nachweis von Chlamydia psittaci-Infektionen bei Amphibien mittels eines spezifischen Immunfluoreszenztests. Berl. Münch. Tierärztl. Wschr.111: 187-189.

123. MUTSCHMANN F. 2000. Eine durch *Pleistophora myotrophica* (Microsporidia : Pleistophoridae) hervorgerufene infektiöse Muskeldegeneration bei einer afrikanischen Fleckenkröte (*Bufo maculatum*, Anura : Bufonidae). Der Praktische Tierarzt. 81(1): 18-24.

124. MVE-OBIANG A, LEE RE, UMSTOT ES, TROTT KA, GRAMMER TC, PARKER JM, RANGER BS, GRAINGER R, MAHROUS EA, SMALL PLC. 2005. A newly discovered mycobacterial pathogen isolated from laboratory colonies of *Xenopus* species with lethal infections produces a novel form of mycolactone, the *Mycobacterium ulcerans* macrolide toxin. Infect Immun. 73(6): 3307-3312.

125. NACKERS F, TONGLET R, SLACHMUYLDER V, JOHNSON RC, ROBERT A, et al. 2007. Association between haemoglobin variants S and C and *Mycobacterium ulcerans* disease (Buruli ulcer): a case-control study in Benin. Trop Med Int Health. 12(4): 511-518.

126. NICHOLS DK. Amphibian respiratory diseases. Vet. Clin. North Am. Exot. Anim. Pract., 2000, 3(2): 551-554.

127. ORME IM. 2001. The latent tuberculosis bacillus. Int. J. Tuberc. Lung. Dis. 7 : 589 – 593.

128. O'SHEA P, SPEARE R, THOMAS AD. 1990. Salmonellas from the cane toad, *Bufo marinus*. Australian Veterinary Journal. 67(8): 310.

129. OZWALD I, GAZZINELLI R, SHER A, JAMES S. 1992. IL-10 synergizes with IL-4 and transforming growth factor beta to inhibit macrophage cytotoxic activity. J. Immunol. 148: 3578–3582.

130. PAI SR, ACTOR JK, SEPULVEDA E, HUNTER RL, JAGANNATH C. 2000. Identification of viable and non-viable *Mycobacterium tuberculosis* in mouse organs by directed RT–PCR for antigen 85B mRNA. Microb. Pathogen 28: 335–342.

131. PAPERNA I, LAINSON R. 1995. *Alloglugea bufonis* (Microsporidia: Glugeidae), a microsporidian of Bufo marinus tadpoles and metamorphosing toads from Amazon Brazil. Dis. Aquat. Organ. 23: 7-16.

132. PAPERNA I, MARTIN C. 2001. The development and fine structure of *Lankesterella* cf. *dicroglossi* (Apicomplexa : Lankesterellidae) infecting frogs in Niger, West Africa. Folia Parasitol. 48(3): 178-186.

133. PARKER BC, FORD MA, GRUFT H, FALKINHAM JO III. 1983. Epidemiology of infection by nontuberculous mycobacteria. IV. Preferential aerosolization of *Mycobacterium intracellulare* from natural water. Am Rev Respir Dis. 128: 652–656.

134. PASNIK DJ, SMITH SA. 2006. Immune and histopathologic responses of DNA-vaccinated hybrid striped bass *Morone saxatilis* x *M. chrysops* after acute *Mycobacterium marinum* infection. Dis Aquat Organ. Nov 21;73(1): 33-41.

135. PATTERSON-KANE JC, ECKERLIN RP, LYONS ET, JEWELL MA. 2001. Strongyloidiasis in a Cope's Grey Tree Frog (*Hyla Chrysoscelis*). Journal of Zoo and Wildlife Medicine. 32(1): 106-110.

136. PECHERE M, GHARBI MR. 1999. Mycobactérioses atypiques. In SAURAT JA, GROSSHAUS E, LAUGIER P, LACHAPELLE JM, editeurs. Dermatologie et Maladies sexuellement Transmissibles, 3ème ed: 136-138.

137. PESSIER AP, PINKERTON M. 2003. Practical gross necropsy of amphibians. Sem Avian Exot Pet Med.12(2): 81-88.

138. PIETERS J. 2001. Entry and survival of pathogenic mycobacteria in macrophages. Microbes and infection. 3: 249-255.

139. PILET C. 1990. Bactériologie spéciale. Polycopié. Ecole Nationale Vétérinaire d'Alfort, Unité Pédagogique de Microbiologie, Immunologie. 75p.

140. PORTAELS F, ELSEN P, GUIMARAES-PERES A, FONTEYNE PA, AND MEYERS WM. 1999. Insects in the transmission of *Mycobacterium ulcerans* (Buruli ulcer). Lancet. 353: 986.

141. PORTAELS F, CHEMLAL K, ELSEN P, JOHNSON PD, HAYMAN JA, et al. 2001. *Mycobacterium ulcerans* in wild animals. Rev Sci Tech. 20(1): 252-264.

142. RAMAKRISHNAN L, VALDIVIA RH, McKERROW JH, FALKOW S. 1997. *Mycobacterium marinum* causes both long-term subclinical infection and acute disease in the leopard frog (*Rana pipiens*). Infect. Immun. 65: 767-773.

143. RAMAKRISHNAN L. 2004. Using *Mycobacterium marinum* and its hosts to study tuberculosis Current science 86(1): 82-92.

144. RAND M, KALISHMAN J. 2002. *Xenopus* Care, Health & Disease: A Brief Overview. [en ligne]. New-York : Columbia University. [http://www.columbia.edu/cu/biology/faculty/kelley/webessay/frog_disease_site.html] (consulté le 18 février 2005).

145. RANGER BS, MAHROUS EA, MOSI L, ADUSUMILLI S, LEE RE, et al. 2006. Globally distributed mycobacterial fish pathogens produce a novel plasmid-encoded toxic macrolide, mycolactone F. Infect Immun. 74(11): 6037-6045.

146. RAPHAEL BL. 1993. Amphibians. Veterinary Clinics of North America, Small Animal Practice, 1993, 23(6): 1271-1286.

147. REED KD, RUTH GR, MEYER JA, SHUKLA SK. 2000. *Chlamydia pneumoniae* Infection in a Breeding Colony of African Clawed Frogs (*Xenopus tropicalis*). Emerg. Infect. Dis. 6(2): 196-199.

148. RILEY J, HENDERSON RJ. 1999. Pentastomids and the tetrapod lung. Parasitology. 119 suppl: 89-105.

149. ROSE CS, MARTYNY JW, NEWMAN LS, MILTON DK, KING TE JR, BEEBE JL, et al. 1998. "Lifeguard lung": endemic granulomatous pneumonitis in an indoor swimming pool. Am J Public Health. 88: 1795–800.

150. SCHELL SC. 1985. Trematodes of North America. Moscou: University Press of Idaho, 263p.

151. SCHULZE-RÖBBECKE R, FISCHEDER R. 1989. Mycobacteria in biofilms. Zentralblatt fur Hygiene und Unweltmedizin. 188: 385–390.

152. SHARMA VK, KAURA YK, SINGH IP. 1974. Frogs as carriers of Salmonella and Edwardsiella. Antonie von Leeuwenhoek. 40: 171-175.

153. SHINNERS D, YEAGER H. 1999. Clinical syndromes and diagnosis overview in Schlossberg tuberculosis and non tuberculosis mycobacterial infections. 4th edition Sanders Company 32: 341 – 350.

154. SKINNICK, T.M. AND R.C. GOOD. 1995. Diagnostic mycobacteriology laboratory practices. Clin. Inf. Dis. 21: 291 – 299.

155. SLADKY KK, NORTON TM, LOOMIS MR. 2000. Trombiculid mites (*Mannemania* sp.) in canyon tree frogs (*Hyla arenicolor*). J. Zoo. Wildl. Med. 31(4): 570-575.
156. SPENCER H. 1985. Pathology of the lung, 4th ed., vol. 1. Pergamon Press, Oxford.
157. STEERE AC, CORRALES J, VON GRAEVENITZ A. 1979. A cluster of *Mycobacterium gordonae* isolates from bronchonscopy specimens. Am. Rev. Respir. Dis. 120: 214-216.
158. STANIER RY, ADELBERG EA, INGRAHAM J. 1976. The microbial world. Fourth Edition. Prentice Hall Inc.
159. STINEAR T, JENKIN G, JOHNSON P, AND DAVIES J. 2000. Comparative Genetic Analysis of *Mycobacterium ulcerans* and *Mycobacterium marinum* Reveals Evidence of Recent Divergence. J Bacteriol. 182(22): 6322–6330.
160. STINEAR T, PRYOR M, PORTER J AND COLE S. 2005. Functional analysis and annotation of the virulence plasmid pMUM001 from *Mycobacterium ulcerans*. Microbiol. 151(Pt 3): 683-692.
161. STINEAR T, HONG H, FRIGUI W, PRYOR MJ, BROSCH R, et al. 2005. Common evolutionary origin for the unstable virulence plasmid pMUM found in geographically diverse strains of *Mycobacterium ulcerans*. J Bacteriol. 187(5): 1668-1676.
162. STINEAR T, ROSS B, DAVIES J, MARINO L, ROBINS-BROWNE R, et al. 1999. Identification and Characterization of IS2404 and IS2606: Two Distinct Repeated Sequences for Detection of *Mycobacterium ulcerans* by PCR. J Clin Microbiol. 37(4): 1018–1023.
163. STRAGIER P, ABLORDEY A, BAYONNE LM, LUGOR YL, SINDANI IS, et al. 2006. Heterogeneity among *Mycobacterium ulcerans* isolates from Africa. Journal of Bacteriology. 188(4): 1462-1465.
164. SUYKERBUYK P, VLEMINCKX K, PASMANS F, STRAGIER P, ABLORDEY A, TRAN HT, HERMANS K, FLEETWOOD M, MEYERS WM, PORTAELS F. 2007. *Mycobacterium liflandii* Infection in European Colony of *Silurana tropicalis*. Emerging Infectious Diseases. Volume 13, Number 5: 743-746.
165. SWAIM LE, CONNOLLY LE, VOLKMAN HE, HUMBERT O, BORN DE, RAMAKRISHNAN L. 2006. *Mycobacterium marinum* Infection of Adult Zebrafish Causes Caseating Granulomatous Tuberculosis and Is Moderated by Adaptive Immunity. Infect Immun. November. 74(11): 6108–6117.
166. TALAAT AM, REIMSCHUESSEL R, WASSERMAN SS, TRUCKSIS M. 1998. Goldfish, Carassius auratus, a Novel Animal Model for the Study of *Mycobacterium marinum* Pathogenesis. Infect Immun. June 66(6): 2938–2942.
167. TAN T, LEE WL, ALEXANDER DC, GRINSTEIN S, LIU J. 2006. The ESAT-6/CFP-10 secretion system of *Mycobacterium marinum* modulates phagosome maturation Cellular Microbiology 8 (9): 1417–1429.
168. TANGHE A, ADNET PY, GARTNER T, HUYGEN K. 2007. A booster vaccination with *Mycobacterium bovis* BCG does not increase the protective effect of the vaccine against experimental *Mycobacterium ulcerans* infection in mice. Infect Immun. 75(5): 2642-2644.
169. TARASCHEWSKI H, MEHLORN H, RAETHER W. 1990. Loperamide, an efficacious drug against fish-pathogenic acanthocephalans. Parasitology Research. 76: 619-623.
170. TAYLOR RH, FALKINHAM JO III, NORTON CD, LECHEVALLIER MW. 2000. Chlorine, chloramine, chlorine dioxide, and ozone susceptibility of *Mycobacterium avium*. Appl Environ Microbiol. 66: 1702–1705.

171. TAYLOR R, SLOAN D, COOPER T, MORTON B, HUNTER I. 2000. A water borne outbreak of Salmonella Saintpaul. Communicable Diseases Intelligence. 24(11): 336-340.
172. THOEN CO. 1993. Tuberculosis and other mycobacterial diseases in captive wild animals. In Fowler ME [Ed.]: Zoo and Wild animal Medicine, 3rd ed. Philadelphia, WB Saunders: 45 -49.
173. THOEN CO, STELLE JH, GILSDORF MJ. 2006. *Mycobacterium bovis* infection in animals and humans. 2nd Edition. Blackwell Publishing. 329pp.
174. TINSLEY RC, CABLE J, PORTER R. 2002. Pathological effects of *Pseudodiplorchis americanus* (Monogenea: Polystomatidae) on the lung epithelium of its host, Scaphiopus couchii. Parasitology, 125(2): 143-153.
175. TØNJUM T, WELTY DB, JANTZEN E, AND SMALL PL. 1998. Differentiation of *Mycobacterium ulcerans, M. marinum, and M. haemophilum*: Mapping of Their Relationships to M. tuberculosis by Fatty Acid Profile Analysis, DNA-DNA Hybridization, and 16S rRNA Gene Sequence Analysis. J Clin Microbiol. 36(4): 918–925.
176. TORRADO E, ADUSUMILLI S, FRAGA AG, SMALL PL, CASTRO AG, et al. 2007. Mycolactone-mediated inhibition of TNF production by macrophages infected with *Mycobacterium ulcerans* has implications for the control of infection. Infect Immun.
177. TORRADO E, FRAGA AG, CASTRO AG, STRAGIER P, MEYERS WM, et al. 2007. Evidence for an intramacrophage growth phase of *Mycobacterium ulcerans*. Infect Immun. 75(2): 977-987.
178. TROTT KA, STACY BA, LIFLAND BD, DIGGS HE, HARLAND RM, KHOKHA MK, GRAMMER TC, PARKER JM. 2004. Characterization of a Mycobacterium ulcerans-like infection in a colony of African tropical clawed frogs (*Xenopus tropicalis*). Comp Med. 54(3): 309-317.
179. UPTON SJ, MCALLISTER CT, TRAUTH SE. 1993. The coccidian (Apicomplexa: Eimeriidae) of Caudata (Amphibia), with descriptions of two new species from North America. Can. J. Zool., 11: 2410-2417.
180. UPTON SJ, McALLISTER CT, TRAUTH SE. 1995. A new species of *Chloromyxum* (Myxozoa: Chloromyxidae) from the gall bladder of *Eurycea* spp. (Caudata: Plethodontidae) in North America. Journal of Wildlife Diseases, 31: 394-396.
181. VALENTINE BA, STOSKOPF MK. 1984. Amebiasis in a neotropical toad. JAVMA, 185(11): 1418-1719.
182. VANDERHEYDEN N. 1994. Update on avian mycobacteriosis. Proceedings of the Annual Meeting of the Association Avian Veterinarians: 53-59
183. VAN KLINGEREN B, PULLEN W. 1987. Comparative testing of disinfectants against *Mycobacterium tuberculosis* and *Mycobacterium terrae* in a quantitative suspension test. J Hosp Infect.10: 292–298.
184. VOGELNEST L. 1994. Myiasis in a green tree frog, *Littoria caerulea*. Bulletin of the Association of Reptile and Amphibian Veterinarians, 4(1): 4.
185. WALLACE RJ, BROWN BA, GRIFFITH DE. 1998. Nosocomial outbreaks/pseudo-outbreaks caused by nontuberculous mycobacteria. Annu. Rev. Microbiol. 52: 453-490.
186. WEINBERGER M, BERG SL, FEUERSTEIN IM, PIZZO PA, WITEBSKY FG. 1992. Disseminated infection with *Mycobacterium gordonae*: report of a case and critical review of the literature. Clin. Infect. Dis. 14: 1229 -1239.
187. WENDT SL, GEORGE KL, PARKER BC, GRUFT H, FALKINHAM JO III. 1980. Epidemiology of infection by nontuberculous mycobacteria. III. Isolation of

potentially pathogenic mycobacteria in aerosols. Am Rev Respir Dis 122: 259–263.

188. WERNER JK. 1993. Blood Parasites of Amphibians from Sichuan province, People's Republic of China. J. Parasitol., 79(3): 356-363.

189. WERNER LL, REALVILL DR. 1999. The diagnostic utility of serum protein electrophoresis. Clinical pathology and sample collection. Vet Clin North Am Exot Anim Pract, 2(3): 651-663.

190. WILLIAMS DL. 2002. Amphibians. In MEREDITH A, REDROBE S, editors. BSAVA Manual of Exotic Pets. 4th ed., Gloucester: BSAVA: 259-266.

191. WOLFE BA, HARMS CA, GROVES JD, LOOMIS MR. 2001. Treatment of Argulus sp. Infestation of river frogs. Contemp. Top. Lab. Anim. Sci., 40(6): 35-36.

192. WOLINSKY E. 1992. Other mycobacteriosis. In WYNGAARDEN JB, SMITH LH JR, BENNETT JC [Eds]: Cecil Textbook of Medicine, 19th Ed. Philadelphia, WB Saunders: 1742 – 1745.

193. WRIGHT KM, WHITAKER BR. 2001. Amphibian Medicine and Captive Husbandry. Malabar: Krieger publishing, 499p.

194. WRIGHT KM. 1996. Amphibian Husbandry and Medicine. In MADER DR, editor. Reptile medicine and Surgery. Philadelphia: WB Saunders: 436-459.

195. WRIGHT KM. 2006. Amphibian Husbandry and Medicine. In MADER DR, editor. Reptile medicine and Surgery. Philadelphia: WB Saunders: 941-971.

196. YIP MJ, PORTER JL, FYFE JA, LAVENDER CJ, PORTAELS F, et al. 2007. Evolution of Mycobacterium ulcerans and other mycolactone-producing mycobacteria from a common *Mycobacterium marinum* progenitor. J Bacteriol. 189(5): 2021-2029.

197. YOSHIDA Y, URABE K, FURUE M, NAKAYAMA J. 2004. A case of cutaneous *Mycobacterium chelonae* infection successfully treated with a combination of minocycline hydrochloride and thermotherapy. J Dermatol. 31(2):151-153.

198. ZAIAS J, CRAY C. 2002. Protein electrophoresis: a tool for the reptilian and amphibian practitioner. JHMS. 12: 30-32.

199. ZHANG M, GONG J, IYER D, JONES B, MODLIN R, BARNES P. 1994. T cell cytokine responses in persons with tuberculosis and human immunodeficiency virus infection. J. Clin. Invest. 94: 2435–2442.

200. ZHANG Q, KENNON R, KOZA MA, HULTEN K, CLARRIDGE JE. 2002. Pseudoepidemic due to a unique strain of *Mycobacterium szulgai*: genotypic, phenotypic, and epidemiological analysis.J Clin Microbiol. 40(4): 1134-1139.

ANNEXES

Annexe 1 : Description des différents parasites, organes qu'ils infestent, symptômes éventuels, moyens de mise en évidence et traitements.

ANNEXE 1 : Description des différents parasites, organes qu'ils infestent, symptômes éventuels, moyens de mise en évidence et traitements

	Agents parasitaires isolés / Sources / transmission / Cycles parasitaire	Signes cliniques/lésions / Diagnostic	Traitements	Réf.
Protozoaires				
Ciliés du tube digestif	Genres : *Ballantidium*, *Cepedietta*, *Nyctotheroides*, *Tetrahymena* et *Sicuophora* qui nagent dans le contenu digestif. Ces Protozoaires sont commensaux du tube digestif des amphibiens. Le cycle parasitaire est direct. La reproduction se fait par division binaire transverse.	Les amphibiens infestés sont en mauvaise condition physique. Certains Axolotls infestés ont des diarrhées. Le diagnostic est établi si les ciliés sont très nombreux et après élimination des autres causes de maladies. Les ciliés sont visibles au microscope optique après observation de fèces ou d'une goutte d'eau du tube digestif des amphibiens. Les ciliés sont visibles au microscope optique après observation de fèces ou d'une goutte d'eau du bac. Il ne faut pas les confondre avec des opalinidés : ils ont un macronucléus et un infundibulum que n'ont pas les opalinidés.	On traite lorsque c'est nécessaire : métronidazole 10-20 mg/kg ou de la paromomycine 50-75 mg/kg une fois/j pendant 5j.	259, 258
Ciliés externes et du tractus urinaire	Axolotls et têtards d'anoures peuvent être infestés par des trichodinidés. *Trichodina urticola* infecte aussi l'appareil urinaire des crapauds, grenouilles et têtards. *T. xenopodos* infecte spécifiquement *X. laevis*. Les genres *Carchesium* et *Vorticella* et d'autres Péritriches colonisent le revêtement cutané des amphibiens, surtout des jeunes entretenus. Ces ciliés prolifèrent dans l'eau des aquariums mal entretenus. Le cycle parasitaire est direct. Ces ciliés se nourrissent de particules organiques en suspension.	Les ciliés ectoparasites deviennent trop nombreux, leur disque adhésif attaque la peau des amphibiens, provoquant une desquamation (nourriture). Lésions cutanées, ulcérations, excès de production de mucus et branchies érythémateuses sont observées. Un raclage peu profond des lésions cutanées est observé au microscope optique. Les trichodinidés bougent en tournant, sont en forme de cloches (40-70 µm), ont un disque adhésif et une ciliature orale spiralée. Les ciliés du tractus urinaire sont mis en évidence dans un prélèvement d'urine obtenu par taxis à l'extérieur du bac.	Il est nécessaire de changer l'eau régulièrement. Les amphibiens infestés sont baignés dans de l'eau distillée ou de l'eau salée. Dans les cas les plus graves, on utilise des bains de Vert de Malachite, permanganate de potassium, sulfate de cuivre, formol, Chlorite de sodium (tous dilués).	136, 48, 204, 258, 259
Opalinidés	5 genres : *Cepedea*, *Opalina*, *Protoopalina*, *Protozelleriella* et *Zelleriella*. Ces Protozoaires sont commensaux essentiellement du gros intestin des anoures. Leur cycle de vie est étroitement lié à celui de leur hôte. Les formes adultes nageuses se divisent (trophontes) dans l'adulte, des tomontes très petits enkystés passent dans le milieu extérieur avec les fèces, absorbés par des têtards ces gamontes produisent des zygocystes qui chez un têtard proche de la métamorphose se transforment en trophontes dans le gros intestin.	Les trophontes se nourrissent par pinocytose sur les fèces de l'hôte : pas de compétition alimentaire, non pathogènes. Les opalinidés sont visibles dans les fèces fraîches : trophontes nageurs et tomontes minuscules et immobiles peuvent aider au diagnostic. Ils n'ont ni macronucléus, ni infundibulum (différence avec les ciliés) et leurs kystes sont différents des œufs d'helminthes car ils contiennent parfois un petit opalinidé avec ses rangées de flagelles.	Le traitement n'est pas nécessaire.	258, 49
Flagellés ectoparasites	Dinoflagellés de la F/*Oodinidae*. *Gl/Oodinium* chez les larves d'amphibiens. Un flagellé kinétoplastidé, *Ichtyobodo* parasite aussi le revêtement cutané des amphibiens. Les amphibiens parasités sont les sources parasitaires. Leur cycle parasitaire est direct. Pour les dinoflagellés : le trophonte est une petite structure (35-110µm) sphérique ou pyriforme attachée et qui se nourrit du cytoplasme des cellules de l'hôte. À maturité il se détache et devient un kyste rempli de dinospores qui, libérées, vont nager avec leurs deux flagelles jusqu'à un hôte et se transformer en trophonte. *Ichtyobodo* a aussi une forme fixée et une forme de contamination/multiplication nageuse libre.	Les lésions sont toujours externes, allant d'un aspect duveteux, poussiéreux à une décoloration grise sur la peau et les branchies. Hémodilution avec problèmes d'osmorégulation et détresse respiratoire lors d'atteinte importante sont possibles. Les amphibiens atteints chroniquement peuvent être immunodéprimés et plus sensibles aux infections opportunistes. Un raclage cutané met en évidence les formes fixées.	Le pronostic peut toujours être mauvais, même après une intervention rapide. Des changements d'eau réguliers sont essentiels. Des bains de chlorite de sodium, de Vert de Malachite ou de sulfate de cuivre, de formol dilués sont plus toxiques. Le métronidazole est efficace Per Os et de la chloroquine est administrée chez les poissons.	143
Flagellés intestinaux	5 ordres courants : *Proteromonadida (Proteromonas, Karotomorpha)*, *Retortamonadida (Chilomastix, Retortomonas)*, *Diplomonadida (Enteromonas, Hexamita, Brugerolleia, Giardia*...), *Oxymonadida (Monocercomonoides)* et *Trichomonadida (Monocercomonas, Tetratrichomonas)*. La contamination se fait par ingestion d'eau ou de nourriture contaminées	Les signes cliniques sont non spécifiques d'une atteinte par les flagellés digestifs. Les flagellés sont mis en évidence dans les fèces ou le contenu digestif frais, car ils s'enkystent en milieu défavorable et sont alors très difficiles à identifier. Une coloration de Wright-Giemsa permet une certaine conservation du prélèvement pour une observation	On traite les animaux malades au métronidazole Per Os pour réduire leur population de flagellés, mais pas pour l'exterminer.	48, 258

	Biologie / Cycle	Signes cliniques / Diagnostic	Traitement	Réf.
	par des flagellés commensaux et communs de la faune digestive de leur hôte. Ex : des Protozoaires non pathogènes pour les amphibiens terrestres le sont pour les salamandres. Le cycle parasitaire est direct et se déroule en totalité chez l'hôte. On a une rupture d'équilibre de la faune digestive chez les animaux stressés, ce qui permet une multiplication des flagellés par exemple.	différée. L'identification d'espèce se fait en microscopie électronique.		
Flagellés du sang.	O/Diplomonadida : *Brugerolleia* et *Hexamita*. O/Kinetoplastida : trypanosomatidés. Tout amphibien infesté est une source de contamination. Le cycle parasitaire est indirect. Il y a un hôte vertébré et un vecteur invertébré moustique ou sangsue.	Mort subite possible. Une charge importante peut compromettre les performances reproductives de l'individu. *Trypanosoma inopinatum* peut causer une anémie, des adénites et des hémorragies et *T. ranarum* peut causer une nécrose splénique. Les flagellés sont repérés par leur nage active dans une goutte de sang. Colorations : les Diplomonadida ont 6 flagelles antérieurs et 2 flagelles postérieurs et pas de membrane ndulante, contrairement aux trypanosomes.	Pour les trypanosomoses : sulfate de quinine, bisulfate de quinine ou chloroquine ne doivent être utilisés que chez les amphibiens anémiés et après confirmation de la présence de trypanosomes.	82, 63, 252, 259
Amibes	*Entamoeba ranarum* (tractus digestif, foie des têtards et des adultes) et *E. ilowaiskii*. *Naegleria* et *Acanthamoeba* peuvent causer des lésions oculaires et pénétrer la lame criblée de l'œil. Isolement aussi de *Copramoeba*, *Hartmanella*, *Mastigamoeba* et *Vahlkampfia*. Les amibes sont dans l'environnement des amphibiens. Leur cycle parasitaire est direct. L'infestation se fait par ingestion. Les facteurs prédisposants sont le stress, une nourriture inadaptée, un manque d'ingestas et des infections ou des infestations intercurrentes.	Les amphibiens malades sont anorexiques et perdent beaucoup de poids en peu de temps. Puis les fèces deviennent très fluides et sont mélangées à du sang, aboutissant à une déshydratation rapide de l'animal. Lors d'amibiase rénale ou hépatique, les animaux peuvent être déshydratés, avoir de l'ascite ou des œdèmes. L'hypothèse diagnostic d'amibiase est émise lorsqu'il y a des amibes dans les fèces, bien qu'il est difficile de différencier celles pathogènes de celles qui ne le sont pas. Le diagnostic de certitude intervient à l'autopsie : ulcères, nécrose du foie, des reins... et coloration d'amibes par l'Acide Per-iodique de Schiff ou la coloration argentique de Gomori.	Rétablir une bonne balance des fluides corporels (Fluidothérapie) est nécessaire. On traite les amibiases au métronidazole, et on traite aussi les infections et les infestations intercurrentes.	247, 254
Apicomplexes du sang	Hemogregarinidés (G/ *Hemogregarina* et *Hepatozoon*), lankesterellidés (*Lankesterella*, *Schellackia*), dactylostomidés (*Babesiosoma* et *Dactylosoma*). Tout amphibien infesté est une source parasitaire. Le cycle parasitaire est indirect. Il y a un hôte vertébré et un vecteur hématophage invertébré (sangsues, puces, moustiques). Cependant chez les lankesterellidés, des sporozoïtes en dormance peuvent passer directement chez les vertébrés suite à la prédation.	La pathogénicité des apicomplexes du sang n'a pas été prouvée. Certains auteurs rapportent des cas d'anémie. Les parasites sont mis en évidence dans le sang par coloration de Wright et Giemsa. Hemogregarinidés et lankesterellidés apparaissent sous forme de haricot dans le cytoplasme des érythrocytes. Les identifications de genre repose sous la forme des sporozoïtes dans le vecteur invertébré.	Aucun traitement n'est conseillé.	62, 54, 188, 138
Apicomplexes des autres tissus.	Coccidies de la famille des Eiménidés (*Eimeria* et *Isospora*) et phases tissulaires des apicomplexes du sang. Tout amphibien infesté est une source parasitaire. Le cycle parasitaire est direct. Les parasites sont intra-cellulaires dans les cellules épithéliales surtout. Mérogonie et gamétogonie ont lieu chez l'hôte et la sporulation aussi (dans les fèces chez les autres espèces). La contamination se fait par ingestion d'oocystes sporulés. Les adultes transmettraient les parasites aux têtards en période de ponte.	Les adultes sont rarement malades. Perte de poids et diarrhées sont possibles chez les jeunes et les amphibiens immunodéprimés. Il y a une néphrite lors de coccidiose rénale. La mise en évidence des parasites est difficile car la sporulation a lieu dans l'intestin à charge protozoaire élevée. Les prélèvements sont placés dans du dichromate de potassium 2,5 % et observés jusqu'à la sporulation des oocystes (*Eimeria* : 4 sporocystes, *Isospora* : 2 sporocystes). Des coupes histologiques d'intestin ou de reins sont réalisées après l'autopsie.	Une fluidothérapie est mise en place pour les amphibiens très atteints. Aucun coccidiostat de type amprolium n'a été testé. L'essai du Triméthoprime-sulfaméthoxazole (TMS) a amélioré l'état général chez certains amphibiens (surinfections de la paroi intestinale érodée ?).	245, 258, 24
Microsporidies	Les microsporidies sont de très petits protozoaires sporulant, parasites intracellulaires obligatoires. Ils infestent rarement les amphibiens. Des spores des genres *Pleistophora* (très bien caractérisé), *Alloglugea* et *Microsporidium* (toutes les nouvelles espèces) ont été trouvés chez eux. Tout amphibien infesté peut être source de microsporidies. Le cycle parasitaire des microsporidies est direct. Les amphibiens s'infestent par ingestion de spores qui éclosent dans la cavité buccale, développent dans l'intestin leur sporoplasme infestant les cellules intestinales. Puis il y a une sporulation massive à l'intérieur de cellules qui	D'importantes mortalités chez des *Bufo bufo* captifs par infection à *Pleistophora myotrophica* ont été constatées. *P. myotrophica* infeste les muscles striés, les tissus conjonctifs, les ovaires et l'organe de Bidder, d'où une atrophie et une émaciation. Des cas ont aussi été observés chez des têtards dont les xénomas étaient visibles avant de mourir. Des stries pâles/blanches entre les fibres musculaires striées apparaissent. Par transillumination on voit des stries blanches sur les muscles. Il y a des spores (5-20µm, pyriformes avec une vacuole postérieure,	Les amphibiens atteints sont euthanasiés, des quarantaines à l'entrée des élevages sont nécessaires. Des essais d'injections de succinate de sodium chloramphenicol (Lymphomed ND) et d'oxytétracycline hydrochloride associée à du sulfate de polymyxine B (Terramycine ND) semblaient inhiber la sporulation.	187, 94, 259, 258, 175

	s hypertrophient, ont une apparence cystique et sont nommées xénomas. Les microsporidies sont dangereuses pour les animaux en captivité.	Gram +) dans le raclage des lésions, les calques cloacaux ou les prélèvements fécaux. Des coupes histologiques de muscles sont nécessaires pour voir des sporocystes entre les myofibrilles.		
Métazoaires				
Myxospores	Parasites obligatoires à multiples spores infestantes (capsules polaires et sporoplasme infestant). Genres *Chloromyxum*, *Leptotheca*, *Myxidium* et *Myxobolus*. Rares chez les amphibiens et rarement pathogène (longue histoire associative). Un vertébré (amphibien ou poisson ?) infesté est une source parasitaire. Le cycle parasitaire des myxospores est mal connu. Il est indirect chez les poissons pour certaines espèces de *Myxobolus* (stade myxospore chez le poisson acquis par contact avec un stade actinospore chez un invertébré oligochète). Une nouvelle espèce de *Chloromyxum sp.* a été isolée de la vésicule biliaire (coelozoïc) et des muscles, reins, testicules et ovaires (histozoïc, enfermés dans une capsule) d'amphibiens.	Leur rôle pathogène est longtemps resté inconnu. Un rapport récent d'infestation chez des grenouilles africaines (*Afrixalus sp.* et *Hyperolius sp.*) par des myxospores du genre *Hoferellus*, fait état d'une maladie polykystique hypertrophiante rénale. Les organes atteints sont biopsés, de l'urine et de la bile sont prélevées. Des colorations de Wright-Giemsa ou de Ziehl-Nielsen mettent en évidence des spores à capsule polaire pyriformes, ou sphériques et réfringentes.	Une bonne maintenance est nécessaire car le traitement est difficile par l'extrême résistance des spores. Chez les poissons on fait des désinfections à l'eau de Javel, aux U.V… Les principes actifs à administrer sont : furazolidone, proguanil, fumagilline et toltrazuril. Des granulés de fumagilline 0,1 % sont donnés à des poissons atteints par *Myxobolus cerebralis*.	75, 144, 169, 244, 174, 176
Monogènes	Ce sont des trématodes à organes adhésifs antérieur et postérieur, ce dernier les attachant à leur hôte. Ils appartiennent au groupe des Polystomes. Les amphibiens parasités sont les sources de contamination. Le cycle parasitaire est direct. Les trématodes monogènes sont des parasites de la cavité buccale, du tractus digestif, des poumons et du tractus urinaire puis parasites. Il y a production d'œufs dans le milieu desquels s'échappent des larves nageuses oncomiracidium qui vont trouver un autre hôte. Dans le groupe des *gyrodactylus*, la reproduction se fait par polyembryonie vivipare, production de jeunes vivants à partir de multiples embryons.	Les tissus sont lésés par attachement et/ou surinfection, des amphibiens peuvent être anémiés s'ils sont parasités par une monogène hématophage… On a parfois des irritations des branchies et des anémies chez les adultes. On met en évidence les parasites dans des raclages cutanés. On peut voir des parasites dans la vessie par transillumination. Les parasites vivipares portent leurs petits (visibles) dans leur corps.	Seules les infestations massives sont traitées. Les amphibiens parasités par des vivipares sont faciles à traiter (les larves sont sensibles aux médicaments), les traitements doivent être répétés pour les ovipares (les œufs sont résistants, attente de l'éclosion). Les bains de praziquantel ou de formol sont efficaces.	48, 68, 123, 237, 69
Digènes	Ce sont les trématodes les plus fréquents chez les amphibiens. Les adultes sont dans la lumière du gros intestin, mais aussi dans le cloaque, la vessie (genres *Gorgodera* et *Gorgoderina*), les yeux, le système nerveux central, les trompes d'Eustache (Hemiurids), les cavités corporelles et les poumons (Hematoloechides). Les amphibiens parasités, les larves d'insectes, les têtards et les escargots contiennent les formes infestantes de ces parasites. Le cycle parasitaire des trématodes digènes est indirect. On trouve des adultes et des larves enkystées (peau, foie, cœur, parois intestinales…) chez les hôtes amphibiens. Les cycles les plus simples ont deux hôtes : un amphibien HD et un invertébré aquatique (mollusque) HI. D'autres nécessitent 3 ou 4 hôtes différents.	Les signes cliniques sont très variables et peu spécifiques : Jetage nasal et pneumonie (infestation par *Haematoloechus* dans le parenchyme pulmonaire), maladie rénale (infestation par *Gorgodera* ou *Gorgoderina*)… Certaines espèces de trématodes digènes telles que *Ribeiroia ondatrae* sont suspectées être à l'origine de difformités, tératogénèse chez les anoures (*Rana sp.*, *Hyla sp.*) aux U.S.A. On peut trouver des œufs de trématodes chez les animaux vivants infestés par examen fécal direct ou par lavage trachéal. Par transillumination, coelioscopie ou échographie on peut voir des granulomes vermineux ou des formes parasitaires adultes. Histologie : on observe des petits granulomes blanchâtres sur différents organes et/ou des larves migrant dans différents organes.	De nombreux traitements médicaux sont inefficaces et dangereux pour la vie de l'hôte (mort des vers dans les tissus, réponse inflammatoire importante). L'administration de corticoïdes puis de praziquantel, à répéter plusieurs fois à deux semaines d'intervalle, est un traitement possible.	209, 16, 258
Cestodes	Pseudophyllidea, Proteocephalidea et Cyclophyllidea. On trouve des larves de *Diphyllobothrium* dans les muscles, la peau, les viscères et les cavités corporelles. Les formes adultes des espèces trouvées dans les intestins sont : *Bothriocephalus sp.* chez têtards et salamandres, *Cephalochlamys sp.* chez les xénopes… Spargana, stade plerocercoïde de *Spirometra erinacei*, est retrouvée chez de nombreuses grenouilles en Australie. Les hôtes intermédiaires et définitifs infestés (amphibiens, crustacés, autres vertébrés -chien, chat, renard-…) sont les sources parasitaires. Le cycle indirect. Deux cycles différents sont possibles. Chez les Pseudophyllides et les Proteocephallides : les œufs embryonnés	Les têtards infestés par des larves de cestodes arrêtent de grandir. Des traumatismes digestifs sont possibles lors de migrations de *Diphyllobothrium* à travers les parois intestinales ou lors de charges importantes en *Nematotaenia* adultes (Cyclophyllidea) qui obstruent la lumière intestinale. Des proglottis ou des parasites adultes sortent directement du cloaque de grenouilles très infestées. On trouve des œufs et des portions de cestodes à l'examen fécal direct. Des granulomes vermineux et/ou des adultes peuvent apparaître par transillumination ou par coelioscopie. Des vers plats enkystés sont	On administre du praziquantel, répété tous les mois [voir 15], car il est efficace contre les adultes, mais pas contre les larves enkystées.	82, 16, 258

267

	éclosent dans l'eau pour libérer une larve ciliée coracidium qui va être ingérée par un crustacé, premier HI, où elle devient procercoïde. Le stade plerocercoïde intervient dans l'amphibien HI ou HD. Pour les Cyclophyllides, les oeufs embryonnés doivent être ingérés par l'HI qui convient. La larve en résultant est un cysticercoïde si l'hôte est invertébré ou vertébré, et un cysticerque si l'hôte est un vertébré.	souvent découverts à l'autopsie.		
Nématodes	Les nombreuses et diverses espèces de nématodes sont les helminthes les plus représentés chez les amphibiens. Il peut y avoir des larves de nématodes, libres ou enkystées dans la peau, les muscles, le mésentère et le tractus digestif, et des formes adultes dans le tractus digestif ou les poumons. O/Rhabditida (*Rhabdias* et *Strongyloides*), SF/Cosmocercoidea (*Aplectana*, *Cosmocerca*, *Cosmocercoides*), SF/Heterakoidea, sont les taxons rencontrés chez les amphibiens. Les amphibiens infestés ou HI voire HP (pour les nématodes qui ont un cycle parasitaire indirect) sont les sources de parasites. Le cycle parasitaire des nématodes est direct, ne nécessitant qu'un hôte amphibien (espèces de l'ordre des *Rhabditida*, de la superfamille des *Cosmocercoida*, des *Heterakoidea*), ou indirect, où les amphibiens peuvent être HI favorisant le(s) développement(s) larvaire(s), ou HP transporteur « mécanique » de larves, ou encore HD dans lequel sont hébergés les vers adultes.	Certains genres sont bien connus et souvent rencontrés. Le genre *Strongyloides* est responsable de mortalités chez les petites grenouilles, de malnutrition et prédispose au syndrome « Red leg ». le genre *Rhabdias* prédispose aux pneumonies suite aux migrations larvaires, et aux retards de croissance. *Pseudocapillaroides xenopi* et *Dracunculus sp.*, infestent la peau des dactylères et causent des ulcérations, le xénope évoluant vers la mort. Les filaires (*Foleyella*) peuvent infester les tissus, les vaisseaux sanguins et lymphatiques (HD : moustique) et les microfilaires peuvent tuer les amphibiens débilités… Des oeufs de nématodes sont mis en évidence par examen fécal direct et observation après test de flottation. L'identification d'espèce est quasiment impossible, mais on peut distinguer des oeufs embryonnés contenant une L1 (*Rhabdias*, *Aplectana*) et des oeufs non embryonnés (*Cosmocercoïdes*). Les oeufs sont dans les fèces fraîches. La transillumination, la coelioscopie… peuvent permettre de voir des adultes, des larves enkystées… Les oeufs, les larves et les adultes de *Pseudocapillaroides xenopi* sont visibles microscopiquement et les femelles et les larves à l'oeil nu (2-3mm), les mues sont morcelées et ont des galeries. Les filaires sont mises en évidence dans des prélèvements sanguins ou lymphatiques.	Des principes anthelminthiques sont utilisés en quarantaine. Le fenbendazole (très sûr), l'ivermectine (attention aux surdosages, difficulté d'administration), le lévamisole, le thiabendazole (stressant)… répétés au moins deux fois à deux semaines d'intervalle sont utilisables.	7, 48, 259, 120, 92, 182, 192, 254, 24, 34
Acanthocéphales	Ces vers ronds se caractérisent par leur tête épineuse qui est un proboscis éversible hérissé de crochets. *Acanthocephalus ranae* parasite certains amphibiens. Tout amphibien infesté ou HI arthropode (crustacé ou insecte) sont des sources parasitaires. Le cycle parasitaire des acanthocéphales est indirect. Les oeufs contenant une larve qui a un crochet (acanthor) doivent être ingérés par un arthropode, dans lequel la larve devient un acanthella. Le stade suivant est la larve infectante ou cystacanthe. L'HD est un vertébré qui mange des HP. Les amphibiens ont toujours des vers adultes.	L'infestation par *Acanthocephalus ranae* peut se manifester par une perte de poids et une septicémie, suite à l'érosion, la perforation de la paroi intestinale puis une péritonite. Des oeufs de forme allongée et fine sont présents dans les fèces. Des adultes et des formes juvéniles sont vus en transillumination ou par coelioscopie ou encore à l'autopsie.	Peu de principes anthelminthiques ont été testés. L'ivermectine est utilisée chez les mammifères infestés par des acantocéphales. Le lopéramide a été testé avec succès chez des poissons infestés. Les surinfections sont traitées avec des antibiotiques adéquats.	231, 36, 259
Sangsues	Annélides de la classe des *Hirudinea*. Ce sont des ectoparasites, rarement des endoparasites, hématophages des amphibiens terrestres et aquatiques. Tout animal porteur (nombreux vertébrés) est une source de sangsues. Le cycle parasitaire est direct. Les adultes sont hermaphrodites. Les sangsues peuvent quitter leur hôte après un repas de sang. Occasionnellement elles peuvent entrer par le cloaque, gagner la cavité coelomique via le réseau lymphatique et se nourrir sur le coeur et le foie de l'hôte.	Les animaux à charge parasitaire importante sont anémiés. La pathogénicité des sangsues s'exprime par leur rôle de vecteur d'hémoflagellés, d'apicomplexes, de virus et de bactéries. Reconnaissables à vue, les sangsues sont des annélides nageuses avec une ventouse à chaque extrémité du corps.	Les sangsues fixées sur la peau sont retirées à la main. Aucun traitement n'a été décrit pour les sangsues parasitant l'intérieur du corps de l'amphibien.	32, 258
Arthropodes	Crustacés branchioures, G/*Argulus*. Les femelles et les mâles de crustacés parasitent temporairement des	Certains branchioures sont hématophages, d'autres se nourrissent du tégument de leur hôte. Des problèmes d'osmorégulation, des	Ils sont retirés à la main. L'eau des aquariums est changée régulièrement	255, 258

amphibiens. Le cycle parasitaire est direct. Ils pondent sur des pierres ou des plantes, leurs larves sont nageuses et les mâles et femelles adultes parasitent les amphibiens.	infections bactériennes et fongiques secondaires interviennent alors. Ces crustacés à carapace bilobée bien visibles et fixés sur la peau de l'amphibien s'enlèvent facilement.	après traitement. Les bains d'eau salée et les bains d'ivermectine pendant 30-60 min sont utilisables. Le lufénuron a été testé sur des têtards qui se sont métamorphosés 4 semaines après traitement, sans séquelle.	
Les Pentastomides sont des parasites arthropoïdes adaptés aux poumons des reptiles et des amphibiens. En forme de langue, ils ont 4 crochets rétractiles dans leur région orale. Le cycle parasitaire est direct ou indirect. Le développement comprend des oeufs, des larves, des nymphes et des adultes. Les larves ont 2-3 paires de pattes et migrent le long des intestins de leur hôte intermédiaire pour s'enkyster dans les viscères où ils se transforment en nymphes.	La détérioration des surfaces respiratoires et digestives (hématophages et détritivores) peut induire une anémie, une hypoprotéinémie et des infections secondaires. Les parasites contournant la réponse immunitaire de l'hôte en se recouvrant d'une substance mimant le surfactant pulmonaire. On peut voir en transillumination les parasites pulmonaires, et par coelioscope ceux du tractus digestif... Des oeufs contenant des larves avec des pattes peuvent être trouvés dans les fèces ou lors de lavages trachéaux ou gastriques. Attention, les pentastomides sont des agents zoonotiques.	Le lévamisole ou le thiabendazole ou encore l'ivermectine sont recommandés chez les reptiles.	206
Larves de Trombiculidés (Aoûtats), G/Hannemania. Le milieu extérieur (larves ne survivant pas à l'intérieur) et les autres animaux infestés sont des sources de parasites. Les larves de couleur jaune-orangée s'attachent à la surface de l'hôte, et se nourrissent de tissus dissous via leur stylostome. Elles se détachent ensuite et finissent leur cycle à l'extérieur.	On voit des vésicules oranges plus ou moins grosses sur le ventre et l'intérieur des pattes des amphibiens terrestres. Quelques mortalités ont été rapportées (mise en cause des traitements). Le diagnostic est évident à l'observation. Des grattages sont possibles pour mettre les parasites en évidence. On trouve des oeufs dans les fèces d'amphibiens, mais ce sont souvent des oeufs de trombiculidés à mode de vie libre absorbés avec la nourriture.	L'ivermectine PO, percutanée ou en bains est efficace. Il faut traiter chaque semaine pendant au moins 12 semaines.	259, 221
Les tiques sont rares chez les amphibiens. Amblyomma dissimile est commune avec les reptiles. Les animaux s'infestent à partir du milieu extérieur. Des stades larvaires différents sont fixés sur le revêtement cutané de l'animal et se nourrissent de son sang. Ils tombent ensuite.	Les affaiblissements/anémies sont rares. Par contre les tiques sont vecteurs d'hémoparasites, de virus et de bactéries pathogènes. Les tiques sont visibles sur l'animal.	Les tiques sont retirées à la main. L'administration d'ivermectine en percutané les tue.	33
Insectes : puces (larves de Batrachomya mertensi) et Diptères (Bufolucillia sp.) sont les seuls organismes à parasiter les amphibiens. Des insectes adultes viennent pondre sur les amphibiens. Des larves parasites se développent sur les plaies (myiases rares). Les larves de Bufolucillia sp. sont très dévastatrices.	L'infestation par les larves de Bufolucillia sp. provoque dyspnée, anorexie puis mort (elles se nourrissent de l'amphibien). L'infestation de la rainette céruléenne par Batrachomya mertensi se manifeste par une inflammation de la membrane tympanique. Les larves d'insectes sont collectées à partir de raclages ou de biopsies de lésions actives.	Les larves sont retirées à l'aide d'une pince (le lavage des plaies à l'eau oxygénée est utile). Le lévamisole ou l'ivermectine dilués appliqués directement peuvent être efficaces. Une très courte exposition au dichlorvos (toxique pour l'amphibien !) peut l'être aussi.	249, 258, 259

Annexe 2 : Travail sur la microscopie électronique non inclus dans ce rapport.

Un travail effectué par Chekib Djediat et le Pr Amaury de Luze a été effectué à partir des échantillons d'animaux malades d'Orsay. De ces travaux, une image en microscopie électronique de M. liflandii a pu être prise. Ce résultat annonce bien sûr des travaux ultérieurs pour interpréter les structures présentes et en retirer des informations essentielles sur la pathogénie de *M. liflandii*.

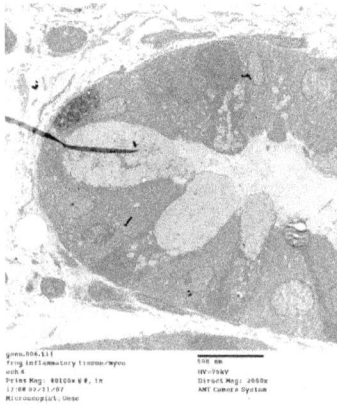

Photo 123 : *Mycobacterium liflandii* vue en microscopie électronique dans les tubules rénaux d'un *Xenopus tropicalis*.

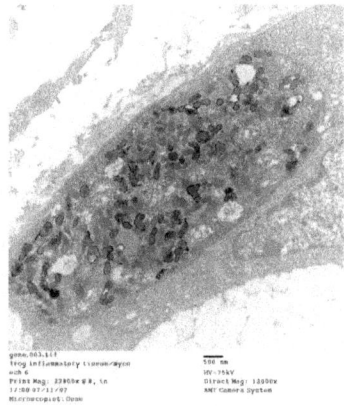

Photo 124 : *Mycobacterium liflandii* vue en microscopie électronique dans les tubules rénaux. Détails.

Annexe 3 : Quelques publications et communications personnelles sur les Amphibiens

1. **CHAI, N, 2003.** Œdème généralisé associé à une lésion cloacale chez un dactylètre du Cap (Xenopus laevis). Prat. Ani. Sauv. Exotiques 3(1)
2. **CHAI, N. 2004.** Colopexie chez une rainette de Guyane. Prat. Ani. Sauv. Exotiques 4(4)
3. **CHAI, N. 2005.** Anesthésie des Amphibiens. in COLLECTIF sous la direction de **Norin Chai.** 2005. Capture et Anesthésie des Animaux Sauvages et Exotiques. Yaboumba [Eds]. 160p : 137-139
4. **CHAI, N. 2006.** Arc cornéen chez des rainettes de White (*Litoria caerulea*). Prat. Ani. Sauv. Exotiques 6(3) : 17-19
5. **CHAI, N., LEMOINE F., RIGOULET J., GALANTH C., AMICHE M. 2007.** Des rainettes singes sont capturées en Guyane pour l'étude de leurs sécrétions cutanées. La semaine vétérinaire. 1276 : 34 – 35
6. **CHAI, N. 2007.** Deux cas d'hyperplasie épidermique chez des amphibiens. Prat. Ani. Sauv. Exotiques 7(2) : 15-19
7. **CHAI, N., DEFORGES, L., SOUGAKOFF, W., TRUFFOT-PERNOT, C., DE LUZE, A., DEMENEIX, B. & BOMSEL, M.C.** 2006. *Mycobacterium szulgai* infection in a captive population of African Clawed Frogs (*Xenopus tropicalis*). Journal of Zoo and Wildlife Medicine. 37(1) : 55-58
8. **CHAI, N, 2003.** Considérations thérapeutiques chez les Amphibiens. Proceeding 1re Conférence international vétérinaire sur les animaux sauvages et exotiques. Siem Reap, Cambodge.
9. **CHAI, N. 2004.** Médecine et chirurgie des Amphibiens. Colloque Transgenèse et Génétique des Amphibiens UMR 8080. 6-8 mai 2004. Université Paris-Sud. Orsay.
10. **CHAI N, DEFORGES L, SOUGAKOFF W, TRUFFOT-PERNOT C, DE LUZE A, DEMENEIX B, CLÉMENT M, RIGOULET J, 2006.** Mycobacterium szulgai infection in a captive population of African Clawed Frogs (*Xenopus tropicalis*). European Association of Zoo and Wildlife Veterinarians. 6th scientific meeting. May 19-23, Budapest, Hungary.
11. **CHAI, N. 2006.** Anesthésie des Amphibiens. Proceeding 3ème Conférence international vétérinaire sur les animaux sauvages et exotiques. Muséum National d'Histoire Naturelle, Paris.
12. **CHAI N, 2006.** Advance techniques in Amphibians therapeutics. Transgenesis Workshop 6-9 June 2006. Orsay, France.
13. **ELARD J., NENNOT A., LAGADIC M., MÉDAILLE C., VAN ES A., CHAI N., ESCANDE M-C, DANGLES-MARIE V. 2007.** Fatal hemorrhagic septicaemia in colony of Xenopus laevis: identification of Aeromonas hydrophila resistant to fluoroquinolone treatment. *Proceedings of the 10th FELASA symposium,* 10, 349.
14. **CHAI N, GALANTH C, LEMOINE F, BAIN O, RIGOULET J, AMICHE M. 2007.** Medical management of recently captured wild *Phyllomedusa bicolor*. 43nd International Symposium on Diseases of Zoo and Wild Animals. Endinburgh.
15. **CHAI N. 2007.** Chirurgie chez les Amphibiens. Chirurgie des NAC et des Animaux Sauvages. Ive Congrès International Francophone sur les NAC et les Animaux Exotiques. 23 mai – 2 juin. San José. Costa Rica. 122p.:109-113
16. **CHAI N. 2007. Pathologie des Amphibiens.** Formations à l'expérimentation animale pour l'Ecole Nationale vétérinaire de Nantes, Laboratoire de Physiopathologie Animale et Pharmacologie Fonctionnelle
17. **CHAI N & LEMBERGER K. 2007.** Histo-Pathology of amphibians. Laboratory Animal Science Association. Annual Meeting 2007. London.
18. **CHAI N. 2008** Overview of Amphibian medicine. Gastvorlesungen an der Veterinärmedizinischen Universität Wien. University of Vienna.
19. **CHAI N, PETIT O, CAFFELLAIRE C. 2008.** Exemples d'élevage d'Anoures : de la conservation à la recherche. Ier Symposium sur l'Elevage, la Médecine et la Chirurgie des Amphibiens. Muséum national d'Histoire Naturelle. Paris

En bleu, communications fournies ici après.

271

Journal of Zoo and Wildlife Medicine 37(1): 55–58, 2006
Copyright 2006 by American Association of Zoo Veterinarians

MYCOBACTERIUM SZULGAI INFECTION IN A CAPTIVE POPULATION OF AFRICAN CLAWED FROGS (XENOPUS TROPICALIS)

Norin Chai, D.V.M., M.Sc., M.Sc.V., Lionel Deforges, D.M., Wladimir Sougakoff, Ph.D., Chantal Truffot-Pernot, D.M., Amaury De Luze, Ph.D., Barbara Demeneix, Ph.D., Marie Clément, and Marie Claude Bomsel, D.V.M., M.Sc.

Abstract: A colony of captive *Xenopus tropicalis* became infected with *Mycobacterium szulgai*. Clinical signs, when observed, were lethargy, weight loss, and emaciation. Visceral granulomas were common findings at laparoscopy and necropsy. The diagnosis of mycobacteriosis was based on histologic appearance and Ziehl-Neelsen staining of tissues. The identification of *M. szulgai* organisms was based on comparison of the 16S rRNA gene sequence with several GenBank databases. There have been no reports of this mycobacterial species as the causative agent of naturally occurring disease in amphibians.

Key words: African clawed frogs, amphibian, *Mycobacterium szulgai*, *Xenopus tropicalis*.

BRIEF COMMUNICATION

Nontuberculous bacteria are responsible for considerable health problems and morbidity in immunocompromised hosts.[1] The epidemiology of mycobacterial infection in amphibians is different from that seen in birds and mammals. Nontuberculous mycobacteria are ubiquitous in aquatic environments and are likely to be found in most, if not all, aquariums in which amphibians are kept.[9] Several species of *Mycobacterium* have been isolated from amphibians including *M. chelonae* subsp. *abscessus*, *M. fortuitum*, *M. marinum*, *M. avium*, and *M. xenopi*. Several of these species (e.g., *M. chelonae* and *M. fortuitum*) are known to be saprophytic organisms. *Mycobacterium xenopi* and *M. marinum* are the most common isolates from the clawed frog, *Xenopus laevis*.[12]

A case of mycobacteriosis caused by *Mycobacterium szulgai* in a colony of captive African clawed frogs (*Xenopus tropicalis*) is described. This is the first report of *M. szulgai* as the cause of naturally occurring disease in amphibians. Furthermore, this case represents only the third time *M. szulgai* has been isolated from a nonhuman host.

From the Muséum National d'Histoire Naturelle—Menagerie du Jardin des Plantes, 57 rue Cuvier, 75005 Paris, France (Chai, Clément, Bomsel); the Service de Bactériologie-Virologie-Hygiene—Hôpital Henri Mondor, 51 avenue du Mal de Lattre de Tassigny, 94010 Créteil, France (Deforges); the Service de Bactériologie-Hygiène, Hôpital Pitié-Salpêtrière, 47–83 boulevard de l'Hôpital, 75651 Paris, France (Sougakoff, Truffot-Pernot); and the Muséum National d'Histoire Naturelle, UMS 501/UMR CNRS 5166 Evolution des Regulations Endocriniennes, 57 rue Cuvier, 75231 Paris, France (De Luze, Demeneix). Correspondence should be directed to Dr. Chai.

With the exception of a snail and a tropical fish, the organism has been isolated only from humans and has nearly always represented a pathogen.[2] First described in 1972, yet rarely isolated, *M. szulgai* has been the cause of pulmonary disease, especially in immunocompromised patients.[6,8,10,11] Other *M. szulgai* infections have involved the bursa, tendon sheaths, bones (with osteomyelitis), lymphoid tissues, skin, and eyes. *Mycobacterium szulgai* is scotochromic (produces pigment in both light and darkness) at 37°C, but it is photochromic (forms pigment only after exposure to light) at 25°C. Its characteristics are slow growth, a positive test for nitrate reduction, and urease activity.[4]

In June 2003, two captive-bred 3-yr-old African clawed frogs (frog 1 and frog 2), with no prior medical history, presented with lethargy, weight loss, and emaciation. The breeding stock was reared under artificial conditions (dark-light cycle: 12:12) in two groups of 55 *X. tropicalis*. Each group was kept in a 300-L glass aquarium under dripping water maintained at 26–28°C.

The main observation after physical examination was cachexia with severe muscle atrophy. In addition, frog 1 had an intracoelomic mass. Laparoscopic examination (Hopkins forward-oblique telescope 30°, diameter 2.7 mm, STORZ, Guyancourt, France) of the coelomic cavity was performed under anesthesia with isoflurane (Forène, Abbott, Rungis, France). Anesthesia was achieved by bubbling isoflurane and oxygen in the water. Pathologic observations included a well-circumscribed surface liver granuloma for frog 1 (Fig. 1), whereas only a very poorly-defined granuloma was detected on the liver of frog 2.

The animals were euthanized with tricaine meth-

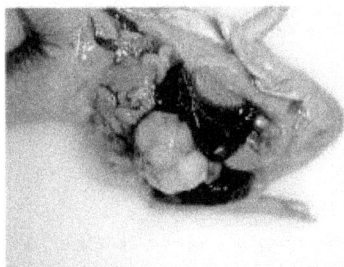

Figure 1. Coelomic cavity of an African clawed frog, frog 1, showing a solitary pedunculated granuloma of the liver.

anesulfonate (MS-222, SIGMA, l'Isle d'Abeau Chesnes, Saint Quentin Sallavier, France; 2 g/L, 30-min bath). On necropsy, frog 1 had a solitary, hard, large (5-mm diameter), pedunculated granuloma attached to the surface of the liver with mild extension into the hepatic parenchyma. The nodule was pale yellow and could not be distinguished from a neoplasm. Frog 2 had miliary nodules on the serosa of the liver and the intestines. Liver was fixed in 10% buffered neutral formalin and processed for paraffin embedding. The liver granuloma in frog 1 was an aggregation of coalescing granulomas comprised of collections of epithelioid macrophages. Some granulomas were surrounded by thin bands of fibrous connective tissue infiltrated by a few lymphocytes and had extensive central necrosis. Acid-fast staining (Ziehl-Neelsen) revealed numerous long, beaded, positively-staining bacilli in the granulomas extending beyond the necrotic area. In frog 2, granulomas were rarely seen. Lesions consisted of large areas of chronic inflammation with marked infiltration of macrophages and a few lymphocytes. Acid-fast staining revealed a high density of acid-fast bacilli in the tissues. A diagnosis of granulomatous hepatitis of suspected mycobacterial origin was made for both frogs.

Three cage-mates, apparently healthy frogs with no prior medical history, were selected randomly and euthanized (frogs 3, 4, and 5). Findings after necropsy included multiple nodules of varying sizes (from 1 to 3 mm in diameter) in the spleen (frog 3) and in the liver and the spleen (frog 4), and only one little nodule in the liver (frog 5). Samples from these three frogs were submitted for culture: liver (frog 3), liver and spleen (frog 4), and liver (frog 5). The specimens were decontaminated with 5%

N-acetyl-cysteine and sodium hydroxide, and were concentrated by centrifugation. The sediments were stained with Ziehl-Neelsen. Numerous acid-fast bacilli were found in Ziehl-Neelsen-stained microscopic preparations in frogs 3 and 4. For frog 5, the Ziehl-Neelsen staining microscopic preparations were negative. The pellet originating from each frog was then used for cultures on liquid media containing polymyxin B, amphotericin B, nalidixic acid, trimethoprim, azlocillin, and vancomycin (Mycobacterial Growth Indicator Tubes—MGIT, Becton Dickinson, Sparks, Maryland 21152, USA), and on solid media (Loewenstein-Jensen and Coletsos, Biorad, Marnes la Coquette, France). Cultures were incubated at 22°C, 30°C, 37°C, and 42°C. All cultures were monitored for growth every 3 days for 6 wk.

Numerous scotochromic colonies grew in control cultures from frogs 3 and 4 after 12 days at 30°C and 37°C on solid media. Only one colony was found in the specimen from frog 5 after 17 days in the same conditions. Analysis with DNA probes (AccuProbes, Gen-Probe Inc., San Diego, California 92121, USA) specific for *M. tuberculosis* complex, *M. avium* complex, *M. kansasii*, and *M. gordonae* were performed for mycobacterial identification. Colonies from all the cultures were probe-negative. The Inno-LiPA Mycobacteria assay (Innogenetics, NV Ghent, Belgium) was used to identify the organism. Specimens were prepared for PCR amplification of the 16–23S rRNA spacer region and reverse hybridization. Colonies from all the cultures were again probe-negative. Identification by 16S rRNA gene sequence analysis was performed. The nucleotide sequence of about 500 bp of the 16S rRNA gene was determined. This sequence was compared in the RIDOM,[3] BIBI,[4] and NCBI GenBank databases, and shared the highest nucleotide identity (100%) with the gene encoding the 16S rRNA of *M. szulgai*. Given the zoonotic potential and the fact that there is no known efficacious treatment for any mycobacteriosis of amphibians, euthanasia of the whole infected *X. tropicalis* group was warranted and carried out.

The spectrum of clinical disease and histopathologic lesions associated with *M. szulgai* infections in amphibians is unknown. In our study, five animals were evaluated histologically. The most severely affected animal had granulomatous hepatitis with a solitary large granuloma. All animals had multiple nodules of varying sizes with acid-fast bacilli in the liver and/or spleen and/or intestinal tract, with absence of grossly observed skin lesions. The infection seems to be asymptomatic and characterized by granulomas in relatively few organs. Although small granulomas can be present in a wide variety of tissues and may not be observed on macroscopic examination, histologic examination of multiple tissues is required to determine the extent of the disease present in affected animals; internal lesions seem similar to those observed in several similar outbreaks of experimentally induced mycobacteriosis in laboratory-bred amphibians and fish.[11]

The prevalence of *M. szulgai* infection in the whole colony was not determined, but it was believed to be very high, because all five frogs submitted for culture were positive. The aquaria of the *X. tropicalis* were close to several aquaria of *X. laevis*, five *X. laevis* were also submitted for necropsy, but no lesions were found. The crowding and stress associated with the captive environment and research activities may have contributed to spread of infection within the *X. tropicalis* colony, though the reason for the absence of infection in the colony of *X. laevis* remains uncertain.

The potential for zoonotic transmission of *M. szulgai* from amphibians to humans has important public health implications, especially in situations involving frequent and prolonged human contact with amphibians in crowded conditions, such as the research setting. *Xenopus tropicalis* has a diploid genome and a short generation time, which make it an ideal animal model for multigenerational genetic analysis, so the current demand for the species is very high. Non-tuberculous mycobacterial infections are common in *Xenopus* colonies, so precautions should be taken routinely in the transportation, husbandry, and human contact/handling of these animals until more is known about their infectious diseases. There have been no cases of disease in keepers in contact with *X. tropicalis* infected by *M. szulgai*, although it is a human pathogen. Close observation for *Mycobacterium* spp. is recommended when amphibians show inexplicable weight loss. An animal suspected to have mycobacteriosis infection should be kept in its tank, isolated in another enclosure, and handled with gloves and nets specific to its tank until more is known about its infectious status. Eggs coming from infected females must be moved to another tank free of mycobacteria.[13] Water from infected tanks should be decontaminated with tuberculocidal products or ultraviolet irradiation. If mycobacteriosis is confirmed, given the fact that there is no known efficacious treatment for any form of mycobacteriosis in amphibians, the whole group of infected amphibians should be euthanized.

Additional research is needed to understand the persistence, distribution, and ecology of *M. szulgai*

in artificial and natural waters, particularly with regard to its transmission to amphibians. Further work is necessary to determine the epidemiology and virulence of *M. szulgai* in captive and free-ranging populations of amphibians, as well as the pathogenicity and transmissibility of the agent to humans and other mammals. Such information would help to determine the extent of human mycobacteriosis associated with occupational and recreational exposure to natural and artificial aquatic environments.

Acknowledgments: We thank Claire Réjaud of the Service vétérinaire de la Ménagerie, Gérard Benisti, and Jean Paul Chaumeil for expert maintenance of laboratory amphibian livestock (USM501); D. Simon, F. Thépault, R. Vergne, JM Le Glaunec, and N. Launay of the Laboratoire des mycobactéries et de biologie moléculaire du service de bactériologie de l'Hôpital Mondor, and Murielle Renard for her help in DNA sequencing. Authors gratefully acknowledge support by EU (grant number: QLG2-CT-2000-00821).

LITERATURE CITED

1. Asfari, M. 1988. Mycobacterium-induced infectious granuloma in *Xenopus*: histopathology and transmissibility. Cancer Res. 48: 958–963.

2. Benator, D. A., V. Kan, and F. M. Gordin. 1997. *Mycobacterium szulgai* infection of the lung: case report and review of an unusual pathogen. Am. J. Med. Sci. 313: 346–351.

3. Bouley, D. M., N. Ghori, K. L. Mercer, S. Falkow, and L. Ramakrishnan. 2001. Dynamic nature of host-pathogen interactions in *Mycobacterium marinum* granulomas. Infect. Immun. 69: 7820–7831.

4. Devulder, G., G. Perriere, F. Baty, and J. P. Flandrois. 2003. BIBI, a bioinformatics bacterial identification tool. J. Clin. Microbiol. 41: 1785–1787.

5. Elkan, E. 1976. Pathology in the amphibian. *In:* Lofts, B. (ed.). Physiology of the Amphibia, vol. 3. Academic Press, New York, New York. Pp. 273–312.

6. Falkinham, J. O. 1996. Epidemiology of infection by nontuberculous mycobacteria. Clin. Microbiol. Rev. 9: 177–215.

7. Harmsen, D., J. Rothgänger, C. Singer, J. Albert, and M. Frosch. 1999. Intuitive hypertext based molecular identification of micro-organisms. Lancet 353: 291.

8. Holmes, G. P., G. B. Bond, R. C. Fader, and S. F. Fulcher. 2002. A cluster of cases of *Mycobacterium szulgai* keratitis that occurred after laser-assisted in situ keratomileusis. Clin. Infect. Dis. 34: 1039–1046.

9. Iwanaga, T., R. Kishikawa, T. Ikeda, T. Hirose, H. Tsurutani, and S. Yoshida. 1998. Clinicopathological study of cases with *Mycobacterium szulgai* infection. Kekkaku 73: 579–584.

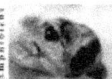

OEDÈME GÉNÉRALISÉ ASSOCIÉ À UNE LÉSION CLOACALE CHEZ UN DACTYLÈTRE DU CAP (*Xenopus laevis*)

Norin CHAI*

Résumé : Un dactylètre du Cap (*Xenopus laevis*) présentait une lésion cloacale associée à un début de septicémie se traduisant par un oedème généralisé. L'origine exacte des lésions reste inconnue mais une négligence de l'hygiène en serait une cause déterminante. Un traitement à base d'enrofloxacine s'est révélé très efficace.

Mots-clés : amphibiens, *Xenopus laevis*, lésion cloacale, septicémie

MOTIF DE CONSULTATION

Gonflement généralisé

COMMÉMORATIFS - ANAMNÈSE

Le cas concerne un mâle dactylètre âgé de 4 ans. Le sujet loge seul dans un aquarium sans système de filtrage (Larg 20 x Long 36 x haut 23 cm) dont la température varie entre 20 et 25°C. Il ne dispose pas de lampe UV. L'alimentation se compose de vers de vase, distribués tous les 2-3 jours. Le nettoyage est très irrégulier et le dernier remonte il y a environ 1 mois. Le gonflement a débuté il y a 10 jours.

EXAMEN CLINIQUE ET DIAGNOSTIC DIFFÉRENTIEL

Le sujet garde un bon état général. L'état corporel évalué par la palpation du squelette, de la musculature et des masses abdominales est correct. L'examen de la tête (yeux, narines et bouche) et de la peau ne révèle aucune lésion particulière. Un gonflement, modéré cependant, signe la présence d'oedème. Une congestion du cloaque est également notée, lésion que le propriétaire n'avait pas remarquée.

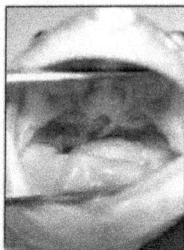
Examen buccal : normal

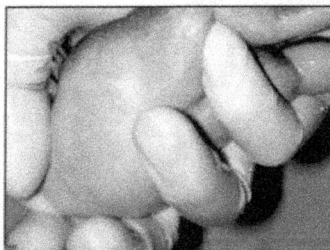
Oedème généralisé

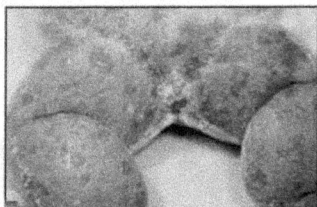
Lésion cloacale

Les causes d'œdèmes chez un amphibien anoure sont les suivantes [3,5] : qualité de l'eau, changement d'osmolarité de l'eau, infections bactériennes (généralement à *Aeromonas*), infections virales, parasitaires, abcès, masse cœlomique, organomégalie, hypoprotéinémie.

EXAMEN COMPLÉMENTAIRE ET DIAGNOSTIC

Une coprologie (selles prélevées par calques au niveau du cloaque) par un examen en direct s'est révélée négative.
La congestion cloacale et les commémoratifs (négligence de l'hygiène) font fortement suspecter la mauvaise qualité de l'eau et une infection bactérienne.

TRAITEMENT

Des consignes ont été prescrites : changement de l'eau au moins tous les 2 jours, désinfection totale (eau de javel diluée) une fois par semaine, éclairage complété par une source d'ultra-violets avec respect d'une photopériode (12h/12h), alimentation variée (ajout de foie de bœuf, viande râpée, alimentation commerciale pour truite...).
Un traitement local associé à une antibiothérapie générale est indiqué :
⊕ nettoyage de la zone cloacale à la chlorexidine jusqu'à disparition des symptômes,
⊕ bains d'enrofloxacine (0,3 mg /ml d'eau de bain) une fois par jour pendant 20 minutes, et ce, pendant 10 jours : lors du bain l'animal est placé dans un bocal (fermé d'un couvercle perforé) de sorte que le liquide ait une profondeur de 0,5 cm correspondant au tiers du corps.

L'animal retrouve son aspect normal et la lésion disparaît au bout d'une semaine.

*Docteur vétérinaire, MNHN, Ménagerie du Jardin des Plantes, 57 rue Cuvier, 75005 Paris

DISCUSSION

Il est impératif d'associer à tout **examen clinique** une évaluation des conditions environnementales la plus complète possible : température et ses variations (journalières et sur de plus longues périodes), humidité, qualité de l'eau et fréquence des changements, logement, etc. Le diagnostic d'une pathologie chez les Amphibiens est assez complexe. Le plus souvent les signes cliniques sont les mêmes pour un grand nombre d'affections : postures anormales, diminution des réflexes, changement de couleur de peau... Aussi, l'examen entrepris doit être le plus soigné possible, en commençant par la tête avec les yeux, les narines et la bouche. L'examen de la peau est particulièrement important pour rechercher des zones d'abrasion, d'hyperhémie, des nodules, etc. Congestions, hémorragies et ulcères cutanés sont fréquents lors d'infections bactériennes. Le poids est très variable selon l'état d'hydratation. Les Amphibiens peuvent ainsi perdre jusqu'à 50% de leur poids corporel en fluide avant de mourir.

Il est possible d'effectuer des **examens complémentaires**. Raclages et biopsies cutanés peuvent être effectués pour des recherches bactériennes, fongiques et parasitaires. Examens microscopiques et mises en culture des prélèvements sont faciles à réaliser. Des parasites protozoaires et métazoaires peuvent être observés par coprologie. Leur aspect pathologique est à corréler à l'extension de l'infection et à la présence de signes cliniques. Des prises de sang peuvent être réalisées dans la veine abdominale ventrale centrale ou directement par cardiocentèse. La radiographie permet de visualiser les problèmes ostéo-articulaires, les occlusions intestinales, les corps étrangers et les pneumonies.

Les **infections bactériennes** sont la cause principale de morbidité et de mortalité chez les Amphibiens captifs. Beaucoup de ces bactéries sont commensales à l'état normal et ne se révèlent pathologiques que lors d'une diminution des mécanismes de défense naturels. Une

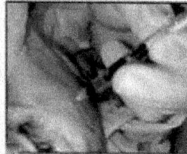
Prise de sang par cardiocentèse

hyperhémie cutanée peut être le seul signe clinique rencontré. Pétéchies, ecchymoses et hémorragies peuvent être présentes particulièrement à la surface des jambes et du ventre (notamment dans le fameux syndrome du "Red Leg" dû à *Aeromonas hydrophila*), ainsi qu'éventuellement des ulcérations sur les extrémités en contact avec le sol. Lors d'infections chroniques les symptômes sont beaucoup plus variés : signes neurologiques, lésions oculaires, ascite, décoloration de la peau, hypersécrétion de mucus, œdème généralisé, etc. [2,3,4,5]

La dose préconisée d'enrofloxacine est de 5-10 mg/kg en parentéral [1,4]. Nous avons ici choisi une solution empirique et pratique inspirée d'expériences de confrères anglo-saxons [3]

BIBLIOGRAPHIE

1- CARPENTER, J. MASHIMA, T & D. RUPIPER, 2001. Exotic Animal Formulary. W.B. Saunders Company. Philadelphie. 423 p.

2- Crawshaw, G.J. 1993. Amphibian medicine. In Zoo & Wild Animal Medicine. Current therapy 3. Fowler. M.E. [Ed.] W.B. Saunders Company. 617 p.

3- Johnson-Delaney. C. A. 2000. Exotic Companion Medicine Handbook. Vol 2. Amphibians. Zoological Education Network. [Ed.]

4- Williams. D.L. 2002. Amphibians. In BSAVA manual of Exotic Pets. Fourth edition. Meredith. A. & Redrobe, S. [Eds]. 168p.

5- Zwart, P. 1992. Amphibiens. In Gabrisch, K & P Zwart. La Consultation des Nouveaux Animaux de Compagnie. Editions du Point Veterinaire. 402p.

Remerciements au Dr. Kupfer pour nous avoir référé le cas.
Crédits photos : Norin Chai

Manuscrit reçu le 2 avril 2003

20

COLOPEXIE CHEZ UNE RAINETTE DE GUYANE
(*Phrynohyas coriacea*)

Norin CHAI*

Résumé : Ce cas relate une colopexie sur une rainette de Guyane (*Phrynohyas coriacea*). Il décrit les étapes d'une chirurgie des tissus mous chez les Amphibiens. La colopexie reste pour l'auteur, un traitement d'appoint du prolapsus cloacal et ne se conçoit qu'après avoir identifié et traité les causes primaires du syndrome.

Mots-clés : Amphibiens; Phrynohyas coriacea; prolapsus cloacal; colopexie

MOTIF DE CONSULTATION

Prolapsus cloacal chronique.

COMMEMORATIFS - ANAMNÈSE

Le sujet, une *Phrynohyas coriacea* mâle adulte fait partie d'un groupe d'une trentaine d'animaux où une prévalence importante de prolapsus cloacaux était observée. Une origine parasitaire en était la cause principale. Une fois le traitement spécifique instauré (ivermectine in pour on, deux fois à 15 jours d'intervalle), la prévalence avait chuté et seul le spécimen présenté ici, montrait toujours de façon chronique un prolapsus qui était par ailleurs, régulièrement réduit mécaniquement. Une suture en bourse du cloaque n'avait pas donné satisfaction.
Les conditions d'entretien et d'alimentation sont correctes.

EXAMEN CLINIQUE

A l'examen clinique, l'animal reste vif. La masse prolabée est saine et présente de rares matières fécales : ce prolapsus, relativement modéré, n'implique que le colon. Vu l'état correct de l'animal une colopexie a été proposée et acceptée.

TRAITEMENT

☞ L'animal est isolé et mise à la diète 24 h avant l'opération. Il reçoit un bain de 15 minutes d'enrofloxacine, dosé à 0,3 mg/ml de bain. L'anesthésie s'effectue avec du MS222 (0,1 g / 100 ml).

L'induction dure 8 min et apporte une anesthésie de stade 3.

☞ L'animal est placé en décubitus dorsal, une compresse stérile imbibée d'une solution de chlorhexidine est appliquée sur le site chirurgical pendant 6 - 7 minutes.
La voie d'abord est paramédiale, évitant précautionneusement la veine ventrale. La peau et le plan musculaire sont incisés à l'aide d'un bistouri sur 5 cm. La cavité coelomique est ponctionnée, une dissection mousse permet de disséquer aussi bien la membrane coelomique que le plan musculaire et cutané jusqu'à obtenir un confort suffisant de travail.
☞ Les poumons insufflés sont extériorisés pour une meilleure observation des viscères. Le colon est réintroduit et suturé sur le péritoine.

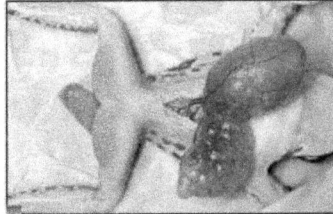

Les poumons insufflés sont extériorisés pour une meilleure observation des viscères.

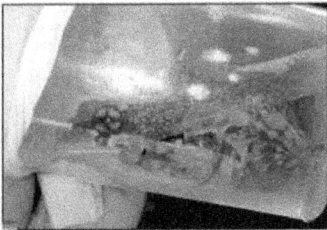

L'anesthésie s'effectue avec du MS222. L'induction dure 8 min et apporte une confortable anesthésie de stade 3

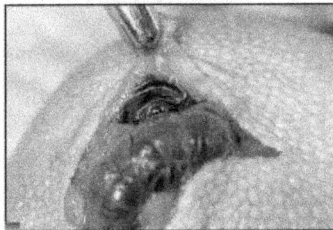

Une attention particulière sera portée sur la veine abdominale pour ne pas la léser

* Docteur vétérinaire, Ménagerie du Jardin des Plantes, Muséum national d'Histoire naturelle - 57 rue Cuvier 75005 Paris

L'animal se réveille seul au bout d'une vingtaine de minute (après l'induction). Une antibiothérapie à base d'enrofloxacine (0,3 mg/ml de bain) en bains est instaurée sur 10 jours. L'animal est examiné régulièrement toutes les semaines pendant les 6 premières semaines suivant l'opération.

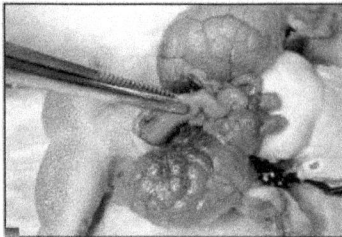

La préhension et la rétraction du colon s'effectueront délicatement

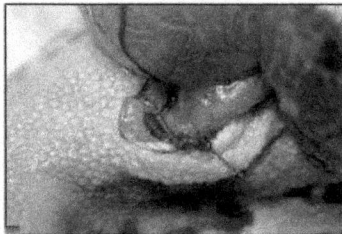

La paroi du colon est suturée sur le péritoine à l'aide de fils résorbables

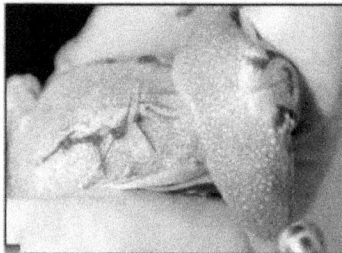

Le prolapsus a été réduit. La suture de la cavité coelomique et de la peau s'effectue en un seul plan

☞ La cavité coelomique et la peau sont fermées en un seul plan avec du VICRYL® Déc 1,5.

☞ Pendant toute la procédure, les poumons et la peau de l'animal ont été hydratés avec de fins flushs du sérum physiologique tiédis.

DISCUSSION

Prolapsus cloacal

Le prolapsus cloacal est assez fréquemment rencontré chez les anoures, rappelons les causes favorisantes [1,4] : parasitisme, troubles mécaniques du péristaltisme (obstruction, occlusion), hypocalcémie, intoxication, déséquilibres alimentaires, insuffisance d'exercice, infections bactériennes, néoplasies, idiopathique. Les réductions mécaniques ont été déjà décrites dans un précédent numéro de Pratique des Animaux Sauvages et Exotiques [1].

Chirurgie chez les Amphibiens

Une connaissance basique de l'anatomie et la physiologie est importante avant de s'embarquer dans une chirurgie chez les Amphibiens. L'épiderme est seulement constitué d'un faible nombre de couches de cellules, le derme est relativement fin et les muscles abdominaux sont fragiles. Les sutures cutanées s'effectuent souvent en un seul plan. A l'instar des Reptiles, une veine abdominale médiale repose ventralement aux muscles abdominaux. Les Amphibiens ne possèdent pas de diaphragme et la majorité des organes internes se placent dans une cavité coelomique. Lors d'une coeliotomie, on évitera aussi de léser les poumons qui, non insufflés, sont souvent plus petits que les autres organes. En pratique, une diète de 24 h est souhaitable avant chirurgis.

Une désinfection chirurgicale standard type " mammifère " est potentiellement dangereuse pour les Amphibiens. L'alcool à 70% et les solutions/savons à base de povidine-iodine ne devraient pas être appliqués sur la peau d'un amphibien (risque d'intoxication [3]). On préférera la chlorhexidine pour toute désinfection. Dans tous les cas, on évitera les frottements de la peau avec des compresses, la désinfection s'effectue par tamponnement ou simple application.

Le " lit " chirurgical devra assurer une hydratation permanente. L'animal pourra, pour des procédures longues, y être maintenu dans une solution anesthésique.

BIBLIOGRAPHIE

1 - CHAI, N. 2002. Prolapsus du cloaque chez une rainette de Guyane (Phrynohyas coriacea). Prat. Ani. Sauv. Exotiques 2(1) : 7-8
2 - WRIGHT, K. 2001. Surgical techniques. In Amphibian Medicine and Captive Husbandry. Wright, K and B.R. Whitaker [Eds]. Krieger Publishing Company, 499 p : 281
3 - WRIGHT, K. 2000. Surgery of Amphibians. Veterinary Clinics of North America Exotic Animal Practice 3(3) : 253- 258
4 - ZWART, P. 1992. Amphibiens. In Gabrisch, K. & P. Zwart. La Consultation des Nouveaux Animaux de Compagnie. Éditions du Point Vétérinaire. 400p. : 358

Crédits photos : Norin Chai

12

278

ARC CORNÉEN CHEZ DES RAINETTES DE WHITE
(*Litoria caerulea*)

Norin CHAI*

Résumé : Deux rainettes de White captives ont présenté des arcs cornéens. Ces animaux étaient exclusivement nourris avec des souriceaux. Le régime hyper lipidique (pour l'espece) serait un facteur très favorisant. Mais une origine multifactorielle n'est pas écartée. L'affection ne touche que les femelles qui depuis leur arrivée n'ont jamais été observée en ponte. La résorption des œufs pourrait jouer un certain rôle dans l'hypercholestérolémie.

Mots-clés : amphibiens, *Litoria caerulea*, arc cornéen

MOTIF DE CONSULTATION

Opacité cornéenne bilatérale, blanchâtre et couvrant surtout la zone périphérique sur deux rainettes de White (*Litoria caerulea*).

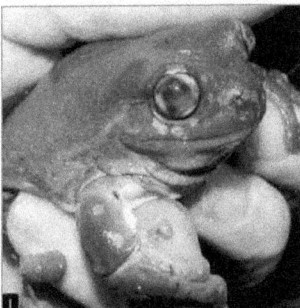

Sur une femelle, on note en périphérie de la cornée des opacités blanchâtres blanchâtres aux contours flous semblant évoluer vers le centre.

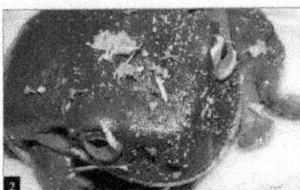

Sur l'autre femelle, les opacités sont plus discrètes mais présentent la même topographie

COMMEMORATIFS ET ANAMNESE

Les de rainettes de White (3 mâles, 2 femelles) sont arrivés au Vivarium de la Ménagerie du Jardin des Plantes en 2002. Déjà adultes à l'époque, leur âge est indéterminé. Aucune reproduction n'été observée. C'est par ailleurs la seule espèce d'anoures qui ne présente pas de reproduction au Vivarium. Le terrarium (40 x 50 x 35 cm) est richement décoré et végétalisé. La litière est constituée de tourbes, elles mêmes recouvertes de mousses végétales changées une fois par mois. Le terrarium est entièrement refait et désinfecté tous les 3 mois. Une vaporisation quotidienne permet de maintenir une hygrométrie oscillant entre 80 et 100%. La photopériode est de 12 / 12. La température ne fluctue pas et se situe autour de 25°C. Le régime adopté était 1 à 2 souriceaux par animal et par semaine.

Lors de l'entretien du terrarium, deux animaux présentaient des «tâches» blanches sur la cornée. Aucune modification comportementale n'été observée. L'observation est fortuite et donc, l'historique clinique est inconnu.

EXAMEN CLINIQUE ET COMPLEMENTAIRE

L'examen à distance montre des animaux alertes avec une posture et démarche normales. La symétrie et les proportions du corps, de la tête et des yeux sont égales (normales).

Les 5 animaux ont été palpés et examinés. Sur deux spécimens, les deux femelles (les femelles sont plus grandes que les mâles et ne chantent pas), on note effectivement des opacités bilatérales blanchâtres aux contours flous semblant évoluer vers le centre de la cornée. Les lésions ne sont pas associées à une inflammation oculaire ou à une néovascularisation cornéenne.

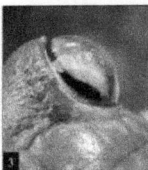

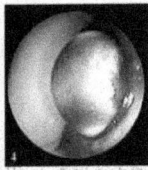

Les lésions ne sont pas associées à une inflammation oculaire ou à une néovascularisation cornéenne

L'examen effectué avec la tête d'endoscope montre la présence de fins dépôts cristallins qui brillent au passage de la source lumineuse

* Docteur vétérinaire, Ménagerie du Jardin des Plantes, MNHN - 57 rue Cuvier 75005 PARIS

17

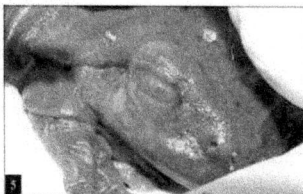

Le test à la fluorescéine ne démarque aucune ulcération (il est important ici de bien rincer avec du liquide physiologique car le pigment peut adhérer à du mucus et fausser le test)

L'examen ophtalmologique rapproché, effectué grâce à une tête d'endoscope de 2,7 mm montre la présence de fins dépôts cristallins qui brillent au passage de la source lumineuse.

Le test à la fluorescéine ne démarque aucune ulcération (il est important ici de bien rincer avec du liquide physiologique car le pigment peut adhérer à du mucus et fausser le test).

La contention, très stressante en elle-même, a toujours été très rapide car avec des animaux très stressés, on peut induire des ruptures de vaisseaux irídiens.

DIAGNOSTIC

Au vu de tous ces éléments, les lésions observées semblent être des arcs cornéens à un stade encore précoce.

TRAITEMENT ET RECOMMANDATIONS

A l'heure actuelle, aucun traitement de cette affection n'a été décrit chez les Amphibiens. En revanche plusieurs recommandations ont été proposées, pour stabiliser l'affection voire réduire les lésions (aucune donnée ne prouve l'irréversibilité d'une lipidose cornéenne).

Alimentation

Ces rainettes ont la particularité d'être voraces. Leur régime naturel est normalement varié et se compose d'insectes et d'araignées et à l'occasion, de petits amphibiens et mammifères. L'arrêt du «souriceau exclusif» a donc été vivement conseillé au profit d'une alimentation plus variée. Dès le lendemain, nous sommes partis sur une alimentation avec des insectes donnés en quantité équivalente à 2 criquets par animal trois fois par semaine.

Zootechnie

Il est suggéré de placer dans un terrarium plus grand (normalement est préconisé, au minimum, un terrarium de 50x40x40 cm pour un couple) avec surtout la présence d'un plan d'eau avec une profondeur au moins de 10 cm pour la ponte.

DISCUSSION

Une grenouille populaire

La rainette de White représente une des grenouilles les plus populaires chez les amateurs dans le monde. Sa nature docile, son apparence « cartoonesque » et sa longévité (en moyenne 15 ans et jusqu'à 20 ans) en font un animal très attractif. C'est aussi un animal facile à nourrir (il mange quasiment tout ce qui bouge, si la taille le permet)

et est réputé résistant à la plupart des maladies. Un des problèmes décrits chez cette espèce en captivité est l'obésité. Pour des soucis logistiques, les animaux arrivés au Vivarium n'ont pu bénéficier de conditions optimums. Etant nocturnes et donc cachés et peu actifs le jour, un suivi régulier de la part des soigneurs n'était pas toujours évident. La nourriture était donnée le soir et le lendemain matin, il ne restait plus rien. Des signes d'alerte étaient difficilement décelables.

Ophtalmologie et lipidoses cornéennes

Dans l'examen ophtalmologique, le réflexe pupillaire (furtif au mieux) n'est pas utilisé dans l'exploration de la fonction neuro-ophthalmique. Les sphincters sont des muscles striés et donc, ne répondent pas aux parasympatholytiques comme l'atropine. De plus, à cause de la toxicité potentielle des drogues utilisables (D-tubocurarine, vecuronium...), la mydriase n'est pas systématique recherchée sauf lors d'indication spécifique (traitement de cataracte).

Si nécessaire, des imprégnations sur lame suivie de coloration peuvent parfois mettre en évidence des bactéries et parasites.

Les maladies oculaires sont assez fréquemment rencontrées en clinique et les causes sont principalement métabolique, nutritionnelle, traumatique, infectieuse et environnementales. L'écrasante majorité des amphibiens terrestres capture leurs proies : toute perte visuelle est très préjudiciable [6]. Les dépôts cornéens lipidiques représentent les maladies spontanées la plus fréquemment décrite en ophtalmologie des anoures. Les autres maladies sont les panophtalmies bactériennes [6]. Il y a trois types de dépôt lipidique cornéen, différents dans l'apparence clinique et la pathogénie : dystrophie lipidique cornéenne stromale, kératopathie lipidique et arc cornéen. La première affection semble être due à des anomalies dans le métabolisme lipidique cornéen. Elle se manifeste par une opacité blanchâtre circulaire ou en forme d'arc au centre de la cornée. Lors de kératopathie lipidique, le dépôt lipidique suit une augmentation de la vascularisation de la cornée due à une pathologie générale ou cornéenne. Si l'arc cornéen est n'est initialement pas associé à une inflammation oculaire ou à une néovascularisation, ces dernières peuvent néanmoins apparaître dans un stade ultérieur, rendant la distinction avec la kératopathie lipidique difficile. Les infiltrations ici concernent d'abord les esters de cholestérol [4]. La lipidose cornéenne doit être différentiée des autres opacifications cornéennes et des kératites vascularisées. Souvent les causes exactes de ces lésions sont inconnues et jugées plutôt multifactorielle : environnement, alimentation, exposition longues aux UV (utilisés pour prévenir les ostéodystrophies nutritionnelles) [6].

Arc cornéen

L'arc cornéen est le type le plus communément observé chez les anoures. Les stades précoces de cette affection sont diagnostiques par la présence de fins dépôts cristallins qui brille au passage d'une source lumineuse [6]. Des études sur des Rainettes cubaines (Osteopilus septentrionalis) expérimentalement hypercholestérolémiques confirment un lien direct entre l'arc cornéen et les lipides sériques. Les grenouilles avec un arc cornéen présentaient des taux de cholestérolémie et de LDL, cholestérolémie nettement supérieures à des spécimens non affectés [7]. A déjà été signalé le risque d'une lipidose cornéenne d'une alimentation avec des souriceaux [9]. Cependant, si maintenant il est évident que l'arc cornéen suppose principalement un désordre nutritionnel, il est bon de garder en mémoire une cause multifactorielle. Par exemple, de nombreux spécimens avec cette affection sont des femelles captives qui ont présenté des problèmes de ponte pendant une ou plusieurs saisons. Quand les œufs sont absorbés, les nutriments excédentaires métabolisés et stockés peuvent représenter un facteur favorisant [9].

18

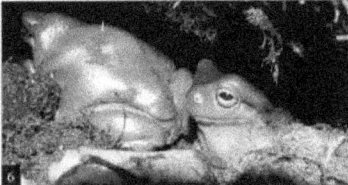

Ici des mâles *Litoria* qui ne présentent aucune lésion cornéenne :
l'absence de ponte chez les femelles serait-il un facteur déterminant ?

C'est peut être le cas de figure ici avec nos *Litoria*.
De même chez l'Homme, l'arc cornéen peut apparaître en l'absence
de facteurs prédisposants [1]. Enfin, une hypercholestérolémie (de
modérée à sévère) prédispose également à l'apparition de xanthomes
qui peuvent s'étendre jusqu'à la sclère et les corps ciliaires [6].

Crédits photos : Norin Chai

Remerciement : Les services du vivarium et les vétérinaires de
la Ménagerie du Jardin des Plantes.

BIBLIOGRAPHIE

1 - BARCHIESI BJ, ECKEL RH, ELLIS PP 1991. The cornea and disorders of lipid metabolism. Surv Ophthalmol. Jul-Aug;36(1):1-22
2 - CARPENTER J L, A. Bachrach Jr, D. M. Albert, S. J. Vainisi, M. A. Goldstein. 1986. Xanthomatosis keratitis, disseminated xanthomatosis, and atherosclerosis in Cuban tree frogs. Vet. Pathol. 23:337-339.
3 - COGGER, H. 1983. Reptiles and Amphibians of Australia. Sanibel, Florida: Ralph Curtis Books.
4 - CRISPIN S. 1982. Corneal dystrophies in small animals. Vet. Annu. 22:298-310.
5 - FRANGEL O. T., E. S. LEE, R. R. SMITH 1991. The cornea. In systemic disease. In Burton, W. and E. A. Jaeger (eds.). Duane's Biomedical Foundations. Clinical Ophthalmology. External Diseases. The Eyes. J. B. Lippincott, Philadelphia, Pennsylvania Pp. 1-31.
6 - KELLER CB, SHILTON CM. 2002. The amphibian eye. Vet Clin North Am Exot Anim Pract. May;5(2):261-74
7 - SHILTON CM, SMITH DA, CRAWSHAW GJ, VALVERDE, KELLER CB, MAGUIRE CJ, CONNELLY JW, ATKINSON J 2001. Corneal lipid deposition in Cuban tree frogs (Osteopilus septentrionalis) and its relationship to serum lipids: an experimental study. J Zoo Wildl Med. 2001 Sep;32(3):305-19.
8 - WRIGHT KM, WHITAKER MS. 2001.Nutritional disorders. In Amphibian Medicine and Captive Husbandry. Wright KM, Whitaker MS [Eds]. Krieger Publishing Company, Malabar, Florida 499p. 73.
9 - WIKIPEDIA, the free encyclopedia. http://en.wikipedia.org/wiki/ White-Cit. Tree Frog. Dernière consultation le 31 octobre 2006.
10 - WHITAKER MS. 2001 The Amphibian Eye. In Amphibian Medicine and Captive Husbandry. Wright KM, Whitaker MS [Eds]. Krieger Publishing Company. Malabar, Florida 499p. 347-149.

Manuscrit reçu le 02 novembre 2006

DEUX CAS D'HYPERPLASIE ÉPIDERMIQUE CHEZ DES AMPHIBIENS

Norin CHAI*

Résumé : Deux cas cliniques décrivent des lésions probablement d'origine traumatique qui ont évolué vers une hyperplasie épidermique touchant pour un cas, seulement les glandes à mucus et pour l'autre, toutes les structures du tégument. Le traitement est chirurgical, associé à une antibiothérapie préventive. La cicatrisation est de seconde intention.

Mots-clés : amphibiens, traumatisme du rostre, hyperplasie épidermique, anesthésie, *Paramesotriton chinensis*, *Xenopus tropicalis*

MOTIF DE CONSULTATION

Cas n°1 : Un Paramésotriton (*Paramesotriton chinensis*) est présenté pour un « gonflement » mandibulaire inférieur, accompagné d'une plaie en son milieu.

Cas n°2 : Un Xénope (*Xenopus tropicalis*) est présenté pour une excroissance sur la mandibule inférieure.

COMMEMORATIFS ET ANAMNESE

Cas n° 1
Le propriétaire est un éleveur confirmé qui maîtrise parfaitement les conditions de maintenance. Il a « récupéré » cet urodèle mâle adulte, d'âge inconnu, dans une animalerie depuis peu. De fait, on ignore l'historique de la lésion.

Cas n°2
L'animal provient d'une animalerie du Muséum. Les conditions d'entretien sont donc connues et correctes. Il a été isolé en prévention d'une éventuelle contagiosité d'une maladie infectieuse. L'excroissance est apparue relativement rapidement (en une semaine) mais ne semble pas gêner outre mesure l'animal. L'appétit reste normal.

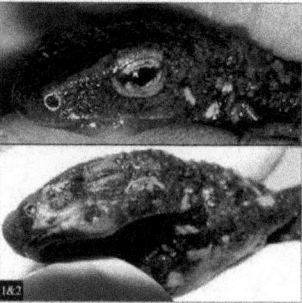
Examen du Paramésotriton : œdème de la mandibule inférieure accompagné d'un petit ulcère.

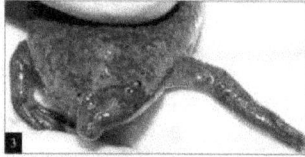
Examen du Xénope : excroissance fistuleuse de la mandibule inférieure. La surface cutanée impliquée semble relativement saine.

EXAMEN CLINIQUE

Cas n°1
L'animal présente un état général moyen et un appétit capricieux. A l'examen clinique, il montre une certaine apathie et ne se déplace pratiquement pas (ce qui peut être cependant normal puisque les individus de cette espèce deviennent léthargiques lorsqu'ils se trouvent hors de l'eau). L'animal est donc placé dans l'eau et réagit, ce qui dénote finalement un comportement normal. La lésion consiste principalement en un œdème mandibulaire localisé. Aucune autre lésion n'est observée.

Cas n°2
L'examen à distance du xénope se révèle normal : déplacement correct, réponse rapide aux stimuli. L'excroissance touche la mandibule inférieure. La surface cutanée impliquée semble relativement saine. Aucune autre lésion n'est observée.

EXAMENS COMPLÉMENTAIRES ET TRAITEMENT

Radiographie
Pour les deux cas, nous avons réalisé des clichés radiographiques pour explorer l'intégrité des structures osseuses. Une atteinte de ces structures rendrait le pronostic très sombre. L'urodèle étant peu véloce hors de l'eau, la prise de clichés est relativement aisée. Pour le Xénope, une contention est nécessaire. Les images radiographiques sont normales dans les deux cas.

Traitement chirurgical et analyse histologique
Le traitement consiste simplement à retirer sous anesthésie ces excroissances épidermiques avec une pince à biopsie.

* Docteur vétérinaire, Ménagerie du Jardin des Plantes, MNHN - 57 rue Cuvier 75005 PARIS

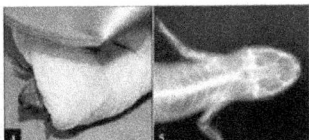

Contention du Xénope pour un [...] cliches [...] celui du
cliche radiographique [...] Paramésotriton ne montrent pas
d'atteinte osseuse

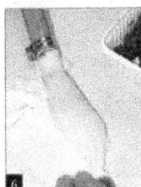

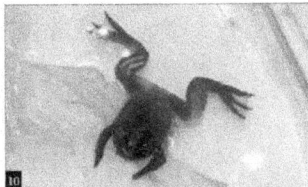

Le même mode anesthésique est
réalisé dans les deux cas. Les
animaux sont placés, avec une
compresse humide, dans un gant
en latex (paroi) qu'on insuffle avec
de l'isoflurane à 5%. Un stade 2
est recherché. Au bout d'environ 4
minutes, l'animal est retiré du gant.
Des tamponnades sur la zone
opératoire avec un coton-tige
imprégné de VÉTÉDINE™ permettent
une désinfection sommaire mais
suffisante

Anesthésie gazeuse à
l'isoflurane. Pour cette
méthode d'anesthésie, il est
important de mettre dans le
gant avec l'amphibien une
compresse humide pour
limiter la déshydratation

Les lésions sont retirées en une fois (pour le Xénope) et deux fois
(pour le Paramésotriton) avec une pince à biopsie flexible Storz
normalement utilisée pour les endo-biopsies.

La plaie opératoire est ensuite cautérisée avec des tamponnades de
LOTAGEN™.

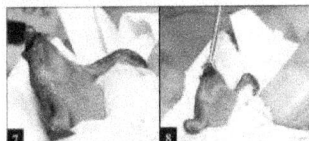

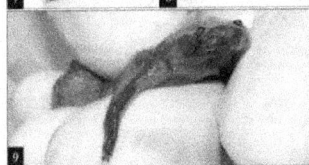

Retrait avec une pince à endo-biopsie de l'excroissance mandibulaire
du Xénope

histolation pour le pénis [...] petite île « humide pour éviter une
royale tout en assurant une hydratation correcte.

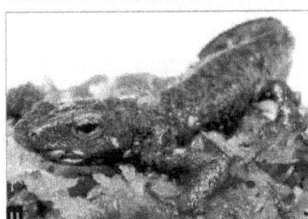

Paramésotriton juste après la chirurgie. La plaie a été cautérisée
avec du LOTAGEN™. L'animal s'est parfaitement réveillé. On peut
accélérer le réveil avec une douche continue sous le robinet.

Une antibioprévention (enrofloxacine - 0,3 mg/ml de bain pendant 20
minutes/jour) est prescrite pour 10 jours. [13]

Résultats histologiques

Pour le Paramésotriton, la lésion se révèle être une hyperplasie et
spongiose épidermiques sévères diffuses associées à une nécrose
profonde du derme avec accumulation de fibrine, lymphocytes et
macrophages.
Pour le xénope, l'excroissance correspond à une hyperplasie
épidermique modérée touchant les glandes à mucus.
Ces deux lésions sont fortement suggestives d'un phénomène
chronique d'irritation locale.

SUIVI

Les deux animaux sont revus trois mois après leur opération. Tout
deux se portent cliniquement bien avec des comportements général
et alimentaire normaux. La cicatrisation est très satisfaisante et se
présente sous la forme d'une zone dépigmentée ou légèrement
mélanique.

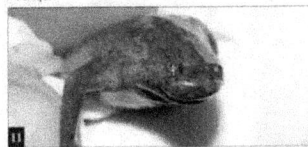

Examen du Xénope à T + 3 mois

12

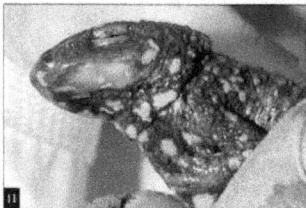
Exérèse du l'amaturartrissin à T + 3 mois

DISCUSSION

Les amphibiens adultes possèdent un nombre très important de glandes cutanées. Les produits de sécrétion de ces glandes potentialisent la respiration cutanée, réduisent les pertes hydriques par évaporation, possèdent des propriétés bactériostatiques (ou antibactériennes d'une façon générale), antifongiques, jouent des rôles dans la communication intra-spécifique (production d'hormones, reconnaissance sexuelle...) et peuvent représenter des défenses chimiques parfois extrêmement efficaces (toxiques), en plus d'autres fonctions...

Les lésions traumatiques entraînent souvent des abrasions rostrales. Les signes cliniques se traduisent par des décolorations, ulcères ou nécroses jusqu'à l'atrophie partielle ou totale du rostre [4]. Les glandes dermiques contiennent alors des débris cellulaires et une spongiose dermique est souvent notée, un peu à l'instar du cas n°1. Les surinfections bactériennes cutanées locales sont, contrairement aux idées reçues, rares. En revanche, elles apparaissent très vite avec une nécrose des cellules de l'épiderme (la plupart du temps des germes Gram-négatifs). Les conséquences de la rupture sécrétoire cutanée sur la pathogénie des infections bactériennes et fongiques restent encore à être précisées. Il n'en reste pas moins qu'une fois

installée, l'infection peut vite évoluer en septicémie. Pour le cas n°1, vue la nécrose observée, on peut penser qu'une surinfection bactérienne était imminente. Une véritable absence d'infection ne peut néanmoins être affirmée car nous n'avons pas effectué d'examens bactériologiques. Les conditions de détention de cet urodèle devaient être fortement inadaptées.

Le cas n°2 est différent. Il supposerait plutôt des irritations chroniques (ou non) très localisées, imperceptibles pour l'animalier. Mais la pathogénie réelle de cette hyperplasie restera incertaine.

Contrairement à ce que l'on pourrait penser, les amphibiens sont de bons sujets à « opérer ». Ils sont plus résistants à la perte sanguine que les Mammifères et les Oiseaux. Des surinfections post opératoires sont rares, toujours en grande partie grâce aux propriétés anti-infectieuses de leurs sécrétions cutanées. L'hydratation est en revanche un point essentiel : il faut toujours garder le sujet humide. Pour la désinfection, on peut aussi utiliser une compresse stérile imbibée d'une solution de chlorhexidine qui sera appliquée sur le site chirurgical pendant 5 - 7 minutes. [2]

La technique utilisée ici est possible car les animaux sont de petites tailles. D'une façon générale, on évitera les trop grandes biopsies car la peau n'est pas très extensible !

BIBLIOGRAPHIE

1 - CHAI N. 2003. La consultation des amphibiens. Prat. Anr. Bent. Exotiques 10 (volume 7-2) : 9 - 12.
2 - CHAI N. 2007. Chirurgie chez les Amphibiens. Proceedings du IV Congrès International francophone sur les NAC et la Animaux Exotiques 32 p. : 106-111.
3 - GREEN E.D. Pathology of Amphibia. 2007. Amphibian Medicine and captive Husbandry. Wright K. & Whitaker B.R. [Eds.] Krieger Publishing Company. Florida 450p. : 415-416.
4 - JOHNSON. DECASTRE C. A. 2001. Exotic Companion Medicine Handbook. Vol.2 Amphibians. Zoological Education Network [Eds.]

Crédits photos : Norin Chai

Manuscrit reçu le 12 août 2007

Capture et Anesthésie des Animaux Sauvages et Exotiques

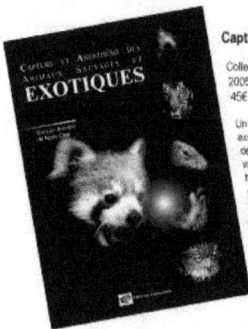

Collectif
2005 - 160 pages - 15x21 - broché
45€

Un ouvrage sur la contention, la manipulation et l'immobilisation chimique des animaux exotiques, sauvages et de compagnie est un outil précieux pour des praticiens, vétérinaires de zoo et de faune sauvage. Ce manuel combine une information scientifique d'une grande valeur technique avec un savoir empirique, fruit d'expériences de terrain, tout en restant très pratique. Les superbes et nombreuses illustrations aident à comprendre et clarifier les différentes méthodes de contention. Un nombre très important d'espèces animales est abordé : des Marsupiaux aux Poissons, en passant par les fauves, les éléphants et bien sûr les « NAC » classiques. Les étudiants vétérinaires obtiendront un solide aperçu de la complexité des ces manipulations et seront mieux préparés pour leur pratique future. Les photographies dans ce livre rendent le sujet moins théorique et austère que dans la plupart des autres manuels. Cet ouvrage traitant d'un sujet aussi important devrait être sur l'étagère de toutes les personnes qui manoeuvrent aussi bien les animaux sauvages de zoo que les animaux exotiques de compagnie.

13

284

#85 Fatal hemorrhagic septicaemia in colony of *Xenopus laevis*: identification of *Aeromonas hydrophila* resistant to fluoroquinolone treatment

Elard[1] J, Nennot[2] A, Lagadic[3] M, Médaille[4] C, Van Es[5] A, Chai[6] N, Escande[1] MC, Dangles-Marie[2,7] V

[1] Microbiology Unit, Institut Curie, Paris, [2] *In vivo* experiment platform, Research Center, Institut Curie, Paris, [3] Laboratoire IDEXX, Alfortville, [4] Vebiotel, Arcueil, [5] Institut de génétique et de biologie moléculaire et cellulaire, Institut clinique de la souris, Illkirch, [6] Ménagerie du Jardin des Plantes, Muséum National d'Histoire Naturelle, Paris, [7] CNRS UMR 8149, Faculté Pharmacie Paris Descartes, Paris, FRANCE

An *A. hydrophila* was identified as the causative agent of a sudden fatal hemorrhagic septicemia in a colony of 500 *Xenopus laevis* at Institut Curie. The frogs were used as oocyte donors in developmental biology studies. Clinical signs included haematemesis, epistaxis, abdominal distension, hemorrhagic ulcers (leading to bloody color of tank water) but none of the common signs of 'red leg syndrome'. Gross examination showed internal hemorrhagia, and histopathological sections revealed dermatitis, exsudative perimyositis with Gram-negative bacillus and necrosis hepatitis, consistent with hemorrhagic septicaemia. Liver samples of diseased frogs yielded to pure colonies of *Aeromonas hydrophila*, confirming the specific involvement of this agent in the present bacterial septicaemia. Disinfection with mercurochrome bath was performed in all tanks. Affected animals were quarantined and sacrificed. The remaining frogs were unsuccessfully treated with enrofloxacin in addition to mercurochrome treatment. Despite this treatment, the outbreak was always spreading and more than 120 amphibians were died since the first case. The antibiogram revealed then that the identified strain was resistant to oxytetracyclin. Enrofloxacin and oxytetracyclin belong to the rare antibiotic category which can be used in Xenopus therapy because of rapid assimilation, ease of administration by bath, and minimal potential toxicity. Consequently, euthanasie of all frogs, which have been housed with ill animals, was then decided to sanitize tanks and repopulate with new colonies.
The source of the introduction of *A. hydrophila* was not determined during this epizootic. Bacteriological cultures of water samples showed the water supply was not to blame. *A. hydrophila* was supposed to be introduced by a contaminated Xenopus and afterwards amplified in stressed animals. Investigation regarding propagation mode between tanks showed that the agent was certainly transmitted from the original contaminated tank through cleaning sponges and scoops.

Materials and methods

Animal housing and management. The frog colony (~500 animals) was purchased from several official vendors and distributed among 46 tanks. (*R. catesbeiana* were housed in the same room, in 3 specific tanks). No prophylactic treatment was ever given.
Housing features: Opaque plastic tank, stocking density of 0.5 frogs/L, flow-through water system with a 50% freshwater change every 6 h, water equilibrated between 20 and 22°C, de-chlorinated by use of carbon filtration. Commercial fish grower diet.
Tank cleaning: All tanks were drained, cleaned with abrasive sponges, and refilled weekly. Frogs were not removed from the tanks during this cleaning process.
All frogs were treated humanely, according to French Legislation.
Case history. During the autumn of 2005, an increase in morbidity and mortality was detected in 2 tanks housing X. laevis adult females. The affected animals had developed generalized hemorrhagic cutaneous ulcers and heavy bleeding led to red color water. Clinical signs included also haematemesis, epistaxis, abdominal distension, but none of the common signs of 'red leg syndrome ie ventral and digital erythema. Within a month, lesions appeared in adult females X. laevis in 3 other tanks in the same range. At that time, 3 affected animals were submitted for histopathologic examination.
Mortality was progressive in the group of X. laevis. A rate peaked after one month when 17 frogs died over 48 h.
Pathologic examination. Liver, skin, muscle, were fixed in buffered 10% formalin.
Microbiological culture. Liver specimens removed aseptically from the affected frogs and water samples after concentration were inoculated on blood agar plates, then on Drigalski agar and identified using API20NE.
Treatment. While pathology results were pending, the remaining frogs were treated with mercurochrome (Soluchrom® 4mg/L, 1h, every other day, 7 treatments). All Xenopus of the 46 tanks were treated.

Results and discussion

Anatomopathologic findings. Affected frogs were in good nutritional condition, on the basis of the state of adipose stores and skeletal muscle. Gross examination showed internal hemorrhagia, severe ulcerative skin lesions (Fig1A), without weight loss. Histopathological sections revealed dermatitis (Fig1B), exsudative perimyositis (Fig1C) with Gram-negative bacillus and necrosis hepatitis (Fig1D), consistent with hemorrhagic septicaemia.

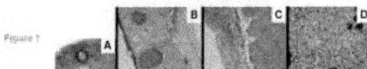

Figure 1

Microbiological culture. Culture of liver specimens from affected Xenopus yielded pure colony of *A.hydrophila*, demonstrating the role of this bacteria in the present syndrome. Sensitivity of the isolate had been then tested.

Amikacin	S	Oxytetracyclin	R
ENROFLOXACIN	S	Nalidixic acid	R
Ciprofloxacin	S	Trimethoprim +sulfamethoxazole	R
Gentamycin	S		

Management of the A. hydrophila outbreak
> Animals with skin lesions were sacrificed. Enrofloxacin (Baytril®, 12mg/L in tank water, for 8h long, every day during a week) has been unsuccessfully used for the all Xenopus colony, despite that the present isolate had been sensitive to this antibiotic. As resistance to oxytetracyclin had been established too, no additional antibiotic treatment has been performed and all frogs housed with ill animals have been euthanized.
> To investigate origin of the contamination, research of *A. hydrophila* was performed on water samples collected from several sites in the water supply. No colony of *A. hydrophila* had been expanded, demonstrating that the water supply was not involve in the contamination.

Water sampling location

	before carbon filtration	just after carbon filtration	supplier at tank level	in tank housing ill frogs
A. hydrophila	-	-	-	+

> *A.hydrophila* is suspected to be introduced in the colony by contaminated animals and then expanded in the colony. Hormonal injection for oocyte production has been reported to provide stress associated with bacteria expansion. Basic simple rules of cleaning (one sponge per tank) and disinfection by bleach of scoops after each use have been consequently implemented to avoid in future dissemination of pathogen agents between tanks.

Acknowledgements to Geneviève Almouzni's research team and the whole facility team managed by Isabelle Grandjean.

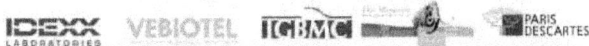

CHIRURGIE CHEZ LES AMPHIBIENS

Norin CHAI*

GÉNÉRALITÉS

Contrairement à ce que l'on pourrait penser, les amphibiens sont de bons sujets à « opérer ». Ils sont plus résistants à la perte sanguine que les Mammifères et les Oiseaux. Des surinfections post opératoires sont rares, en grande partie grâce aux propriétés anti-infectieuses de leurs sécrétions cutanées.

L'hydratation est en revanche un point essentiel : il faut toujours garder le sujet humide.

Temps préopératoires

Une diète de 4 h est suffisant pour les petits Amphibiens (< 20 g). Pour les plus gros, la diète peut aller jusqu'à 48 h. Cela étant, cette diète a une importance relative car le risque de vomissement pendant l'anesthésie est faible. Une bonne heure avant l'opération, on laissera l'animal dans un bain (eau de son terrarium ou aquarium ; à défaut, on pourra utiliser de l'Évian ou Vittel ou de l'eau du robinet laissée à l'air libre 20 minutes) avec un antibiotique (marbocyl ou enrofloxacine 3 mg/l de bain). Même si théoriquement, on le rappelle, les surinfections sont rares.

Nous employons de façon courante l'isoflurane pour l'anesthésie générale en maintenant l'animal soit dans une cuve, soit sur un haricot avec un fond d'eau et un masque. L'induction dure en général quelques minutes et le réveil s'effectue environ 5 à 8 minutes après l'arrêt de l'isoflurane. Le barbotage à l'isoflurane convient aux petits spécimens. L'application topique apporte une bonne anesthésie et peut être employée comme alternative au tricaine methylsulphonate MS222.

Un autre protocole d'anesthésie facile et efficace est l'utilisation du tricaine methylsulphonate ou 3-aminobenzoïque acide éthyle ester ou « MS222 » bien connu des laborantins. Présenté sous la forme de poudre, le MS222 peut être commandé dans les centrales pharmaceutiques. La posologie courante est de 1 g de MS222 pour 1 litre d'eau. L'animal immergé dans cette solution s'endort en 30 secondes à 1 minute. Il est très important de retirer l'animal de la solution dès que ce dernier ne bouge plus. Le réveil survient ensuite une dizaine de minutes après. L'anesthésie peut être poussée par contact avec des tissus imbibés de MS 222.

Les différents stades de l'anesthésie observables sont : la perte du tonus musculaire, puis du réflexe de retournement, perte des mouvements respiratoires (non irréversible), perte des battements cardiaques (le plus souvent irréversible... mais pas systématiquement) Sur des rainettes blanches (Pelodryas (Litoria) caerulea), des injections de propofol en intracoelomique à 9,5 mg/kg apportent une sédation suffisante pour des examens complémentaires. Pour des interventions chirurgicales, des doses à 30 mg/kg sont nécessaires. Le réveil complet est long : vers 16 heures. Des doses supérieures à 53 mg/kg sont létales. Les amphibiens doivent être toujours maintenus humides, avant, pendant et après l'anesthésie.

On appliquera de l'OCRYGEL sur les yeux si la chirurgie est longue.

Avant incision, une compresse stérile imbibée d'une solution de chlorhexidine sera appliquée sur le site chirurgical pendant 6 - 7 minutes.

Les plans de sutures

Comme chez les Reptiles, la fermeture des plans chirurgicaux repose surtout sur la solidité du plan cutané. Des points en « u » éversant sont indiqués. On prendra de préférence du fil non résorbable. Les fils résorbables peuvent se dégrader rapidement dans l'eau de l'aquaterrarium ou aquarium.

Si les colles cutanées (spécifiquement utilisées pour la chirurgie) peuvent être utilisées, on évitera les autres (colle époxy, Super Glue...), car peuvent être toxiques.

Temps postopératoires

Antibiothérapie et analgésie sont de règle, même ici. On pourra éventuellement pallier l'anorexie par une réhydratation (bains), une alimentation entérale forcée (NutriGel, déposé directement dans la bouche ou dans la gorge).

QUELQUES PROCÉDURES CHIRURGICALES

Cœliotomie

On aborde toujours en paramédiane pour éviter la veine ventrale. L'incision cutanée doit être franche. La peau

* Docteur vétérinaire, Ménagerie du Jardin des Plantes - MNHN, 57 rue Cuvier 75005 PARIS

des Amphibiens est plus solide qu'elle n'y paraît. La peau et le plan musculaire sont donc incisés à l'aide d'un bistouri. La cavité coelomique est ponctionnée, une dissection mousse permet de dilacérer aussi bien la membrane coelomique que le plan musculaire et cutané jusqu'à obtenir un confort suffisant de travail.

Endoscopie

L'insufflation est indispensable pour améliorer la visibilité des organes. Après l'examen, le péritoine, les muscles et la peau sont suturés en un seul plan avec du fil résorbable en un ou deux points simples en U. La voie d'abord est paramédiane pour éviter la veine ventrale. Une seule approche permet d'examiner tous les organes cités. Le point de repère est le cœur (que l'on devine battre derrière le foie).

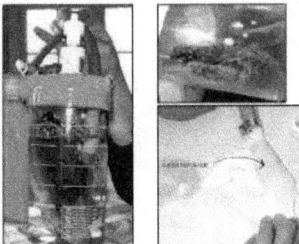

1.2&3- Quelques exemples de protocoles d'anesthésie : en bain avec du MS222 ou à l'isoflurane, en barbotage ou au moyen d'un gant.

Colopexie

Lors de prolapus cloacaux, si la réduction manuelle avec point sur une partie du cloaque ne suffit pas, on peut entreprendre une colopexie.

Après la coeliotomie, les poumons insufflés sont extériorisés pour une meilleure observation des viscères. Le colon est réintroduit et suturé sur le péritoine.

La cavité coelomique et la peau sont fermées en un seul plan. Pendant toute la procédure, les poumons et la peau de l'animal ont été hydratés avec de fins flushs du sérum physiologique tiédis.

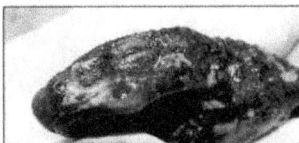

Chirurgie reproductrice

Il est parfois demandé aux vétérinaires de prélever chirurgicalement les œufs des femelles avant la ponte (pour des problématiques de recherche). Après coeliotomie, les grappes ovariennes sont bien visibles. On les retire avec une dissection mousse. Aucune coagulation n'est nécessaire. La cavité coelomique et la peau sont fermées en un seul plan.

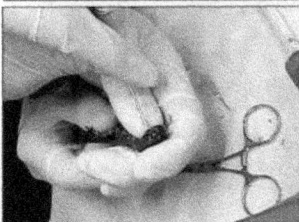

Biopsies et chirurgie cutanées

Elles suivent les mêmes techniques que dans les autres classes animales. On évitera cependant de trop grandes biopsies car la peau n'est pas très extensible! S'il fallait opérer un néoplasie ou un abcès : on cautérisera avec du Lotagen et laissera cicatriser par seconde intention.

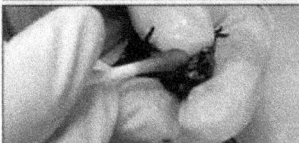

4,5&6-Abcès mandibulaire sur un *Ceratophora*. Pour l'exérèse d'abcès sur des animaux aussi petit, on utilise une pince à biopsie. La perte de substance est trop importante par rapport à la taille de l'animal : on préfèrera cautériser et laisser cicatriser par granulation.

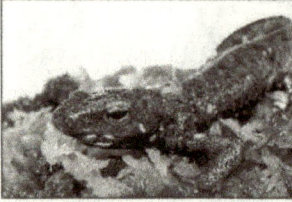

7- Le même *Paramesotriton* révélé. La lésion sera néanmoins désinfectée régulièrement avec des tamponades légères de Vétédine. Une antibiothérapie à base d'enrofloxacine est présente. Chez les *longifiliens*, toute exérèse d'abcès, de granulomes ou de masses d'origine indéterminée doit faire l'objet d'une histologie pour recherche de BAAR.

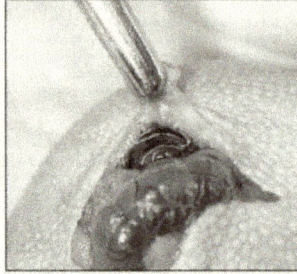

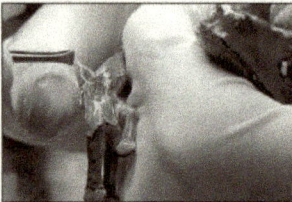

8&9- Chirurgie tumeur sur une *Phelsumidum* : retrait de filaires tissées suivi d'un point simple en U

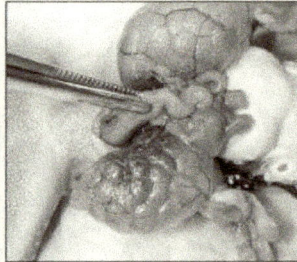

10- La voie d'abord pour la cœliotomie est toujours paramédiane pour éviter la veine ventrale, mise en évidence sur cette photo

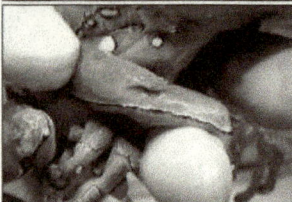

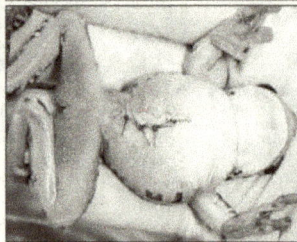

11&12- Réduction d'un prolapsus cloacal récidivant sur une *Phrynohyas* (qui sera suivie d'une orchopexie). Extérioriser les positions permet d'augmenter le champ opératoire.

Crédits photos : Norin Chai

111

Leibniz Institute for Zoo and Wildlife Research

(IZW), Berlin

ERKRANKUNGEN DER

ZOOTIERE

Verhandlungsbericht des
43. Internationalen Symposiums über die Erkrankungen
der Zoo- und Wildtiere

Edinburgh / United Kingdom 2007

No. 7

Proceedings of the Leibniz Institute for Zoo and Wildlife Research, Berlin

ISSN 1431 - 7338

MEDICAL MANAGEMENT OF RECENTLY CAPTURED WILD PHYLLOMEDUSA BICOLOR

CHAI N[1], GALANTH C[2], LEMOINE F[1], BAIN O[3], RINGUELET J[1], ANKLINE M[1]

[1] Ménagerie du Jardin des Plantes, Muséum National d'Histoire Naturelle, 57 rue cuvier 75005 Paris, FRANCE chai@mnhn.fr
[2] FRE 2852 CNRS, Université Paris VI, Peptidome de la Peau des Amphibiens, Batiment Institut J. Monod, 75005 Paris, FRANCE
[3] Parasitologie comparée et Modèles expérimentaux, Muséum National d'Histoire Naturelle, 75005 Paris, FRANCE

Summary

Nine adult Phyllomedusa bicolor males were collected in French Guiana for research on skin peptides isolation. The quarantine included physical examination, blood collection, clinical pathology sample collection (primarily blood fecal examination and fecal flotation) and endoscopic examination of the coelomic cavity. All the animals were in poor condition and showed a strong parasitic burden with cachexia, dehydration, and anorexia. The animals were treated with ivermectin and surgical procedures. Anorexia was treated by force-feeding with hyperenergetic nutritional complements for debilitated cats and dogs until a later resumption of the feeding behavior.

Introduction

Frogs and toads have developed a successful strategy for the survival in remote large, hostile environments. The skin secretions of these animals do not only contain huge amounts of biologically active peptides that are very similar to mammalian neuropeptides and hormones, they also include a rich arsenal of broad-spectrum cytolytic antimicrobial peptides. We have isolated about thirty peptides (antimicrobial peptides, hormones, and neuropeptides) from the skin of South American tree frogs belonging to the genus Phyllomedusa. Among these isolated were sCGRP (skin Calcitonin Gene-Related peptide), sPYY (skin Peptide Thyroxine Thyroxine), dermaseptins, and dermorphins/deltorphins (Nicolas and Amiche, 2006).

For structural and functional studies of Phyllomedusa bicolor skin peptides, nine specimens of this species were collected in the wild. The animals arrived in poor conditions; here, we report their clinical and zootechnical management. The bicolored frog or two-colored leaf frog (Phyllomedusa bicolor) is a colonial native to Central and South America. This species represents the source of the prototypical antimicrobial peptide family dermaseptins (Amiche et al. 1999). The giant skin secretion from Phyllomedusa bicolor (sapo) is used by the Matses Indians from northern Peru. This drug causes the prompt appearance of violent, transient gastrointestinal and cardiovascular effects that are soon followed by remarkable central effects (increase in physical strength, heightening of senses, resistance to hunger and thirst, and dulled capacity to face stress situations) (Daly et al. 1992). Skin secretions were obtained from the parotoid glands and dorso-lateral skin folds by the application of gentle pressure from about the vent that, after a few minutes, resulted in white, viscous secretion. This procedure did not require the killing of animals and could thus be repeated every two weeks.

Materials and methods

Nine adult males of *Phyllomedusa bicolor* were collected in South America, in the forest of French Guiana. The animals were located by their vocalizations and simply captured one by one. They were maintained in a purpose-designed amphibian facility at 20 - 25 °C, 76 % humidity, and a 12 h/12 h light/dark cycle, and were given, the first days ad libitum, multivitamin-loaded crickets and locusts as well as some baby mice.

The quarantine included physical examination, blood collection (by cardiac puncture, 25 g needle under xiphoid at an 15° angle to the ventrum of the body), and clinical pathology sample collection (primarily direct fecal examination and fecal flotation). The blood sample was essential for viral and parasitic examination. If needed, animals were anesthetized with tricaine methanesulfonate (MS-2228, 500 mg/l bath to effect, Sigma-Aldrich Chimie, L'Isle d'Abeau Chesnes, Saint-Quentin Fallavier, France). Endoscopic examination of the pleuroperitoneal cavity (2.7 mm Hopkins telescope with 30-degree oblique view, Storz, Guyancourt, France) was performed under anesthesia. The animals were placed in dorsal recumbency and the skin was incised on the lateral side, at the beginning of the last body third, using an 11 blade. Peritoneal serosa was perforated bluntly using scissors. Filtered medical CO_2 was used for insufflation and the pressure was controlled mostly with the valves of the sheath. The paramedian approach allowed access to the heart, the liver, the bladder, the stomach, and intestines. The closure of the celiotomy occurred in two layers, the coelomic membrane and the muscle / skin, with one point for each layer using absorbable material.

Results and discussion

The main observations after physical examination and palpation of the specimens were cachexia with muscular atrophy and dehydration. All the animals showed anorexia. The animals weighed between 60 and 70 g.

Recent traumas on the former face were observed and treated with mild applications b.i.d. of chlorhexidin (Septeal®, Laboratoire Sinbion, Boulogne, France) with a cotton stem.

Dehydration involved in particular, adherences of the eyelids. The treatment was simply mechanical, followed by an application of an ocular gel (Ocryl-Gel®, Laboratoire TVM, Lempdes, France).

Several types of parasites were discovered: digestive, subcutaneous, and blood parasites. The clinical examination showed impressive infections of subcutaneous worms, which were located in all parts of the animal, in all specimens. However, the presence of the filarial parasites didn't involve great inflammatory subcutaneous lesion (like swelling or cyst for instance). Microscopic examination of drops of blood showed a high density of sheathed microfilariae of about 100 µm length. The presence of a sheath meant that these parasites were the first stage larvae (L1) in eggs. The filarial subcutaneous nematodes found represented the adult stage of these microfilariae. They belong to the family Onchocercidae and the subfamily Waltonellinae BAIN and PROD'HON, 1974. They parasitize the Anura of New and the Old World. Their representatives are diversified in Neotropical and Nearctic areas and distributed in two genera, *Foleyellides* and *Ochoterenella*. They parasitize Leptodactylidae, Ranidae and Bufonidae (ESSLINGER, 1988). These nematodes have an indirect life cycle, with hematophagus insects serving as an intermediate host. Once ingested by an insect, the microfilaria molt twice before becoming infective via insect bite to other amphibians. Once in the definitive host, the parasites molt twice again to reach the adult stage and then migrate, possibly via lymphatic vessels, to the subcutaneous tissues. Only heavy infections of adult filariae in a debilitated amphibian – such as in this case - are thought to be pathogenic. Microfilariae may cause lethargy and even death, while adult worms can cause dermal tumors (POYNTON and WHITAKER, 2001). This case represents the first observation of Waltonellinae in Phyllomedusinae. Differentiating nematode infections may be highly challenging. It may be difficult to distinguish between the different genera. In this case, however, the identification is in hand. Fecal flotation and direct examination highlighted many non-embryonated eggs of nematodes (Ascaridida, Cosmocercoidea). By means of a dissection of the digestive tract (one specimen died during the first days), adult cosmocercids were found in the rectum. The amphibian host generally becomes orally infected with these nematode parasites after the ingestion of eggs or food contaminated with infective larvae. Cosmocercida eggs are not larvated in utero, but they develop rapidly to produce L1 larvae in feces (ANDERSON, 1992; cited by POINTON and WHITAKER, 2001). Endoscopic examination did not show any intra-pleuroperitoneal parasites. The filarial parasites seemed to be only subcutaneous. Blood smears with rapid coloration did not show any inclusion-body in the blood cells. Digestive parasites were treated with a single, topical application of ivermectin (Ivomec Pour-on Bovin®, 1 mg/kg, Laboratoire Mérial, Lyon, France), with a boost 15 days later. A fecal flotation 12 month later still revealed some eggs, but numbers were much lower than during the first examination. A boost was made 6 month later. Filariae were removed surgically under anesthesia. A little bold stroke was made near each worm's ball with an 11 blade. The parasites were taken out very gently by an ophthalmic, hemostatic grip. The skin was closed by a single suture point. Seven months later, we did not observe any more filarial parasites.

The anorexia was treated by force feeding, b.i.d. with a hyperenergetic nutritional complement for debilitated cats and dogs (Nutri-plus gel®, Laboratoire Virbac, Carros, France). In parallel various insects were proposed.

The daily planning of the force-feeding was:

Day 0 (arrival) + 8 days: first force-feeding with 0.3 ml b.i.d.

Day 0 + 11 days: 0.3 ml b.i.d.

Day 0 + 33 days: 0.7 ml s.i.d.

Day 0 + 64 days: the force feeding was stopped after the spontaneous, clear resumption of the feeding behaviour.

At present, the animals show normal feeding behaviour. They are fed with an equivalent of 10 adult multivitamin loaded crickets and locusts per week.

Of the 9 animals, which had been collected from their natural biotope, two died during this study. One died during the endoscopic examination, the other after a one-day heating failure in the whole building. Both were quite debilitated and in poor condition. Apart from the parasitic load, no notable lesion was found.

The 6 remaining animals, weighing between 98 and 134 g, are now separated in 2 groups. Two specimens are in public presentation in a terrarium of 100 cm length x 50 cm depth x 60 cm high at 26 °C, 75 % humidity, and a 12 h/12 h light/dark cycle. They are vaporised b.i.d., with their water tank being exchanged every day. The four specimens left are kept in an extra room, in a bigger terrarium with the same conditions. The animals sleep all day long, i.e. they do not move nor eat. They generally only begin activity after 20 h. They have drawings on the eyelids, so that even when closed, one has the impression that they have opened eyes.

The literature on diseases and parasites of Phyllomedusa bicolor is scarce. Furthermore, there is no review of diseases that have been reported in native and introduced populations of this species. However, it represents an important experimental model for further frog skin peptide research.

References

AMICHE M, SEON AA, Pierre TN, NICOLAS P (1999). The dermaseptin precursors: a protein family with a common preproregion and a variable C-terminal antimicrobial domain. FEBS Letters **456**, 352 - 356.

BARN D, PRICHONOV I (1971). Homogénéité des Platines de Batraciens des genres [Batrachia, Cystignathidae et Hylidae]. création des Wuchererellidae n. subfam. Annales de Parasitologie - (Paris) **46**, 721- 739.

ERSPAMER V, ERSPAMER GF, SEVERINI C, POTENZA RL, BARRA D, MIGNONE G, MIANCHI A (1993). Pharmacological studies of sapo from the frog Phyllomedusa bicolor skin: a drug used by the Peruvian Matses Indians in shamanic hunting practices. Toxicon **31**, 1099 - 1111.

ESKUNGER JH (1985). Dictyonema ophipelalum, an [Basidiales, Polyporales] from the area Itza Hygrina in México and Guatemala. Trans. Am. Microsc. Soc. **107**, 193 - 226.

NICOLAS P, AMICHE M (2006). The dermaseptins. In: KASTON AJ (Eds.). Handbook of Biologically Active Peptides. Amsterdam: Elsevier Acad. Press, 295 - 304.

ROHNTON RL, WHITAKER DR (2001). Poisons and Medicine including amphibians. In: WRIGHT K, WHITAKER BR (Eds.). Amphibian Medicine and Captive Husbandry. Malabar, Fla.: Krieger Publishing Company, 193 - 221.

195

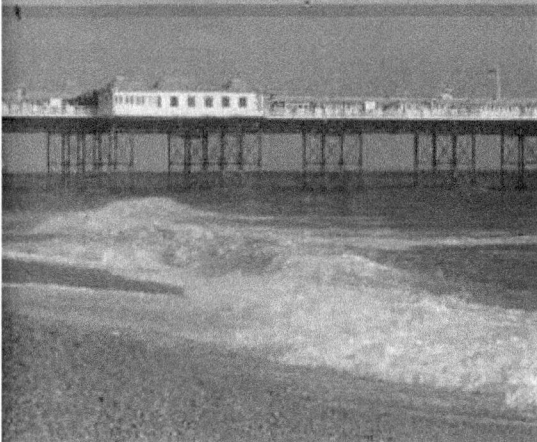

SAFE
www.safe-diets.com

Main Meeting Sponsors

ASTON PHARMA

LASA WINTER MEETING
2007

November 21st - 23rd 2007

antimicrobial response against Batrachochytrium dendrobatidis. We have been assessing the applicability of Xenopus tropicalis as model system within which to investigate the mechanisms that underpin the host response to infection by B. dendrobatidis. Using X. tropicalis, we have been performing challenge experiments within defined inbred lines whilst monitoring the intensity of infection by using quantitative realtime PCR. We report here on the temporal dynamics of infection in X. tropicalis, temperature dependent effects, associated pathology and containment of the pathogen.

Diagnostic procedures in the amphibian patient with emphasis on techniques and their advantages: examples in histopatholgy

Norin Chai and Karin Lemberger, Ménagerie du Jardin des Plantes, Paris

The amphibian patient is often presented late in the disease process. Most frequently apparent clinical signs are non-pathognomonic. Thus, thorough physical examination should be followed by several clinical tests. Fresh faeces should be collected for coproscopy (and coprocultures). A blood sample should be taken by cardiocentesis. If abnormalities are observed on the integument, skin scraping and/or a biopsy should be conducted for histological examination and bacterial culture with concurrent antibiogram. Radiography, endoscopy and laparoscopy can be used to explore intracoelomic masses. Samplings are best performed on the live subject. Dead amphibians decompose very rapidly, confusing the diagnostic picture in terms of bacteriology, virology and histopathology. Post-mortem examination should systematically be immediately followed by histological evaluation and bacterial cultures. All samples should be prepared and/or kept in an appropriate medium to be used for in-house analysis, or for send outs to another diagnostic lab. In general, histopathology allows for a definitive diagnosis or, at the very least, contributes valuable information for the individual and the colony.

The purpose of this talk is to review these various diagnostic approaches and methods and to base these general principles on selected examples. Classical diseases such as mycobacteriosis and bacterial dermatosepticaemia disease will be discussed and more recent afflictions of amphibian species such as chytridomycosis and microsporidiosis will be assessed.

How to keep your Home Office Inspector Happy: Biosecurity, Back-ups and Behaviour

Kathy Ryder, Animals (Scientific Procedures) Inspector, Home Office, Dundee

The Animals (Scientific Procedures) Act 1986 permits the use of animals for scientific purposes where there is a high likelihood of achieving significant benefits from the work and such benefits exceed potential harms. Only the minimal number of animals (fish) may be used in protocols where likely adverse effects have been reduced as far as possible.

Accepting the constraints that biosecurity and water systems may impose, the study of animals in an environment in which natural behaviours can be expressed, such that stresses are not likely to compromise the outcomes, is usually considered optimal.

continued ......

Nous avons également organisé en 2008 :

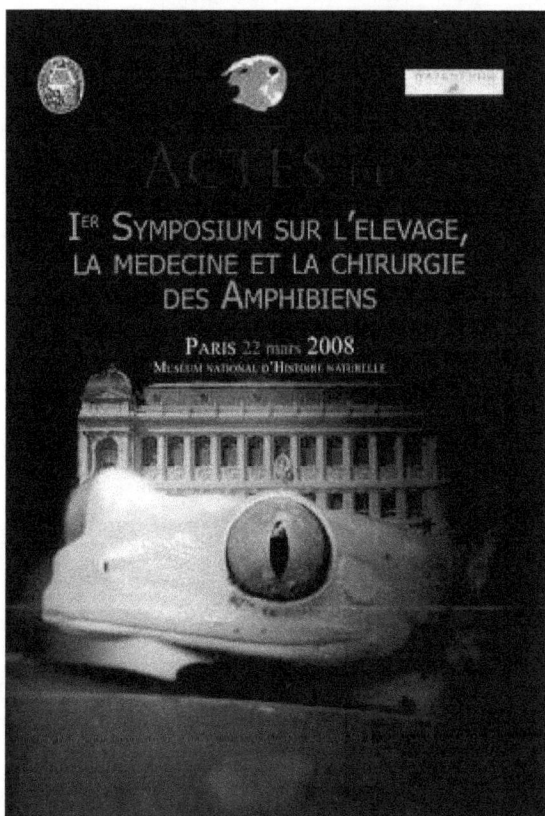

Actes du
Iᵉʳ Symposium sur l'élevage,
la médecine et la chirurgie
des Amphibiens

Paris 22 mars 2008
Muséum national d'Histoire naturelle

Résumé

A partir des années 1950 les publications de plus en plus nombreuses ont attiré l'attention sur la responsabilité indiscutable de mycobactéries différentes du bacille de la tuberculose dans le déroulement d'un certain nombre de processus pathologiques. En santé humaine, les mycobactéries atypiques occupent une place très importante, surtout chez les immunodéprimés. Chez les Amphibiens, de nombreuses espèces ont été isolées : *Mycobacterium abscessus, M. chelonae, M. fortuitum, M. marinum, M. gordonae, M. szulgai, M. ulcerans-like, M. liflandii, M. ranae, M. thamnospheos et M. xenopi.* Dans les laboratoires de recherche, les épizooties de mycobactérioses représentent de véritables catastrophes sur le plan économique et scientifique. Malgré ce risque, les études effectuées sur les plus grands centres de recherche montrent des défaillances zootechniques flagrantes, propices à l'apparition, au mieux de pathologies non infectieuses ou infectieuses ponctuelles, au pire d'épizooties infectieuses voire mycobactériennes. Dans les animaleries expertisées, à la gestion et aux infrastructures différentes, des épizooties mycobactériennes ont été observées et étudiées. La première était due à *M. szulgai*, une mycobactérie atypique encore méconnue. Si quelques cas ont été décrits chez l'Homme, ce rapport en constitue la première description chez un amphibien. Tous les animaux présentaient de multiples nodules de tailles différentes sur différents organes et ce, avec absence de signes cutanés importants. L'infection semble donc essentiellement asymptomatique. La seconde épizootie étudiée, plus « classique », était due à *M. gordonae*, germe extrêmement fréquent dans l'environnement. Dans le cas présent, une révision des conditions d'élevage représentait une priorité dans la prévention de cette affection. La troisième épizootie, encore dans une colonie de *X. tropicalis*, était due à une mycobactérie *ulcerans-like, M. liflandii*. Notre cas représente le premier cas en France et le troisième répertorié. L'isolement de plusieurs pontes issues de couples infectés nous a montré que les animaux atteints par ces mycobactéries pouvaient se reproduire normalement et fournir des portées viables voire utilisables. Outre ces résultats intéressants, nous avons démontré objectivement la présence de BAAR dans les têtards, sans pour autant certifier une manifestation clinique. A notre connaissance, les mycobactéries n'avaient jamais été isolées sur les têtards d'amphibiens. On peut esquisser pour nos trois épizooties, deux grands types de facteurs déterminants. Pour *M. szulgaï* et *M. gordonae*, nous pencherions plutôt sur la concordance des conditions d'entretiens et de la gestion zootechniques. Même s'ils étaient bons, les paramètres zootechniques n'étaient pas optimums. En revanche, pour *M. liflandii*, ce serait plutôt un changement brusque de l'environnement (panne des pompes à eau) qui aurait déclenché l'épizootie.

Nous retrouvons l'omniprésence mycobactérienne, lors d'une recherche comparative de mycobactéries sur un autre modèle d'étude, le médaka (*Oryzias latipes*). Dans un élevage de quarantaine, nous avons même montré une très forte prévalence de mycobactériose clinique et sub-clinique.

Nous avons testé sans succès deux nouveaux outils diagnostics : recherche de mycobactéries dans les aérosols par un matériel d'extraction d'air et électrophorèse des protéines sanguines. A l'inverse des Oiseaux, chez les Amphibiens, l'électrophorèse n'est donc pas un examen complémentaire à inclure dans une consultation de routine pour détecter précocement une infection à mycobactérienne.

Potentialiser les paramètres zootechniques pour apporter aux amphibiens des conditions de vie optimales représente de loin la meilleure lutte préventive. Parallèlement, il est indispensable de mettre tous les efforts pour réduire au mieux les charges bactériennes bien qu'il soit impossible d'obtenir des milieux « mycobactéries-free ». Enfin, imposer des règles d'hygiènes, de suivis vétérinaires et des conduites à tenir devant un cas clinique représente d'excellentes méthodes de prévention. La vaccination et la création de lignées résistantes semblent être des voies intéressantes à explorer.

Mots clés : Mycobactéries atypiques, Amphibiens, *Xenopus sp, Mycobacterium szulgai, Mycobacterium gordonae, Mycobacterium ulcerans, Mycobacterium liflandii*, électrophorèse.

Abstract

Since the 1950's, an increasing number of publications have highlighted the indisputable responsibility of non tuberculous mycobacterium on the development of pathologic processes. Atypical mycobacterium's have a very important place in human health, especially in immune-depressed people. In amphibians, many species have been isolated: *Mycobacterium abscessus, M. chelonae, M. fortuitum, M. marinum, M. gordonae, M. szulgaï, M. ulcerans-like, M. liflandii, M. ranae, M. thamnospheos* and *M. xenopi*. In research laboratories, epizooties of mycobacterium are considered as a real disaster in the economic and the scientific field as well. But, despite this risk, studies carried out in the most important research centers showed important zootechnical deficiencies. These deficiencies may lead to the development of infectious and non infectious diseases. Several mycobacteriums' epizooties have been observed and studied. The first one is caused by *M. szulgaï*, an atypical mycobacterium that remains unknown. If some cases have been described in humans, this report is the first description of an epizooty in amphibians. All the animals presented several nodules of different sizes in varied organs. Lesions in the skin were more uncommon. Infection seems to be basically asymptomatic. The second epizooty studied, more "typical", was caused by *M. gordonae*, very common in the environment. In this present case, the revision of the breeding conditions was the priority to prevent this affection. The third epizooty, again in a colony of *X. tropicalis*, was caused by a *Mycobacterium ulcerans-like, M. liflandii*. Our case is the first report in France and the third case in the world. *Mycobacterium liflandii* infection is an emerging infection through international trade of *X. tropicalis*. We report new aspects of the disease and suggest that the use of in vitro fertilization to maintain lines could be a temporary solution for valuable *X. tropicalis* strains. Moreover, we have shown the presence of AARB in tadpoles, without any clinic symptoms. As far as we know, *Mycobacterium* has never been isolated in amphibians' tadpoles.

We can sketch two main types of determinant factors for our three epizooties. For *M. szulgaï* and *M. gordonae*, we can bend more about the concordance between keeping conditions and the zoo technical management. Although they were correct, the zoo technique parameters were not optimum. On the other hand, for M. liflandii, a sudden environmental change (breakdown of the water-pumps), may have been the starting point of the epizooty.

We find again the omnipresence of mycobacterium through our research on a different model of study, the medaka (*Oryzias latipes*). In a quarantine facility we have shown the same high prevalence of clinic and sub-clinic mycobacteriosis.

We have tried two new diagnostic tools without success: finding mycobacterium in aerosols by using an air extractor and electrophoresis of plasmatic proteins. Contrary to birds, electrophoresis in amphibians is of no interest for early diagnostic of mycobacteriosis.

Improving environmental parameters and give to amphibians their optimum life conditions: are the best prophylaxis against any pathology. At the same time, one should try to reduce bacterial charge, even though it is impossible to obtain a "mycobacterium-free". Finally, imposing hygienic rules, veterinary controls and steps to follow when we are in front of a clinic case, are the best way of prevention. Vaccination and creation of resistant lines are also quite interesting research fields.

Key-words: Atypical mycobacterium, Amphibians, *Xenopus sp*, *Mycobacterium szulgai*, *Mycobacterium gordonae*, *Mycobacterium ulcerans*, *Mycobacterium liflandii*, electrophoresis.

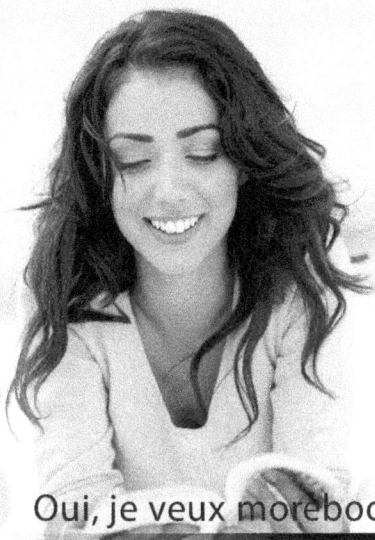

www.ingramcontent.com/pod-product-compliance
Lightning Source LLC
Chambersburg PA
CBHW021031210326
41598CB00016B/977